健康信息资源管理基础

张　松　宋国强 ◎ 主编

中国财经出版传媒集团

经济科学出版社
Economic Science Press

·北 京·

图书在版编目（CIP）数据

健康信息资源管理基础 / 张松，宋国强主编.
北京：经济科学出版社，2024.12. -- ISBN 978 - 7
-5218 -6312 -3

Ⅰ. R199.2

中国国家版本馆 CIP 数据核字第 2024A80259 号

责任编辑：崔新艳
责任校对：王肖楠
责任印制：范　艳

健康信息资源管理基础
JIANKANG XINXI ZIYUAN GUANLI JICHU
张　松　宋国强　主编
经济科学出版社出版、发行　新华书店经销
社址：北京市海淀区阜成路甲 28 号　邮编：100142
经管中心电话：010 - 88191335　发行部电话：010 - 88191522
网址：www. esp. com. cn
电子邮箱：espcxy@ 126. com
天猫网店：经济科学出版社旗舰店
网址：http://jjkxcbs. tmall. com
北京季蜂印刷有限公司印装
787×1092　16 开　15.25 印张　310000 字
2024 年 12 月第 1 版　2024 年 12 月第 1 次印刷
ISBN 978 - 7 - 5218 - 6312 - 3　定价：56.00 元
（图书出现印装问题，本社负责调换。电话：010 - 88191545）
（版权所有　侵权必究　打击盗版　举报热线：010 - 88191661
QQ：2242791300　营销中心电话：010 - 88191537
电子邮箱：dbts@ esp. com. cn）

编委会

主　编　张　松（徐州医科大学）

　　　　　宋国强（安徽医科大学）

副主编　吴胜男（山西医科大学）

　　　　　邹陆曦（徐州医科大学）

　　　　　许兴龙（江苏大学）

编　者（以姓氏笔画为序）

　　　　　丁　晓（安徽医科大学）

　　　　　吕诚诚（徐州医科大学）

　　　　　沈　良（徐州医科大学）

　　　　　宋小康（徐州医科大学）

　　　　　温宗良（徐州医科大学）

　　　　　许林玉（徐州医科大学）

前　言

21 世纪仅仅过了 20 多年，但是信息技术的发展却一日千里，随之而来的是社会生活发生了翻天覆地的变化。信息资源数量的积累引发了社会生产方式和管理观念的深刻变革，全社会对信息资源的重视达到了新的高度。同时，21 世纪又是健康的世纪，社会公众对健康的需求也因世界范围的疫情而越发迫切，全社会对健康信息资源管理的要求也越来越突出。健康信息资源管理的目标是在有领导、有组织的统一规划和管理下，确保健康信息资源的开发利用协调一致、有条不紊地进行，使各类健康信息资源以更高的效率、效能和更低的成本在人民健康、国家社会进步、经济发展、人民物质文化生活水平的提高中发挥应有的作用。

信息资源管理作为一门课程在医药院校中逐渐普及，是信息管理与信息系统、信息资源管理、医学信息工程等相关专业的专业必修课。但是医药院校信息资源管理人才培养需要体现出鲜明的行业特征，需要关注健康领域信息资源的管理，其教学内容既要涉及信息资源管理的一般知识体系，也要适应医学院校的特殊要求。这本教材就是基于此目的编写的，我们希望给医学院校信息资源管理相关专业的学生提供一部体系合理、内容规范的概论性教材，使学生在了解信息资源管理专业基本知识和体系框架的前提下，也能对健康信息资源管理有较深入的理解。

参加本教材大纲设计和内容撰写的作者分别来自徐州医科大学、安徽医科大学、山西医科大学和江苏大学。作者们都是一线专业教师，多年来一直从事信息资源管理方面的教学和研究工作。为了编写这本教材，作者们集思广益，对国内外信息资源管理在健康领域的最新实践做了系统调查研究，并且对国内外相关教材和研究成果进行了比较充分的借鉴和吸收，同时，也结合自身多年教学实践，设置出了适合医学院校学生特点的内容体系。全书编写工作安排如下：张松（徐州医科大学）负责第 1 章和第 3 章，宋小康（徐州医科大学）负责第 2 章和第 9 章，邹陆曦（徐州医科大学）负责第 4 章，宋国强、丁晓（安

1

徽医科大学）负责第5章，许兴龙（江苏大学）负责第6章，许林玉（徐州医科大学）负责第7章，吴胜男（山西医科大学）负责第8章。另外，吕诚诚、沈良、温宗良参加了全书的统稿、数据收集和编辑工作。

本教材供学生系统了解、掌握健康信息资源管理的基本概念和理论、健康信息资源全生命周期的管理，以及健康信息资源规划、健康信息技术、健康信息系统、健康信息资源开发与利用、政策与法规、伦理与安全和质量评估等方面的任务内容。本教材作为低年级学生信息资源管理的入门教材，适宜在第一学期或者其他专业课程开设之前使用。

由于编写人员水平有限，书中难免有错漏之处，敬请广大读者批评指正。

作　者
2024 年 9 月

目　　录
CONTENTS

第一章

绪　　论

内容提要："健康中国"是我国的发展战略之一，健康信息资源在积极应对人口老龄化、提高国家卫生健康发展水平方面扮演着越来越重要的角色。本章主要介绍信息、健康信息、信息资源、健康信息资源的定义和性质，以及健康信息资源管理的目标和任务，介绍健康信息资源管理的理论基础，分析我国健康信息资源管理的发展历程、存在的问题，对我国健康信息资源管理发展做出展望。

本章重点：信息和健康信息的概念；信息资源和健康信息资源的概念和特征；健康信息资源管理的目标和理论；健康信息资源管理发展的不同阶段。

第一节　信息与健康信息

一、信息的概念及性质

（一）信息的概念

人类社会的发展离不开信息。信息无时无处不在，从古老的草绳记事到如今的赛博空间，信息都在发挥着重要的作用。信息的表现形式多样，可以是动作、图画、声音、文字、视频等，但是想要给它一个明确的定义却非常困难。在我国古代，信息通常就是消息，信息的社会属性显露充分。唐代杜牧《寄远》中有"塞外音书无信息，道傍车马起尘埃"，杜甫有诗云"烽火连三月，家书抵万金"，南唐诗人李中有诗《得故人消息》，诗云："多难分离久，相思每泪垂。梦归残月晓，信到落花时。"信息的传播离不开信息的载体，从龟甲、竹简、绢丝、布帛到纸张，信息在很多时候可以用载体来代替，当人们讨论信息的时候往往指的是信件、书籍、法令、账册等。古乐府《饮马长城窟行》云："客从远方来，遗我双鲤鱼。呼儿烹鲤鱼，中有尺素书。"尺素就是素绢，古人把字写在纺织品上，这是"鱼传尺素"的由来。

此外还有"鸿雁传书""鸡毛信"。"鸿雁传书"是从唐代苏武牧羊的故事演化而来的,"鸡毛信"是指在需要迅速传送的公文、信件等上面插上鸡毛。"鸡毛信"来源于古代的"羽檄",《汉书·高帝纪下》云:"吾以羽檄征天下兵。"颜师古注:"檄者,以木简为书,长尺二寸,用征召也。其有急事,则加以鸟羽插之,示速疾也。"

信息传播的手段也可以用来理解信息。古代军队指挥用旗帜来传递信息,不同等级的部队,旗帜的样式和颜色都不一样,战场上士兵盯着自己所在部队的旗帜,军官则看上一级的旗帜。旗帜扬起并向不同方向抖动表示指示不同的方向,夜晚则通过灯笼来传递信息。除了旗帜之外还有金鼓,从人们常说的"擂鼓进军""鸣金收兵"可以看出。军队到达战场后与敌人对战,听到中军擂鼓,那就跟着军官旗帜向前冲杀;听到鸣金,那就收拢队伍有序撤回。

非洲土著用鼓声传递信息,这种鼓语既带有很强的规律性,同时又十分灵活。擂出的鼓声可以沿着河流、穿透静谧的夜色,传出近十公里之遥。这样一个村庄接着一个村庄进行接力,不用一个小时就能传至一两百公里开外。这种传讯系统速度比世界上最好的信使骑着最快的骏马在最好的道路上通过驿站层层接力还要快。美国独立战争的时候,波士顿旧北区教堂的灯笼也被用来传递信息:一盏灯代表英国人走陆路,两盏灯代表英国人走海路。可见,烽火、声音、灯光、特定的物品等都是人类自古以来常用的传递信息的方式。

现代西方自然科学对信息又有了新的解读,信息论创始人克劳德·艾尔伍德·香农(Claude E. Shannon)在 1948 年发表了《通信的数学原理》,写道:"这里的'信息',虽然与这个词的日常意义有关,但不应该与其相混淆。"香农提出了信息熵的概念,香农认为信息的本质在于它能够反映一种不确定性,也就是说,信息熵可以衡量在某种可能性空间中一个事件的"不确定性"有多大。不确定性越大,信息熵越高。虽然信息熵描述了系统的"不确定性",但信息本身被用来减少这种不确定性。例如,在传递消息时,接收方获得的信息实际上降低了他们对事件预测的不确定性。所以,香农提出的信息熵是一个定量的描述,用于度量系统的初始不确定性,而信息传递过程则用来在这个框架下减少接收方的认知不确定性。

香农提出的通信系统模型如图 1-1 所示。一个通信系统必须包含五个要素。(1)信源是指产生信息的人或机器。这里的信息可以简单如一个字符序列,就像在电报或电传中的情形;也可以表达为时间及其他变量的数学函数,比如 $f(x, y, t)$。香农指出,在彩色电视这个复杂情形中,信息就是由三维连续体中定义的三个函数表示。(2)发送器对信息执行某种操作(也就是对信息编码)以得到适当的信号。电话机将声压转换成模拟电流,电报将字符编码成点、划和停顿。更复杂的信息需要经过采样、压缩、量化和交错等操作。(3)信道是指传输信号所使用的媒介。(4)接收器执行发送器的逆操作,对信息解码,或从信号中提取出信息。(5)信宿是位于另一端的"人（或物）"。

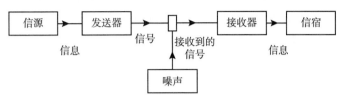

图 1－1 香农通信系统模型

资料来源：Shannon C E. A Mathematical Theory of Communication ［J］. The Bell SystemTechnical Journal，1948，27（3）：379 – 423.

以日常交谈为例，信源、发送器、信道、接收器和信宿分别对应的是说话者的大脑、说话者的声带、空气、听话者的耳朵和听话者的大脑。香农把信息看成一个随机过程的结果，给出了一种测量信息量的方法。而曾经教授过香农数学的另一位学者，诺伯特·维纳（Norbert Wiener）① 把消息看作可测事件的时间序列，把通信看作统计问题，同样将统计方法引入通信工程，奠定了信息论的理论基础。维纳深入探讨了人与机器的相似处，认为人的大脑至少部分可以被视为一部逻辑机器。计算机有继电器（无论是机械的、机电的，还是完全电动的），大脑有神经元。维纳指出："机械大脑并不会像过去的唯物论者所主张的'如同肝脏分泌胆汁'那样分泌出思想，也不会像肌肉发出动作那样以能量的形式发出思想。信息就是信息，既不是物质也不是能量。不承认这一点，唯物主义在今天就站不住脚。"

随着计算机和网络的出现，信息科学也获得了飞速发展。信息从附属地位转变为推动人类生活发展的推动力之一，也成为了最有价值的资源，人类社会进入了信息时代。信息时代最大的特征之一是"信息大爆炸"，即信息的巨量生产和高速传播。古代用"汗牛充栋"形容藏书数量之多，到了现代，一个小小的 U 盘就能存储一个图书馆百万册的藏书。在网络普及的自媒体时代，每个人都成为一个信息源，极大地促进了信息社会的发展。随着信息技术的迅猛发展，信息产业规模不断扩大，信息产业结构不断优化，信息产业对经济社会发展的引擎作用不断增强。生命科学、空间科学、行为科学等各个学科也在信息技术的推动下扩展了信息的类型和信息的概念。

数据、信息、知识、智慧四者之间既有联系又有区别。数据是直接来自事实以及未经处理的、离散的、客观的、没有经过组织的文字符号图像等。数据是未经处理的信息，是信息的原材料。信息是经过加工的数据，是具有关联性和目的性的结构化、组织化的数据。信息又是知识的原材料，知识是对信息的进一步加工和应用，

---

① 诺伯特·维纳是控制论的创始人，1948 年维纳发表《控制论》，宣告了这门新兴学科的诞生。

是对事物内在规律和原理的认识。知识是经过实践证明有用、有意义、可以用来决策和行动的信息，是能将信息化为行动的能力。智慧是人基于知识所做出的推理、判断和主张。智慧是对知识进行独立的思考分析得出的某些结论。掌握知识才能具有智慧（如图1-2所示）。

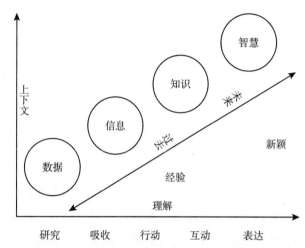

图1-2 DIKW（数据—信息—知识—智慧）模型

资料来源：Russell L. Ackoff. From Data to Wisdom [J]. Journal of Applied Systems Analysis 1989, 16：3-9. Bernstein J. The Data-Information-Knowledge-Wisdom Hierarchy and Its Antithesis [J]. Journal of Information Science 2009, 35 (2)：68-75. 本书根据以上资料进行了整理绘制。

综上所述，信息的概念内涵和外延都很丰富，本书采用本体论最广义、最普遍的信息定义，即信息是事物存在的方式和运动状态的表现形式。信息是由事物的状态、变化和运动所产生的。事物存在的方式和运动状态可以通过信息来表达和传递。信息可以帮助我们了解事物的存在和运动状态，帮助我们对事物进行观察、分析和理解。

（二）信息的性质

1. 普遍性

信息是普遍存在的，信息反映的是万事万物运动的状态，所以信息无处不在，每时每刻都存在。

2. 时效性

信息从产生到被利用有一段时间间隔，通常时间间隔越短，信息被利用的效率越高，例如天气预报和股市信息。

3. 可伪性

真实的信息才有价值，但是出于特别的目的，人们会有意改变信息的真实性，通过伪造、篡改信息获得一定的收益。

4. 可变换性

同一个信息的表现方式和载体可以不同，尤其是在多媒体广泛应用的今天，如一段信息既可以以文字发布，也可以以图片或短视频方式发布。信息的这种特性在一定程度上改变了人们获取信息的方式。

5. 不完全性

信息的产生是巨量和快速的，事物的发展也是永不停止的，所以关于客观事实的信息是不可能全部得到的，也没必要全部得到。这就需要人们利用自己的知识储备和思考来进行分析，抓住主要信息，正确使用信息。

6. 动态性

信息有生命周期，失效很快，新的信息又层出不穷，信息的爆炸性增长，造成了信息挑战和信息威胁。

7. 共享性

信息可被众多主体共享，这是信息的最特别、最重要的性质。信息内容在共享的过程中并不会发生变化，但是信息的效用可能发生变化。

（三）信息的分类

根据不同的标准，信息的分类也各不相同。

在认识论层次上，钟义信教授在其《信息科学原理》一书中提出"全信息"的概念，把信息分为语法信息、语义信息和语用信息。语法信息，指主体所表述的事物运动状态及其变化方式的外在形式。语义信息，指主体所表述的事物运动状态及其变化方式的内在含义。语用信息，指主体所表述的事物运动状态及其变化方式对于主体目标而言的效用价值。

从学科角度，信息可以分为社会信息、自然信息。

从载体角度，信息可以分为纸质信息、网络信息、磁盘信息等。

按照信息的表现形式，可以分为文字信息、图像信息、视频信息、实物信息。

按照信息的传播范围，可以分为公开信息、内部信息、机密信息。

按照信息资源的传递加工层次，可以划分为零次信息、一次信息、二次信息和三次信息。零次信息是指一切信息产生的源信息，即客观存在于社会生活中，通过人的感知形成的原始信息，其主体是口头信息及行为表现。与零次信息相对应的是零次文献，是指非正式出版或非正式渠道交流的最原始资料。一次信息是对零次信息进行了初步的加工和处理，使其具有一定的意义和价值。这可能包括对数据进行分类、整理、排序或简单的统计分析等。一次信息是作者依据本人的科研和工作成果而形成的信息，是对作者学术思想、研究成果、技术发明、文艺创作等的正式记载，是科研成果的一种主要表述方式。一次信息具有创造性、原始性和多样性的特点。二次信息有时又称检索工具，它指的是根据实际需要，按照一定的科学方法，将特定范围内分散的一次信息进行筛选、加工、整理，使之有序化而形成的信息。二次信息主要有集中性、工具性和系统性的特点。三次信息是指通过二次信息提供的线索，选用一次信息的内容进行分析、综合、研究后而编成的信息文献，它是围绕某一专题，对各次信息所含知识的深度加工、浓缩和重组。三次信息的特点主要表现在综合性、针对性和科学性上。

二、信息资源管理

（一）信息资源的概念

资源指人们为了满足需求或达到目标而使用的资产、材料或能力，包括自然资源（如水、矿产）、人力资源（如技能、劳动力）和财务资源（如资金、资本）。

大多数学者认为对信息资源的理解主要有两种角度。一种是狭义的信息资源，指人类社会经济活动中经过加工处理并大量积累后的有用信息的集合，即信息本身。经济信息、科技信息、健康信息、生命信息、军事信息、市场信息、金融信息等都是常见的重要的信息资源。另一种是广义的信息资源，包括人类社会信息活动中积累起来的信息、信息生产者、信息技术的集合。信息是信息资源的核心和实质，但是信息要变成资源，必须要有信息生产者和对信息进行加工处理的信息技术发挥作用。信息资源在本书中一般指广义理解，为了探讨方便，有些地方根据使用语境的不同也以狭义的信息资源为研究对象。综上，信息资源是指人类社会信息活动中积累起来的以信息为核心的各类信息活动要素（信息生产者、信息技术、信息设备、信息环境等）的集合。

（二）信息资源的特征

信息资源作为一类资源具有经济资源的一般特征。

1. 需求性

信息资源同传统的经济资源一样，是人类经济活动必不可少的生产要素。在社会生产中，人们需要生产工具、劳动力、材料、能源等，也需要信息资源。例如，商业楼盘开发，既要有建筑工人、建筑设备、建筑材料、设备所需能源等，也要了解潜在的购买者信息、地理信息、材料价格等，还需要制订开发方案、进度安排、市场营销方案等。人们需要信息资源，是因为信息资源本身就是一种重要的生产要素，可以通过生产使之增值，也可以通过与其他资源的相互作用使其增值。

2. 稀缺性

资源的稀缺性是资源的有限性导致的，在既定的技术和科技水平下，无论何种资源，其绝对量（或人类所能利用的程度）都要受到一定的限制。信息资源同样具有稀缺性，一是因为信息资源的开发需要相应的成本投入，开发者要受到人力、物力、财力等方面的限制，其信息资源拥有量也是有限的；二是因为在既定的技术和资源条件下，同一主体对信息资源使用所获取的效用也随着使用次数的增多而逐渐衰减。

3. 使用方向的可选择性

同样的资源可以用于不同的领域，信息资源广泛地渗透到经济活动的方方面面。同一信息资源可以作用于不同的对象上，并产生多种不同的作用效果。比如，人口普查信息可以用来进行科学研究，也可以用来指导企业进行战略规划。

信息资源不同于物质和能量，除了具有资源的共同特征外，还具有一些特别的特征。

1. 共享性

信息资源的这个特征来源于信息的共享性。除了人为的限制，信息资源的利用不存在使用方数量的限制，也不存在只能单方使用的限制。使用过的信息资源对其他人不会造成影响，对信息资源本身也不造成影响，比如中药药方，不会因为甲使用这个药方导致乙无法使用，在对药方的利用上不存在竞争关系。又如天气预报，每个人都能获取，天气预报在传播（使用）过程中并不会发生变化，但是对每个人的效用不尽相同。同时，资源不能够随意免费使用，人们会用各种方法来约束共享的行为，比如只有拜师成为徒弟，才能学习独家药方；再如专利，只有缴纳相关费用才能使用专利。

2. 不可分性

信息资源的不可分性表现在生产和使用两个方面。信息资源的生产在某种意义上是完整的、一次性的，不会因为使用者数量的增加而导致费用、成本方面的巨大变动。最典型的例子就是计算机的操作系统，它的开发周期长，投入的资源巨大，但是生产出来后，只需要刻录到光盘中就可以发售，销售 1 份和 100 万份，都不能减少其开发费用，刻录光盘的成本对于开发费用来说几乎可忽略不计。其次，信息资源在使用时也不可分，不能像物质资源那样划分成更小的单位。比如，没有人买一半操作系统，对于一台计算机来说，只有完整的操作系统才能发挥出实际作用。

3. 时效性

信息资源的时效性也来源于信息的时效性。信息资源利用的效果往往跟时间密切相关，及时得到某类信息资源可能就能让企业早做准备，从而获得巨大的收益；利用过时的信息资源来安排生产，可能损失巨大。信息资源的利用需要把握好时机。

4. 驾驭性

驾驭性是指信息资源具有开发和驾驭其他资源的能力。不论是物质资源，还是能源资源，其开发和利用都有赖于信息资源的支持。例如我们买来新的电器，首先要看使用说明；发现一个疾病的致病机理，才能设计生产对应的治疗药物。在信息时代，信息资源的这一个特性更加明显。人们认识世界、改造世界的每个环节都离不开信息资源的统领和支配。一般说来，人类利用信息资源驾驭其他资源的能力受科技发展水平和社会信息化程度的影响。科技越发展，社会信息化程度越高，人类利用信息资源驾驭其他资源的能力就越强。

（三）信息资源管理的发展历史

信息成为资源需要一定的条件，信息资源管理真正成为一门学科是从20世纪第二次世界大战后开始的。二战后，为了应对政府部门文书剧增、企业经营利用管理数据的需要，信息资源管理在美国等发达国家政府部门和工商行业开始萌芽。但是对图书、文献和信息的管理却是自古以来就有的事情，所以，我们以信息利用的普及性为标准，遵循"个别阶层、社会行业、全体成员"的划分，将信息资源的管理大致划分为三个阶段，即传统管理阶段、技术管理阶段和信息资源管理阶段。

1. 传统管理阶段

自从文字发明以来，人类文明摆脱了口耳相传的束缚，人们利用各种符号将人类社会发展的历史和经验记载在特定的物质载体上，以文献的形式保存下来，从而踏上了文明之路。早期文献收藏内容基本上是社会生活中的各种文字记录，如宗教仪式记录、历代皇帝的法令和政令、政府法律文书、征收赋税和接纳贡物的各种记录等，大多为各类文书档案。因此，早期的图书和档案的社会机构是"同源"的。随着社会经济、科技和文化发展，文献记录的类型大量增加，图书馆作为最初的文献收藏机构，逐渐与档案馆分离，成为知识和文献收藏、整理和提供利用的社会信息交流中心机构，即形成了独立意义上的图书馆。中国历史上的图书馆可以分为私人图书馆、官府图书馆、寺院图书馆和书院图书馆。图书馆对文献的收藏以文献的利用为目的，但是在这一阶段主要特点是以藏为主，所以也称为"藏书楼"。文献仅为少数人利用，图书馆的藏书只为个别阶层人士服务，士大夫、僧侣和政府官吏等是主要的受益人群。

在传统的文献管理中，特别值得一提的是政府部门和机构中的文件管理或记录管理。自20世纪50年代以后，除各类书籍和专业领域中的文献呈爆炸性增长外，政府部门与其他机构的行政管理活动中产生的各类文件也大量增加。据美国文书协会统计，文件生产所用的纸板总量，1960年是4.3万吨，1980年达到11.4万吨，1990年达到24万吨。数量巨大的文件档案和文献成为机构的沉重负担。美国联邦文书工作委员会在1980年颁布了《文书消减法》，这被认为是信息资源管理发展中的里程碑，是信息资源管理理论形成的标志。

2. 技术管理阶段

随着以计算机为代表的信息技术的发明及大规模应用，信息资源的管理发展到了一个新的阶段。新的信息技术带来信息全生命周期各环节间的加速流转和效率提升，信息资源管理的重要性更加彰显。20世纪60年代以后，以管理信息系统为代表的各类信息系统被广泛应用于各个领域，以管理信息系统为课题研究信息系统和信息管理的论著大量涌现，逐渐形成了一整套行之有效的信息系统分析、设计、实施的理论和方法。随着信息系统技术的发展，人们在信息检索系统、办公室自动化系统和管理信息系统基础上，又研制出了不同功能的决策支持系统（DSS）和专家系统（ES）。

技术管理阶段，信息技术的发展极大丰富了人们对信息资源管理的手段，从而推动了信息资源管理从量变到质变，人们不再仅关注信息的生产和保存，还更关注信息资源的传播和利用。这一阶段，技术因素和技术专家占主导地位，着重于用计算机技术处理信息并对信息流进行控制。商业和行政工作中产生了大量有用数据，各类数据库的出现又使数据进一步集聚，也引起了数据处理危机。这一阶段围绕计算机应用出现了许多信息加工处理方法和系统设计开发理论。人们希望在高度发展的信息技术支持下克服"信息爆炸"带来的信息利用方面的问题，以实现有效管理和开发利用。当信息技术无能为力、达不到预定目标时，人们误以为是技术还不够先进，于是拼命追求最先进技术的应用，而忽视了信息管理中其他因素的作用。这一阶段，信息技术影响了所有的行业。

3. 信息资源管理阶段

20世纪90年代后，互联网在全世界广泛应用，信息的资源特性更加凸显。信息技术的高度发展促进了各类现代化的信息系统和网络的发展。新的信息媒介和信息传播方式在社会中的广泛应用，也带来了许多始料未及的、传统的管理无法应对的问题。

信息技术是信息资源管理发展的核心关注点，信息技术已经深入渗透到社会生活的方方面面。信息是一种重要的经济资源，其管理模式与在公益性信息活动基础上形成的信息管理模式有很大差别。这种管理模式不是仅仅在公益性信息管理中局部引进一些经济手段和方法，而是要全面考察信息作为经济资源的性质、利用状况、效用实现的特征和规律，从经济角度对其进行管理和优化配置，使其效益达到最大化。

也有学者除了信息资源管理阶段之外，还划分了知识管理阶段和资产管理阶段，本书认为信息资源管理阶段仍然处于发展中，涵盖了知识管理和资产管理的内容，但远未达到一个质变阶段。知识本质上仍然是信息，只是因为人们认识更深入，因而提出了更加具有洞见性的概念，例如"知识经济""知识图谱""学习型组织"

"六度空间"等。信息资产也是信息资源重要性的显性表达，信息作为生产力要素的作用被进一步强化。与固定资产一样，信息资产逐渐成为企业和个人的财富，也成为管理理论和实践关注的热点。值得关注的是，信息资源管理在传统的政府信息资源管理、企业信息资源管理、社会信息资源管理三大领域都有显著的变化，其特征是以人为中心，更加关注信息资源与公众、个体的相互作用。政府信息更加重视向外部传递及与公众之间的信息交互。企业适时获取和利用消费者相关信息，形成信息链的能力决定了企业在管理职能、组织经营方面的竞争力。社会层面各社会团体及社会个人更加强调信息的共享，以及在此基础上衍生出的许多社会经济活动新形态。

三、健康信息的概念及性质

（一）健康信息的概念

现代健康的含义是多元的、广泛的，世界卫生组织（World Health Organization, WHO）早在 1946 年成立之初的《宪章》中就指出："健康不仅是没有疾病或羸弱，还包括身体、心理、社会功能三方面的完满状态。"

随着时代进步以及社会需求和疾病谱的改变，社会开始逐步接纳"大健康"的理念，医学界也开始从单因单病种的传统生物医学模式向多因多病种的"生物—心理—社会"大健康模式转变。大健康研究的不仅仅是病因和治疗，还包括如何消除影响健康的危险因素，它围绕人的衣食住行和生老病死，从全局的观念看待健康，关注"预防—保健—诊断—治疗—康复—管理"的全流程。健康信息跟健康的内涵联系紧密，《全科医学与社区卫生名词》中定义健康信息是"健康传播过程中传受双方所制作、传递和分享的一切有关人的健康的知识、技术、技能、观念和行为等的内容"。健康信息概括来说就是跟健康有关的信息，可以简单划分为个人健康信息和全民健康信息两类。

个人健康信息是指在疾病预防、诊断、治疗等过程中获取的与个人身心健康状况相关的信息，是与特定个人相关联、反映个体特征、具有可识别性的符号。健康信息的外延随着大健康概念的发展而不断扩充，从外显性信息扩充至精神、心理信息等内显性信息，其可分为健康服务信息、健康状况信息、个人生理信息和遗传基因信息四大类（见表 1-1）。健康服务信息主要是指个人因接受医疗服务而产生的数据信息，如电子病历数据、医学影像数据、个人终生就医、住院、用药记录、手术记录、就诊花费等，还包括个人接受健康服务产生的相关经营运营信息，例如医院成本核算数据、医药、耗材、器械采购与管理数据、医疗保险费用、药物研发数据、产品流通数据、消费者搜寻购买行为数据、第三方支付数据等。健康状况信息是有关个人身心状况的信息，如个人健康档案、康复医疗数据、残疾情况、心理和精神疾病状况等。个人生理信息是指蕴含个人肌体特征的信息，如身高体重、血型、肺活量等。遗传基因信息是指反映主体遗传本质的信息，其不仅与个体有关，还可推算出个体家庭、族群等群体的健康状况，包括基因信息、家族病史、遗传病史等。遗传基因信息在测量和预测健康状况方面具有巨大价值，是认知和掌握疾病发生、发展和分布规律的基础资料。全民健康信息是指一定区域内所有人群在特定需求下产生的与健康有关的信息，例如疫情期间的防疫信息、出行信息、检测信息、感染信息等。

表 1-1　　　　　　　　　　　　　健康信息分类

维度	个人健康信息	人群健康信息
健康服务信息	个人因接受医疗服务而产生的数据信息、个人接受健康服务产生的相关经营运营信息	一定区域内所有人群在特定需求下产生的与健康有关的信息
健康状况信息	有关个人身心状况的信息	
个人生理信息	蕴含个人肌体特征的信息	
遗传基因信息	反映主体遗传本质的信息	

从 20 世纪 70 年代开始，随着人们对健康的重视和信息技术的迅猛发展，一门新的学科——健康信息学逐渐兴起。目前有关健康信息学的研究主要围绕电子健康档案、健康信息技术、健康信息系统、健康信息素养、健康信息评估、健康政策等主题来展开。总之，健康信息资源管理已经成为理论和实践研究的热点。

（二）健康信息的性质

健康信息除了具有信息的各种性质外，还有一些特殊的性质。

（1）私密性。健康信息跟人有关，属于个人隐私保护范围，要依法进行严格管控保护，绝不能公开或泄露。

（2）敏感性。个人健康信息所展现的内容是承载主体的精神、心理和身体的隐秘细节，一旦被非法披露，极易引发人身歧视、下游犯罪等问题，并且会严重损害主体的就业权、自由权等带有人权性质的基本权利。健康信息中的生育状况、性功能、传染病等均是极为敏感和私密的个人信息。因此，中国《个人信息保护法》明确将健康信息认定为敏感信息，给予更高阶的保护。

（3）医学性。健康信息具有医学属性，医疗服务信息、健康状况信息、个人生理信息和遗传基因信息都需要通过各种检查检测，形成各种医学诊断和检查报告，这些都离不开医学。

（4）复杂性。健康信息的内容具有十分鲜明的医学专业特色，相对于非医学专业人员来说难以看懂、理解、掌握和加以科学利用，从健康信息服务的技术、手段和过程来看，都有严格的专业操作程序、严格的质量标准、规范化的专业知识要求，一般人员很难操作使用。而且，健康信息服务是对人而非对物的服务，服务的水平和效果事关广大人民群众的健康状况和生命安全。

（5）关联性。健康涉及人的生理、心理和社会交往，不是某一方面单独的内容，而是多个方面相互联系、相互影响的。比如，某人最近食欲很差，他可能会在网上检索相关疾病信息，这涉及健康信息搜索行为和社交网络；然后他可能会到医院看医生，医生会给出相关诊断，这涉及医疗卫生服务；医生建议他补充益生菌、多运动，这又涉及营养食品和运动装备等相关健康行业信息。

第二节　健康信息资源管理概述

一、健康信息资源的特征

随着生产力水平的提高，提升人民健康水平成为国家战略，健康信息资源也越来越得到重视。同信息资源一样，理解健康信息资源也有两种角度。狭义的理解认为健康信息资源是人类在社会经济活动中经过加工处理有序化并大量积累起来的有用健康信息的集合。广义的理解认为健康信息资源是人类社会经济活动中积累起来的健康信息、健康信息的生产者以及应用于健康领域的信息技术等健康信息活动要素的集合。健康信息资源包括：（1）健康信息的集合；（2）为某种目的而生产有用健康信息的信息生产者集合；（3）加工、处理、存储和传递健康信息的信息技术的集合；（4）其他信息活动要素（如健康信息设备、设施和医疗保险、健康信息活动经费等）的集合。

健康信息资源同其他信息资源相比，表现出很多特殊性。这些特殊性不仅影响着健康信息资源的分布和传播，同时也影响着信息资源效用的实现。

（一）社会公共性

以海量的个人健康信息做支撑的健康信息资源蕴含丰富的社会公共价值，体现在疫情防治、药物研究、医学教学等活动中。从健康信息的生成方式来看，个人健康信息的生成往往需要依靠其他主体，如病历、体检报告、基因检测报告等，健康信息仅依靠信息主体是难以自动生成的，必须由专业人员参与配合。从健康信息内容的涉他性来看，虽然健康信息体现的是主体的健康状况，但个人的健康状况不仅事关自身生活，有时还会影响到其他主体乃至社会的安全。因此，在特定情况下（如疫情期间），健康信息资源需要受到其他主体或公众知情权的限制。

（二）弱控制性

健康信息资源的弱控制性体现在三个方面。首先，个人健康信息的产生是被动的，是健康服务活动中的服务提供方利用专业知识做出各种决定并告知接受服务方，双方地位不对等。其次，健康信息资源具有公共性，属于国家资源，出于社会治理的需要，健康信息需要在多个主体之间根据不同的目的、通过不同的处理技术进行流转。最后，个人的健康信息之间具有高度关联性，处理者可通过深度挖掘一种健康信息进而获取到主体的别种健康信息。此外，群体之间的健康信息也具有高度关联性，其不仅能反映出主体自身的健康状况，也可以反映出主体其他亲属的健康状况，单个主体的健康信息泄露可能造成一个群体的健康信息外泄。

（三）多层应用价值性

信息技术的不断进步，使健康信息资源的应用价值早已突破狭隘的医疗活动，渗透至国家管理、公共健康、产业发展等多个层面。在国家层面，健康信息被广泛应用于案件侦查、治安管理、出入境管理等领域。在面对重大突发卫生事件时，国家通过整合健康信息，可实现涉疫信息第一时间发布，并限制涉疫人员的活动。司法部门也可利用大数据侦查技术对比基因信息，完成犯罪嫌疑人的排查工作。在社会层面，健康信息对实现全民健康具有重大意义。我国正在积极构建健康信息共享机制，为实现全民健康提供数据支持。《"健康中国2030"规划纲要》指出，要消除数据壁垒，建立跨部门跨领域密切配合、统一归口的健康医疗数据共享机制。在产业层面，健康信息与大数据技术、人工智能融合，促成了精准医学的出现，使得医生能够超越以往基于疾病临床表现的诊疗方式，转而从遗传学和分子特征去寻找致病原因，提高诊断与治疗的准确性，推动了颠覆医疗时代的到来。

二、健康信息资源管理的目标和任务

健康信息资源管理是指管理者为达到预定的目标，运用现代化的管理手段和管理方法来研究健康信息资源在社会经济活动中利用的规律，并依据这些规律对健康信息资源进行组织、规划、协调、配置和控制的活动。健康信息资源不同于其他信息资源，从管理的角度来说，这些特殊性一方面凸显了健康信息资源的价值；另一方面又使健康信息资源的管理比其他资源的管理显得更加复杂和困难。

（一）健康信息资源管理的目标

健康信息资源管理的总目标可以确定为：在有领导、有组织的统一规划和管理下，确保健康信息资源的开发利用协调一致、有条不紊地进行，使各类健康信息资源以更高的效率、效能和更低的成本在人民健康、国家社会进步、经济发展、人民物质文化生活水平的提高中充分发挥应有的作用。

为保证上述总目标的实现，可以进一步将健康信息资源管理总目标分解为一系列并行不悖且相互联系的分目标。这些分目标包括以下三个方面。（1）健康信息资源开发分目标。主要是根据人们健康和社会发展的需要来合理组织、规划健康信息资源的开发，确保相关的潜在信息资源能及时、经济地转化为现实的信息资源。（2）健康信息资源利用分目标。主要是按照社会化、专业化和产业化的原则合理组织健康信息资源的分配，确保健康信息资源能得到充分有效的利用。（3）健康信息资源管理机制分目标。主要是遵循客观经济规律和国家健康管理的宏观需要，建立健全科学、合理的健康信息资源管理机制，完善健康信息资源开发利用的保障体系。

（二）健康信息资源管理的任务

与上述目标相适应，健康信息资源管理包括一系列任务。从宏观上来说，这些任务主要包括四个方面。

（1）制定健康信息资源的开发战略、规划、方针和政策，使健康信息资源的开发活动在国家统一指导和管理下有条不紊地进行，使健康信息资源的开发成果不仅成本低价格廉，而且能很好地做到三个"贴近"（即贴近实际、贴近需求、贴近用户），满足人民健康、国民经济和社会发展的总体需要。

（2）制定健康信息资源管理的法律、规章和条例，建立健康信息资源管理的监督和保障体系，使健康信息资源管理真正有法可依、有章可循，使开发出来的健康信息资源能得到充分、及时、有效的利用。

（3）综合运用经济、法律和必要的行政手段协调各部门、各地区和各企业之间的关系，明确各级健康信息资源开发利用机构的责、权、利界限，使健康信息资源的开发利用机构在平等互利的基础上最大限度地实现资源共享。

（4）加强国家健康信息基础设施、信息系统和健康信息资源管理网络的建设，使健康信息资源的开发利用活动建立在较高的起点和良好的社会基础上。

三、健康信息资源管理的理论基础

（一）信息生命周期理论

信息资源的管理与利用原本应该遵循信息的自身规律，然而由于信息价值的测度及其变化情况的跟踪难以实施，许多学者从信息产品加工的业务流程出发，通过经验和定性的方法将信息的生命周期划分为一个个前后相继的流程，进而展开信息生命周期问题的研究。信息生命周期的概念在 20 世纪 80 年代就已经提出，凯伦·B. 莱维坦（Karen B. Levitan，1982）指出，信息或信息资源是具有生命周期特征的"特殊商品"，其生命周期特征具体包括信息的生产、组织、维护、增长和分配几个阶段。福雷斯特·伍迪·霍顿（Forest W. Horton，1985）认为信息是有生命的，信息资源是一种具有生命周期的资源，其《信息资源管理》一书从两个角度对信息生命周期进行了界定，一是信息利用和管理的角度，二是信息载体和信息交流的角度，并提出了经典的信息生命周期 6 阶段模型——创建、采集、组织、开发、利用和清理。彼得·赫农（Peter Hernon，1994）通过对美国政府信息管理和已有生命周期模型研究，认为公共的生命周期过程包括"信息的生成和采集，信息生产、处理与发布，传递（获取、传播及分发），检索和利用，存档、配置和布局"等若干阶段。

一些政府和组织也开始关注信息生命周期的研究。2000 年，美国政府 A-130 号法案将"信息生命周期"定义为"信息所经过的阶段，其中几个最主要的阶段是生产或收集、处理、传播、利用、存储和处理"。ISO/TC171 文件成像应用技术委员会于 2000 年 10 月召开伦敦年会，会议通过的 405 号决议称，信息无论是以物理形式还是数字形式管理，其信息生命周期均包括信息的生成、获取、标引、存储、检索、分发、呈现、迁移、交换、保护与最后处置或废弃。EMC、Legato、StorageTek、IDC 等存储服务商也纷纷基于组织管理需求与数据服务层级变化，提出面向企业级数据信息存储的信息生命周期管理理念，并推出了基于该理念的数据存储与管理解决方案。美国国家医学图书馆（National Library of Medicine）将医学信息的生命周期分为 6 个部分，即内容处理、转换、提供入口、使用、更新和保存。

（二）信息生态理论

信息生态学（Information Ecology）是世界范围内的新兴学科，是信息科学与生态科学相互交叉而出现的全新的研究领域，其目的在于利用生态学的观点与方法，对人、信息、信息环境之间的关系进行宏观考察与分析，对信息生态系统进行合理规划、布局和调控，解决信息生态失调现象，进而保持信息生态系统的平衡、稳定和有序。研究信息生态学对构建和谐社会，加速企业信息化、城市信息化、社会信息化的发展进程，以及促进社会的健康、可持续发展都具有重要的指导意义。

信息生态学的发展和信息技术的进步密切相关。20 世纪 90 年代以前，信息生态的概念在国外逐渐兴起，信息技术也处于萌芽阶段，60 年代，马歇尔·麦克卢汉（Marshall McLuhan）提出"媒介生态"的概念，这是信息生态的雏形。到了 90 年代，德国学者拉斐尔·卡普尔罗（Rafael Capurro）发表了《走向信息生态》（*Towards an Information Ecology*）一文，正式提出"信息生态"这一术语。90 年代以后，随着网络和个人电脑的兴起和普及，信息生态学的研究在国外获得了较快发展，研究的主要关注点有信息生态的概念、信息生态系统的构成要素与结构模型、信息生态学的定义与研究内容、网络信息生态、电子商务信息生态、电子政务信息生态、社交媒体信息生态等。

信息生态学理论主要研究信息生态系统的结构、本质、模型构建、发展规律和协调与维护等一系列问题，既要从总体上研究信息生态活动以及信息生态系统的协调、平衡与发展的基本原理和一般规律，又要研究信息生态活动在某些领域或局部的具体应用问题，故其分支学科有信息生态学基础理论、信息生态管理理论、信息生态管理学方法论、信息生态学研究方法论、信息生态系统理论等。

信息生态学把人类的信息活动和信息环境因素作为一个统一的整体对待，避免了系统内人、信息、信息环境的相互分割。随着信息技术的迅猛发展，信息化进程的日趋加快，人与信息环境之间的协调和可持续发展问题愈发突出，信息生态问题已经成为人类必须面对的一个重大课题。

下面简单介绍信息生态理论中常用的一些概念。

信息生态系统是指以实现信息的产生、集聚、传递、开发、利用等为目的，具有特定结构、秩序的由各种要素组成的相互关系的总和。它是由信息、信息人和信息环境三部分组成的和谐、动态均衡的自组织系统，系统中的各个要素相互影响、相互作用。

信息生态系统中的信息人有广义与狭义之分。广义的信息人是指一切需要信息并参与信息活动的单个人或由多个人组成的社会组织；狭义的信息人主要是指专门从事信息生产、传递、组织、服务的社会组织和个人，以及从信息组织和信息设施中获取和利用信息的用户。信息人不断从外界环境中吸收新信息、释放旧信息、剔除无用的信息；信息人处于信息生态系统的核心地位，信息及信息环境是由信息人创造的，但同时信息人又受到信息和信息环境的影响。

信息环境是指人类信息生态系统中人类及社会组织周围一切信息交流要素的总和，包括：（1）信息环境的主体及信息交流的对象——人及社会组织；（2）用于信息传输、信息开发、信息利用的各种信息技术（如数据库技术、知识挖掘技术、信息安全技术、人工智能技术等）及社会信息基础设施（如信息网络、信息空间）；（3）信息法律、信息政策与信息伦理（信息导向、信息安全、信息保障体系、数据库建设、信息分布、知识产权、信息民主等）；（4）信息文化。

在信息生态系统中，信息人、信息、信息环境之间客观形成了一种需求、提供、更新、反馈的共生连环关系，构成了一种均衡运动状态。因此，以信息生态系统为研究对象的信息生态学应遵循五大生态观：系统观、平衡观、互动观、人本观和循环观。所谓信息生态系统，可以将其理解为：信息人与信息生态环境形成的相互作用、相互影响的整体。

其他主要相关概念还包括信息生态位、信息生态链、信息技术。

信息生态位是指信息主体在信息生态环境中所占据的特定位置，即具有信息需求且参与信息活动的个人和社会组织，在由其他信息主体、信息内容、信息技术、信息时空、信息制度等信息环境因子构成的信息生态环境中所占据的特定位置。这里所说的信息生态位是信息生态系统中信息主体的信息生态位，每一个信息主体都拥有其独特的信息生态位。

信息生态链由信息供应者、信息传播者、信息消费者和信息分解者四类信息主体构成。在自然生态系统中，生物生态链的实质是不同生物物种间的能量流转，而在信息生态系统中，联结不同信息人的纽带是信息而不是物质，信息生态链实质上是信息流转链。

信息技术就是人类开发和利用信息资源的所有手段的总和。信息技术既包括有关信息的生产、收集、表示、检测、处理和存储等方面的技术，也包括有关信息的传递、变换、显示、识别、提取、控制和利用等方面的技术。信息技术促进自然智能加速转化为人类智能，促进人类工具进化。信息技术的高速度持续发展，改变了人类社会开发利用信息资源的方式和能力。信息技术与信息的历史一样久远，信息技术的应用渗透到了国民经济及社会发展的各个领域和各个层次，大幅度提高了社会生产力。

第三节　健康信息资源管理发展

一、我国健康信息资源管理发展的历史

我国健康信息资源管理历史悠久，古代健康信息资源管理主要是以传承保存中医中草药等医学书籍为代表的健康信息资源为主，现代健康信息资源管理跟我国卫生健康领域信息化发展密切相关，在我国信息化进程开始之后，随着卫生信息化的发展而逐渐扩充，其发展历史主要分为三个阶段。

第一阶段是20世纪80年代~21世纪初，这是传统卫生信息化阶段，健康信息资源管理集中在传统的医疗卫生机构。该阶段以医疗机构信息化兴起为起点，在原卫生部领导下，重点开展了"金卫工程"及"军字一号工程"建设。主要是建立医院财务管理、收费管理系统，将传统的业务管理模式计算机化，实现计算机技术在医疗卫生系统中的应用。

第二阶段是2003~2016年，是人口健康信息资源管理发展阶段。这一阶段健康

信息资源管理仍然是以医疗卫生机构为主体，信息资源管理的硬件基础已经具备，着重在信息系统建设，以互联互通、信息共享为核心推进人口健康信息化建设，人口健康信息标准和信息安全体系不断健全。2003年，"非典"疫情的暴发唤起了国家对卫生信息化的高度重视，加速了国家卫生信息化的发展。2003年底，卫生部制定了《国家公共卫生信息系统建设方案（草案）》，计划在三年内建成四个大型信息系统。至此，我国的公共卫生信息化进入了一个快速、有序的发展时期。我国加大了在卫生应急指挥、卫生统计、妇幼卫生保险、新农合管理等公共卫生方面的信息化建设投入，主要目的在于提高业务管理水平。另一方面，以医院信息化建设为重点推进卫生信息化发展，医院信息系统从管理信息系统建设阶段过渡到临床信息系统和电子病历的应用阶段。2009年4月，《中共中央　国务院关于深化医药卫生体制改革的意见》正式发布，标志着我国的卫生信息化进入了以电子健康档案和电子病历为核心的区域医疗卫生信息平台建设以及以协同服务为主要内容的发展阶段。新医改将信息化作为重要支撑之一，全民健康信息化进入互联互通与协同应用阶段，以"全民健康保障信息化工程"和"金人工程"为建设重点。2013年，卫生部与国家人口计生委合并成立国家卫生计生委，卫生信息化在原有基础上增加了人口和计划生育的相关内容，演变为人口健康信息化。这一阶段大量信息系统和信息技术的应用，积累了大量的健康信息资源，为下一阶段对健康信息资源进行管理奠定了数据基础。

　　第三阶段是2017年至今，在新一代信息技术的支撑下，健康信息资源管理步入综合提升与创新发展阶段。以互联网为载体，以新型信息技术为手段，强调以人的健康为中心，优化健康医疗服务流程，创新健康医疗服务模式，推进医疗卫生资源优化配置，开展便民惠民等新型健康医疗服务。顶层设计进一步完善、实施路径更加清晰。习近平总书记在2016年8月北京市召开的全国卫生与健康大会上提出了38字卫生与健康工作方针：以基层为重点，以改革创新为动力，预防为主，中西医并重，将健康融入所有政策，人民共建共享。这是指导我国卫生与健康事业发展的总方针，标志着我国卫生事业发展进入了一个崭新的阶段。2016年10月25日，中共中央、国务院印发了《"健康中国2030"规划纲要》。健康中国战略提出了"把以治病为中心转变为以人民健康为中心"的新主旨，"努力为人民群众提供全生命周期的卫生与健康服务"的新目标，提出要坚持提高医疗卫生服务质量和水平，让全体人民公平获得，提出涵盖全体人民生命全周期健康的新要求。健康中国战略"将健康融入所有政策"，要求涵盖影响人民群众健康的突出环境问题、全民健身和全民健康深度融合、食品安全监管、减少公共安全事件对人民生命健康的威胁、老年人群的健康管理服务和医疗服务等主要层面。

　　2017年国家卫生计生委印发了《"十三五"全国人口健康信息化发展规划》，

明确了"十三五"期间人口健康信息化建设和健康医疗大数据应用发展的主要原则、发展目标、7 项主要任务和 4 个重点工程。在以移动互联网、大数据、云计算、智能穿戴设备为代表的新一代信息技术的支撑下，全民健康信息化步入综合提升与创新发展阶段。2018 年 3 月，组建国家卫生健康委员会，不再保留国家卫生计生委，我国卫生健康事业工作重点从以治病为中心转变为以人民健康为中心，全民健康信息化概念正式确立，强调基于新型技术为人民群众提供全方位全周期智慧健康服务。2020 年初，新型冠状病毒的全球流行，使全民健康的概念更加深入人心。互联网与健康医疗融合，为健康医疗发展开辟了新的道路，健康医疗大数据应用发展工程有序推进，人工智能助推全民健康发展。健康信息资源开始从量变到质变，政府、企业和社会个人对健康信息资源管理的需求更加迫切，各方渐渐形成共识。健康信息资源管理要保证健康信息资源的开发利用在有领导、有组织的统一规划和管理下，协调一致、有条不紊地进行，使健康信息资源以更高的效率、效能和更低的成本在国家社会进步、经济发展和人民物质文化生活水平的提高中充分发挥应有的作用。

二、我国健康信息资源管理存在的问题

21 世纪，生命科学和生物技术飞速发展，健康信息资源的重要性进一步显现，健康信息的覆盖面越来越广，体量越来越大，但在发展中面临着以下几方面的挑战。

（一）对健康领域信息化产生的颠覆性影响认识不足

社会各行业的信息化迅猛发展，健康领域同样如此，但固有思维导致对健康领域信息化带来的颠覆性影响认识不足。目前信息技术呈指数变化，对社会经济发展的推动作用大于以往任何时期。健康领域的改革和发展需要新的理念和思维，需要清晰的政策指引和制度支持，对健康信息资源的管理需要更具有前瞻性。

（二）健康信息资源质量与分析利用不够

由于缺乏统一、完善的医疗数据标准体系，我国医疗数据标准不一，难以利用。同时，医疗数据的完整性和准确性也难以保证，从而影响医疗数据质量。健康信息资源管理的最终目标就是应用，如果不能对所获取的医疗卫生数据进行有益的分析和利用，将严重影响健康信息资源管理的成效。

（三）健康信息资源的伦理研究和保护不足

信息技术在健康领域的变化速度之快，影响范围之广，渗透程度之深，前所未有。同时，健康信息又具有独特的性质，一旦被滥用、误用，会导致严重的社会问

题。对健康信息资源的保护和伦理研究应该被置于更加重要的位置。

（四）健康信息资源管理的人才缺乏

健康信息学具有交叉学科和跨学科性质，因此健康信息资源管理人才也需要具备医学、管理学、心理学、行为科学、信息科学等多方面的知识构成。目前，我国缺乏健康信息资源管理方面的专门人才，还需要从高校和社会两个层面共同培养。

三、我国健康信息资源管理发展的展望

健康中国战略明确了环保、体育、食品安全、公共安全、民政养老等部门对保障人民群众健康"守土有责"，要求相关责任部门切实解决影响人民群众健康的突出环境问题，推动全民健身和全民健康深度融合，加强食品安全监督，努力减少公共安全事件对人民生命健康的威胁，为老年人提供连续的健康管理服务和医疗服务等。健康已经不再仅仅是卫生医疗部门的责任，而是需要政府和社会的各个层级和各个领域共同努力维护提升，人民群众参与其中，共建共享；健康也不只局限于某个时段或某个方面，需要全方位、全周期进行呵护。与此同时，健康信息资源的积累从单纯的几条线变成了整个社会面，健康信息资源的有效管理成为更加迫切需要解决的问题。

2022 年 11 月，国家卫生健康委、国家中医药局、国家疾控局联合发布《"十四五"全民健康信息化规划》（简称《规划》），部署了八大主要任务、五项重点工程及八大优先行动，要求坚持"统筹集约、共建共享，服务导向、业务驱动，开放融合、创新发展，规范有序、安全可控"的基本原则，以引领支撑卫生健康事业高质量发展为主题，促进全民健康信息服务体系化、集约化、精细化发展，到 2025 年推动形成机构数字化、资源网络化、服务智能化、监管一体化的全民健康信息服务体系。

（一）新型信息技术将成为全民健康信息资源管理的重要支撑

未来，云计算、大数据、人工智能、物联网和 5G 等新一代信息技术在卫生健康行业应用不断加深，将进一步推动健康医疗的深入变革。（1）以云计算技术为基础，为全民健康信息平台的建设和部署提供高性价比的技术手段；（2）基于知识库和人工智能，为临床决策支持、分级诊疗、精准医疗、医院监测、慢病管理、公共卫生突发事件预警预测等提供数据支持；（3）以物联网技术为依托，支持便捷有效获取、传输、应用健康医疗数据，在个性持续性健康监护尤其是慢性病管理方面发挥重要作用；（4）以 5G 技术为支撑，进一步优化医疗服务流程，提高医疗服务效率，为开展远程手术等更为复杂的远程医疗服务创造有利条件。

（二）医疗卫生服务模式不断创新，健康信息资源管理水平全面提升

电子健康档案与电子病历无缝衔接并逐步融合，有利于全方位、全周期、连续性地管理居民健康信息，实现居民便捷查阅在不同医疗机构的就诊信息，支持居民自我健康管理。

公共卫生信息系统与居民电子健康档案进一步联通整合，建立高血压、糖尿病等老年慢性病以及食源性疾病管理网络，能够实现在线健康评估、监测预警、用药指导、跟踪随访、健康管理等服务。

分级诊疗信息系统全面建成，各级各类医院逐步实现电子健康档案、电子病历、检验检查结果的共享及授权使用。居民健康卡、社保卡、身份证、就诊卡等多卡通用、脱卡就医，实现医疗费用便捷支付与结算。

（三）以人为中心，健康信息服务深度和广度不断加大

提高惠民服务的精准化、智能化、可及性及获得感。通过开展居民健康数据、患者治疗数据的整合和关联分析，为居民提供安全便捷和可靠精准的健康信息服务。

运用新技术开展智慧医院建设，提高医务人员工作效率，提升疾病诊治能力和技术水平，建立健全医院运营管理体系，实现医院精细化管理。

建设政务云，协同政府智慧管理决策，全面掌握各医院、医生、病患情况，通过对医疗服务、公共卫生信息等深入挖掘分析，为政府政策制定、流程优化、业务监管、绩效考核等提供支撑。

经过近 40 年的建设和实践，我国全民健康信息化取得了显著成绩，在"惠民""惠医""惠政"方面发挥了重要作用。

思政课堂

"鸿雁传书"的由来

武字子卿，少以父任，兄弟并为郎，稍迁至栘中厩监。时汉连伐胡，数通使相窥观。匈奴留汉使郭吉、路充国等前后十余辈，匈奴使来，汉亦留之以相当。天汉元年，且鞮侯单于初立，恐汉袭之，乃曰："汉天子我丈人行也。"尽归汉使路充国等。武帝嘉其义，乃遣武以中郎将使持节送匈奴使留在汉者，因厚赂单于，答其善意。

乃遣武与中郎将张胜及假吏常惠等募士斥候百余人俱。既至匈奴，置币遗单于；单于益骄，非汉所望也。

……

律知武终不可胁，白单于。单于愈益欲降之。乃幽武，置大窖中，绝不饮食。天雨雪。武卧啮雪，与旃毛并咽之，数日不死。匈奴以为神，乃徙武北海上无人处，使牧羝。羝乳乃得归。别其官属常惠等，各置他所。

武既至海上，廪食不至，掘野鼠去草实而食之。仗汉节牧羊，卧起操持，节旄尽落。积五六年，单于弟於靬王弋射海上。武能网纺缴，檠弓弩，於靬王爱之，给其衣食。三岁余，王病，赐武马畜、服匿、穹庐。王死后，人众徙去。其冬，丁令盗武牛羊，武复穷厄。

初，武与李陵俱为侍中。武使匈奴次年，陵降，不敢求武。久之，单于使陵至海上，为武置酒设乐。因谓武曰："单于闻陵与子卿素厚，故使陵来说足下，虚心欲相待。终不得归汉，空自苦亡人之地，信义安所见乎？前长君为奉车，从至雍棫阳宫，扶辇下除，触柱，折辕，劾大不敬，伏剑自刎，赐钱二百万以葬。孺卿从祠河东後土，宦骑与黄门驸马争船，推堕驸马河中，溺死，宦骑亡。诏使孺卿逐捕。不得，惶恐饮药而死。来时太夫人已不幸，陵送葬至阳陵。子卿妇年少，闻已更嫁矣。独有女弟二人，两女一男，今复十余年，存亡不可知。人生如朝露，何久自苦如此？陵始降时，忽忽如狂，自痛负汉；加以老母系保宫。子卿不欲降，何以过陵？且陛下春秋高，法令亡常，大臣亡罪夷灭者数十家，安危不可知。子卿尚复谁为乎？愿听陵计，勿复有云！"武曰："武父子亡功德，皆为陛下所成就，位列将，爵通侯，兄弟亲近，常愿肝脑涂地。今得杀身自效，虽蒙斧钺汤镬，诚甘乐之。臣事君，犹子事父也。子为父死，亡所恨，愿无复再言。"

陵与武饮数日，复曰："子卿，壹听陵言。"武曰："自分已死久矣！王必欲降武，请毕今日之欢，效死于前！"陵见其至诚，喟然叹曰："嗟呼！义士！陵与卫律之罪上通于天！"因泣下沾衿，与武决去。

……

陵恶自赐武，使其妻赐武牛羊数十头。后陵复至北海上，语武："区脱捕得云中生口，言太守以下吏民皆白服，曰：'上崩。'"武闻之，南乡号哭，欧血，旦夕临。数月，昭帝即位。数年，匈奴与汉和亲。汉求武等。匈奴诡言武死。后汉使复至匈奴。常惠请其守者与俱，得夜见汉使，具自陈道。教使者谓单于言："天子射上林中，得雁足有系帛书，言武等在某泽中。"使者大喜，如惠语以让单于。单于视左右而惊，谢汉使曰："武等实在。"于是李陵置酒贺武曰："今足下还归，扬名于匈奴，功显于汉室，虽古竹帛所载，丹青所画，何以过子卿！陵虽驽怯，令汉且贳陵罪，全其老母，使得奋大辱之积志，庶几乎曹柯之盟。此陵宿昔之所不忘也！收族陵家，为世大戮，陵尚复何顾乎？已矣！令子卿知吾心耳！异域之人，壹别长绝！"陵起舞，歌曰：

"径万里兮度沙幕，为君将兮奋匈奴。路穷绝兮矢刃摧，士众灭兮名已隤，老
母已死，虽欲报恩将安归？"陵泣下数行，因与武决。单于召会武官属，前
以降及物故，凡随武还者九人。

武以始元六年春至京师，诏武奉一太牢谒武帝园庙，拜为典属国，秩中
二千石，赐钱二百万，公田二顷，宅一区。常惠徐圣赵终根皆拜为中郎，赐
帛各二百匹。其余六人，老归家，赐钱人十万，复终身。常惠后至右将军，
封列侯，自有传。武留匈奴凡十九岁，始以强壮出，及还，须发尽白。

（资料来源：《汉书·苏武传》。）

本 章 小 结

信息不是一个新的名词，却在历史发展中被赋予很多新的含义。中国古代信息通
常就是消息的意思，并且常用信息的载体来指代信息本身，也可以从信息传播的手段
来理解信息。现代西方自然科学将信息做了更新的诠释，从而形成了信息科学。健康
信息是在与健康相关的领域产生、传递、应用的信息，健康信息资源是人类在医疗卫生
社会活动中积累的以与健康相关的信息为核心的各类信息活动要素的集合。我国健
康信息资源管理是在国家卫生信息化发展的基础上逐步形成和发展的，人们对健康的
逐渐重视加速了健康信息资源管理的发展。

本 章 参 考 文 献

［1］马费成，赖茂生．信息资源管理（第2版）［M］．北京：高等教育出版社，
2014.

［2］邱均平，沙勇忠．信息资源管理学［M］．北京：科学出版社，2011.

［3］孟广均．信息资源管理导论（第3版）［M］．北京：科学出版社，2008.

［4］安小米．信息资源管理术语及概念体系［M］．北京：中国标准出版社，
2015.

［5］格雷克高博．信息简史［M］．北京：人民邮电出版社，2013.

［6］中国卫生发展绿皮书：健康产业专题研究（2018年）［M］．北京：人民卫
生出版社，2018.

［7］中共中央，国务院．中共中央国务院印发《"健康中国2030"规划纲要》
［EB/OL］．［2023-10-09］．http://www.gov.cn/zhengce/2016-10/25/content_
5124174.htm.

［8］国家卫生健康委关于印发"十四五"卫生健康标准化工作规划的通知

[EB/OL]. [2022 – 01 – 11] https：//www. gov. cn/zhengce/zhengceku/2022 – 01/27/content_5670684. htm.

[9] Shannon C E. AMathematical Theory of Communication [J]. ACM SIGMOBILE Mobile Computing and Communications Review，2001（1）.

[10] Ackoff R L. From Data to Wisdom [J]. Journal of Applied Systems Analysis，1989（15）.

[11] Buckland M. Information and Information Systems [M]. New York：Greenwood Press，1991.

[12] Levitan K B. Information Resources as "Goods" in the Life Cycle of Information Production [J]. Journal of the American Society for Information Science，1982（1）.

[13] Horton F W. InformationResources Management [J]. Nanjing University Publication，1985.

[14] Hernon P. Information Life Cycle：Its Place in the Management of US Government Information Resources [J]. Government Information Quarterly，1994（2）.

思　考　题

1. 中国古代和现代自然科学对信息的定义有何区别？
2. 简述健康信息的分类及其特征。
3. 简述健康信息资源的特征。
4. 什么是健康信息资源管理？简述健康信息资源管理的目标和任务。
5. 何谓信息的生命周期理论？
6. 试述我国健康信息资源管理发展的阶段及其面临的主要问题。

第二章

健康信息资源全生命周期管理

内容提要：本章分为五节。第一节讨论了健康信息全生命周期模型相关的内容，第二节至第五节根据信息生命周期的环节分别讨论了健康信息采集、健康信息组织、健康信息检索和健康信息分析四个部分。

本章重点：了解信息生命周期管理的概念和信息生命周期模型；掌握信息采集的原则和方法；掌握信息组织的概念、要求、分类法和主题法；熟悉信息检索的技术；熟悉信息分析的步骤和方法。

第一节　信息资源全生命周期理论基础

2005 年前后，国外先后出现了一批信息生命周期管理（information lifecycle management，ILM）相关的项目。（1）2005 年 10 月美国加州大学圣地亚哥分校信息存储工业研究中心（ISIC UCSD）开展了"信息生命周期管理"研究项目，该项目旨在通过调查企业高层管理人员关于"信息生命周期管理对业务和技术的推动作用、信息生命周期管理的商业价值和易实施性"等方面的态度和看法，考察相关行业对信息生命周期管理解决方案的应用评价，以期为信息生命周期管理的思想和政策发展作出贡献。（2）国际商用机器公司（International Business Machines Corporation，IBM）Almaden 研究中心自从 2005 年涉足信息生命周期管理研究领域以来，承担了动态和信息生命周期驱动的记录存储项目（Compliance and ILM-Driven Record Retention Project）及全面生命周期管理解决方案（Holistic Information Lifecycle Management Solution）等项目，产出了丰富的研究成果。（3）2005 年初英国伦敦城市大学图书馆和大英图书馆服务部联合实施了 LIFE（Life Cycle Information for E-literature）项目，该项目主要关注电子文献信息生命周期及成本。第一阶段审查了收藏在伦敦大学图书馆和大英图书馆的重要数字信息资源，确定了它们所处的生命周期阶段，然后根据这些阶段对其进行成本估算以显示长期保存这些数字资源所花费的全部成本开销；

第二阶段创建了通用的信息生命周期模型，并寻找到很多愿意使用该模型的合作机构；第三阶段的目标是提供有效规划数字资源长期保存方案的实用成本计算工具。（4）2007年美国加州大学洛杉矶分校嵌入式网络传感中心（Center for Embedded Networked Sensing，CENS）开展了"数据管理"项目，项目开展的目的是研究学科共享中的实践数据，以理解数据在整个生命周期中被创建、使用和再次利用的流程。

国内学者对信息生命周期进行了梳理和发展。索传军等认为信息生命周期管理是指依据不同信息在不同阶段的价值来实施不同的管理策略，以简单、可靠、经济、有效的方式使组织获得信息的最大价值，从而有效降低企业的总拥有成本。信息生命周期管理对信息进行贯穿其整个生命周期的管理，从创建和使用到归档和处理，是一种针对信息进行主动管理的过程策略。赖茂生认为生命周期管理的概念是基于"分担式管理"（shared management）的思想，其目的是明确有关人员（包括用户）的角色和任务。信息资源管理就是基于信息生命周期的一种人类管理活动，是对信息资源实施规划、指导、预算、决策、审计和评估的过程。从收集信息到使用信息的过程，是一个完整的生命周期。在使用信息的过程中，可能会又了解到新的信息，产生了新的信息需求并进行新的信息采集，从而开始了新的生命周期。马费成等从价值和管理两个视角对信息生命周期的研究进行了述评，认为在价值视角下，信息生命周期的研究目的主要是通过定量的方式研究信息的本质规律，并基于此实现有效的信息生命周期管理，而信息生命周期的阶段划分则多是从管理视角出发，是对信息生命周期的简化处理。杜彦峰等对大数据背景下信息生命周期理论进行了探讨，认为大数据技术是一系列收集、存储、管理、处理、分析、共享和可视化技术的集合，与信息生命周期经历的信息采集、信息处理、信息存储、信息传播、信息利用和信息处置等阶段有一定的关联之处。

虽然目前国内外对于信息生命周期还没有统一的划分标准，但一般可分为信息采集、信息组织、信息检索、信息分析和信息开发利用5个阶段（如图2-1所示），本章主要对前4个阶段进行介绍，信息开发利用将在第六章进行介绍。

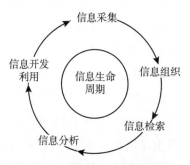

图2-1　信息生命周期模型

资料来源：编者自绘。

第二节　健康信息采集

一、健康信息采集的概念和来源

（一）信息采集的概念

信息采集（information collection）是指根据信息用户的需要、机构的性质和任务，运用科学的方法有计划地寻找、选择相关信息并加以聚合和集中的过程。通过信息采集活动，将分散在不同时空的相关信息集聚在一起。信息采集的含义是多层次的，有时是指为建设信息库在社会上广泛采集信息，有时是指为了特定课题在馆藏文献和数据库中采集信息，有时则指信息机构为用户提供信息而进行的信息采集过程，既可以是短时间内突击性的信息采集，也可以是长期性、日积月累式的信息采集。健康信息采集则是针对健康信息资源进行采集的活动。

信息采集是信息生命周期的第一个阶段，也是信息资源有效管理和利用的前提和基础。信息采集的内容、数量深度、类型以及采集的途径及方法，都会影响信息服务的质量，也直接影响着用户的信息利用效果。在健康领域，信息采集是进行健康决策和评价的保障，科学的健康决策源于对信息的充分获取。从国家健康政策的制定，到各类医药卫生活动的综合评价、分析，这些都必须以大量的事实数据为基础。此外，健康信息采集是进行健康领域科研活动的重要支撑，科研项目的选题、立项、研究、创新、成果鉴定等活动都离不开信息采集。

（二）信息采集的来源

信息来源简称"信息源"，信息源的含义十分宽泛，不同学科通常有着不同的理解。在通信领域，研究者认为，信源也就是消息的来源，可以是人、机器、自然界的物体等，也可以是一个事件。在传播领域，研究者认为，传播的来源是指生成、制作和发送信息的源头或起点；传播的来源可以是个体——即某个具体的制作、传递信息的人，也可以是群体——即发生信息的部门或机构。在图书情报领域，研究者认为，情报源是人们在科研活动、生产经营活动和其他一切活动中所产生的成果和各种原始记录，以及对这些成果和原始记录加工整理得到的成品。情报源可分为非文献情报源（包括口头情报源、实物情报源等）和文献情报源两大类型。

为保障信息采集的质量和效率，必须从采集主体的实际需求出发，明确信息采集对象，有针对性地开展信息采集活动。在现代信息环境下，信息生产周期缩短，信息载体以及信息发布渠道增多，信息采集对象的来源广泛和异常多变。要从种类繁多的信息中采集到真正所需的信息，需要对信息采集的来源有一个全面的认识。依据信息源的层次及其加工和集约程度，可分为四次信息源。一次信息源也称本体论信息源，所有物质均为一次信息源，从一次信息源提取信息是信息资源生产者的任务，信息资源管理者一般不直接从一次信息源中采集信息。二次信息源也称感知信息源，人的大脑所储藏的潜在信息资源是最主要的二次信息源，传播、信息咨询、决策等领域所研究的也主要是二次信息源。对于信息资源管理者而言，二次信息源既是重要的信息来源之一，又是最主要的开发对象之一。三次信息源也称再生信息源，主要包括口头信息源、体语信息源、文献信息源和实物信息源四类，其中又以文献信息源（包括印刷型文献信息源和电子文献信息源）最为重要。四次信息源也称集约信息源，是文献信息源或实物信息源的集约化，前者如档案馆、图书馆、数据库等，后者如各类博物馆、标本室等，它们是现代社会人们获取信息的最主要的源泉。按照信息源的内容类别可以划分为自然信息源、社会信息源、经济信息源、科技信息源和控制信息源。按载体形态可分为实物信息源、网络信息源、口语信息源和文献信息源。按信息源的公开程度可分为白色信息源、灰色信息源和黑色信息源。按其归属地可分为内部信息源和外部信息源。依据信息源的运动方式，信息源还可分为静态信息源和动态信息源。

在健康领域，信息采集的来源主要包括文献类信息、事实类信息和网络信息。

1. 文献类信息来源

医药卫生领域中的文献信息源蕴含着大量对医疗决策、卫生管理有价值的信息。随着科学技术的发展，文献的载体形式日趋多元化，形成了印刷型文献和数字化文献两大主流形式。

印刷型文献信息主要来源于文献信息中心、科技情报所、图书馆等专门的文献服务机构。文献信息的采集多借助专门的检索工具书。使用较多的工具书有《中文科技资料目录（医药卫生）》《外文科技资料目录（医药卫生）》《医学索引》《医学中央杂志》《中国医学文摘》《医学文摘》《化学文摘》等。

随着数字信息环境的形成，数字化文献成为越来越多用户的选择。目前我国的文献数字化资源主要有：（1）年鉴类数据库；（2）电子图书数据库；（3）电子期刊数据库；（4）电子报纸数据库；（5）学位论文数据库；（6）会议论文数据库；（7）专利数据库等。数字化文献的采集途径一般为文献数字化出版机构的网站、学术机构的网络学科门户、数字出版物收藏单位等。

国内外最常用和权威的医学文献数据库包括：（1）中国生物医学文献服务系统——综合性生物医学文献服务系统；（2）万方医学网——医药信息专业服务平台；（3）中国医院知识总库——中国知识基础设施工程 CNKI 旗下的子数据库；

（4）PubMed——生物医学领域最重要也最权威的数据库之一；（5）Embase——生物医学和药学研究领域最重要的文摘数据库之一；（6）BIOSIS Previews（BP）——世界知名的有关生命科学研究的文摘数据库。

随着健康领域研究的不断开展，与健康相关的文献资源呈海量增长。截止到2024年11月，万方医学网——医药信息专业服务平台收录中文医学期刊1 100余种、学位论文83万余篇、会议全文57万余篇；收录外文医学期刊27 000余种、论文4 755万余篇；收录专利文献668万余条、法规文献150万余篇、科技成果10万余篇；还收录了1 385部医学视频资源。

2. 事实信息采集

近年来健康大数据呈指数增长，健康领域事实信息来源参见表2-1。

表2-1 健康领域事实信息来源

类别	描述	数据来源
医疗大数据	电子病历数据、医学影像数据、患者终生就医、住院、用药记录、标准化临床路径数据等	医院、基层医疗机构、第三方医学诊断中心、药企、药店等
健康大数据	个人健康档案、监测个人特征数据、个人偏好数据、康复医疗数据、健康知识数据等	基层医疗机构、个人、体检机构等
生物大数据	不同组学的数据，例如基因组学、转录组学、蛋白组学、代谢组学等	医院、第三方检测机构等
经营运营大数据	成本核算数据、医药、耗材、器械采购与管理数据、不同病种治疗成本与报销、费用数据、药物研发数据、消费者购买行为数据、产品流通数据、第三方支付数据等	医院、基层医疗机构、社保中心、商业保险机构、药企、药店、物流配送公司、第三方支付机构等
知识模型大数据	用于建立知识库、疾病模型等的大数据	医院、基层医疗机构、社保中心、商业保险机构、药企等

资料来源：罗爱静等. 卫生信息管理学（第四版）[M]. 北京：人民卫生出版社，2017：8.

政府相关部门和机构发布的法规和政策性文件是卫生管理的重要信息来源。政府部门直属的卫生信息中心汇集了全国各地的卫生统计报表，拥有用于宏观管理的各种数据，也是卫生管理决策的重要依据。还有，各医疗机构的管理部门可以提供组织管理各环节的信息，包括各种统计资料、财务报告和各类管理文件，这些信息不但是组织、监督、控制、决策的前提，而且通常是上级部门制定战略决策的依据，其价值性较强。管理部门的信息采集一般需要有一定的行政部门支持，在一定的行政范围内获得许可才能得到，因此获得的信息实用可靠。

健康领域的专业部门主要包括卫生系统及机构内各有关业务科室。信息采集工作主要以日常健康医疗保健工作时记录的各种数据为采集对象，包括个人健康保健数据、健康医疗服务相关数据（病案、检验数据等）、疾病监测信息等。这些内部信息和数据对制定健康政策、做好健康服务管理至关重要，同时也是科学研究所利用的重要数据。

科研机构和第三方检测机构拥有大量的个人健康检测数据以及生物基因数据。健康产业链中的医药企业中也存储了与医药供应、流通和管理相关的健康数据。

3. 网络信息源

通过互联网能够获取的信息已经非常庞大。人类新生产的信息中，越来越多的信息以数字化的形式存于互联网上。网络已经成为现代社会人类最大的信息来源，网络信息的采集也因此受到了前所未有的重视。网络上各种特色服务和各种工具的使用也在改变着信息采集的途径和方式。目前，人们主要以搜索引擎、信息门户网站、社交媒体等为主要途径采集网络信息。

搜索引擎（Search Engine）是专门用来查询互联网上存在的数字化信息的检索系统。它的基本工作原理就是运用特定的计算机程序（即所谓爬虫程序）自动地从万维网页上搜集信息，对爬虫程序抓取到的各个网页的信息进行分析处理，形成索引库；当用户输入关键词进行检索时，系统将索引库中的词汇与用户输入的词汇进行匹配，将含有用户输入的关键词的网页的名称连同可点击的网址链接反馈给用户。搜索引擎一般由搜索器、索引器、检索器和用户接口 4 个部分组成。国外开发了一些专门面向医学领域的搜索引擎，如国际健康在线基金会（Health on the Net Foundation，HON）提供的两个医学检索搜索引擎 Med Hunt 和 HON select，世界最著名的医学搜索引擎 Medical Matrix、Medical World Search、Medweb 等。

信息门户网站，顾名思义就是发挥"窗口"功能，向用户展示网上存在的关于特定主题的信息的网站。按门户网站所展示的信息类别，门户网站可以分为专业类和综合类。专业类网站面向特定的人群，展示特定领域或方面的信息；综合类门户网站是面向公众展示新闻和日常生活信息的网站。在医学领域较有影响的专业类门户网站是中国科学院国家科学数字图书馆 CSDL 的门户网站。CSDL 学科信息门户按学科大类组建，生命科学学科门户是目前已投入使用的学科门户之一，提供生命科学学科信息导航，整合学科信息资源和服务系统，是生命科学领域权威可靠、内容参考和使用价值比较大的信息来源。

社交媒体也称社会化媒体（social media），是互联网上支持人们社会交往、信息交流、知识或观点共享的应用平台。与传统媒体相比，社会化媒体的最显著特点在于，它承载的信息多数都是人们在交流与共享的过程中自主生成的，因而，社会化媒体的用户也是社会化媒体信息的主要创作者。社交媒体已经成为传播健康信息的重要渠道，包括各种健康科普信息、健康经验分享等。采集基于社交媒体的信息，主要可以选择特定主题或讨论小组中的信息，利用网络爬虫的技术方法获取相关数据，并使用社会网络分析或主题分析方法进行数据挖掘，最终得到有用的结果。具有代表性的国内外社交网络有新浪微博、微信、抖音、Facebook、MySpace 等。

二、健康信息采集的原则和流程

（一）信息采集的原则

尽管由于个人及机构信息需求不同，采集的信息类型、信息内容以及信息的来源会有所差异，但为了保证信息采集的质量，信息采集过程中需要遵守一些基本的原则。

1. 目的性原则

信息资源数量庞大繁杂，而人们的信息需求是特定的，信息采集活动也要在明确的需求范围内开展。因此，采集人员必须清楚采集的方向、任务和要求，有针对性地选择信息来源和对象，最大程度获得所需要的信息。如在卫生领域，医生或教师为了特定的科研需要在文献机构或数据库中搜集文献信息；信息服务机构为了向卫生领域的用户提供所需信息而进行信息资源采集；疾控中心等职能部门在突发公共卫生事件时自下而上进行信息采集等。

2. 系统性原则

信息采集要力求系统、全面、完整，具体表现为时间上的连续性和空间上的广泛性，所采集信息要完整地反映管理活动和决策对象发展的全貌，从而为决策的科学性提供保障。如新冠疫情期间，各级部门基于一系列有效的信息采集技术，对地区感染人数等相关信息进行连续系统检测，从而进行科学管控。

3. 及时性原则

及时性是指所采集到的信息能够反映出当前社会活动的现状，要力争在最短时间内向及时向使用者提供最新、最急需的信息。信息采集人员必须有强烈的时间观念和信息采集意识，及时主动地发现和捕捉有用信息。如在疾病监测工作中应该对最新的疾病相关信息进行及时采集，并第一时间提供给预警系统进行预警分析，以达到有效控制疾病流行的目的。

4. 可靠性原则

可靠性原则或称准确性原则，即要求所采集的信息要真实、准确、可靠。这是信息采集工作最基本的要求。信息采集者要进行信息的比较和鉴别，深入细致地了解各种信息资源的信息含量、实用价值、可靠程度，做到去粗存精、去伪存真。

5. 科学性原则

信息采集活动既要满足当前需要，又要考虑未来发展的需要，信息采集人员要有一定的超前性和预见性，并制订详细计划，持之以恒地开展信息采集活动。另外，信息采集也要优先选择方便经济的信息来源。

（二）信息采集的流程

虽然信息采集活动实施之前一般都需要制订采集计划，明确采集目标和流程，以保证有条不紊地开展信息采集工作。本部分介绍信息采集的基本流程，需要注意的是流程并不是固定不变的，信息采集者需要根据具体实际情况进行调整。

1. 采集需求分析

每项采集工作都要根据自己的目的和任务来进行，因此需要先分析用户明确表达出来的信息需求，以及尚未表达出来的潜在信息需求，以此来确定信息采集的范围、数量和目标。

2. 采集方案设计

要研究信息环境，明确服务对象，考虑财力、人力、物力等条件，制定科学的采集方案。具体包括：（1）确定信息采集的目标和要求；（2）确定信息采集的范围；（3）选择主要信息源；（4）选择恰当的采集方法；（5）采集人员分工；（6）采集进度安排；（7）采集费用计划；（8）采集绩效考核方法。

3. 采集工作实施

采集工作是一项长期的、连续不断的工作，整个过程包括组织性工作和事务处理工作，要求采集人员具备很强的公共关系能力以及细致的事务处理和财务处理能力。此阶段在实施采集方案的基础上，也要根据实际情况进行灵活调整。

4. 采集信息整理

在信息整理过程中，需要重点对虚构的信息、肆意添加的信息、拼凑的信息、偏颇的信息以及模糊的信息进行筛选处理。必要时还需对采集的信息进行分类排序，形成有序的信息集合。

5. 用户信息反馈

信息采集的根本目的不是积累，而是要提供给用户使用。信息采集和整理后，还需要收集用户的反馈意见，从而调整信息采集需求，实现信息采集工作的迭代和优化。

三、健康信息采集的方法

信息采集方法是指根据信息采集的需要，从不同信息来源采集信息的基本方法。信息采集方法有很多，可以按照信息采集的方式、信息采集的渠道和信息采集的实现方式进行划分。

（一）按照信息采集的方式划分

1. 定向采集法

定向采集法是指在采集计划范围内，对某一学科、某一国别、某一特定信息尽可能全面、系统地进行采集。

2. 定题采集法

定题采集法是根据用户指定的范围或主题有针对性地采集信息。这种方法针对性强，但涉及面既深又专，难度较大。

3. 定点采集法

定点采集法是指聘请专门的信息采集人员定点采集相关信息。该方法具有节省费用、采集全面等优点。

4. 主动采集法

主动采集法是指针对特定需求或根据采集人员的预测，事先发挥主观能动性，赶在用户提出要求之前即着手采集工作。

5. 跟踪采集法

跟踪采集法是指根据需要对有关信息（某一课题、某一产品或某一机构的有关信息）在一段时间内进行动态监视和跟踪，及时采集出现的一切新情况、新信息。

6. 社交采集法

社交采集法形式多种多样，如参加各种会议、论坛网络交流等。

7. 现场采集法

现场采集法主要是通过参加展览会、科技成果展示会、交易会、现场会、参观访问等采集信息，在这些现场能够接触到一些详细、实际的信息。

8. 积累采集法

积累采集法指通过平时做的卡片、剪报、藏书等积累信息。

9. 委托采集法

委托采集法是指如果时间、精力有限，或不熟悉信息来源，可以委托某一信息机构或信息人员采集，根据采集的质量支付一定费用。

（二）按照信息采集的渠道划分

不同类型的信息资源其采集渠道也会有所区别。

1. 文献型信息资源

文献型信息资源的采集方法包括：（1）购买，即通过预订、现购、委托代购等方式获取信息资源；（2）交换，即通过建立资料（信息）交换制度来获得一些有用的信息资源；（3）接收，即根据呈缴本制度、档案移交制度或捐赠协议等接收有关的信息资源；（4）征集，即向地方、民间有关单位或个人征集历史档案、书籍、手稿等；（5）申请，即根据有关规定（如信息公开法律）向政府有关部门申请获得某些资料；（6）复制，即包括静电复印、制成缩微品、计算机拷贝等；（7）其他方法，如租借、捐赠、现场采集、网络爬取等。

2. 数据型信息资源

数据型信息资源的采集方法主要有观察、实验、检测、考察、调查、统计、检索、普查和科学研究等。例如，患者健康信息的采集通过医院填表、医学仪器检测、医学化验等方式实现。

3. 实物型信息资源

实物型信息资源的采集方法包括四类。（1）展览。展览又可细分为实物展览、订货会、展销会、交易会等。（2）观摩。观摩主要是指现场观摩。（3）观看。观看包括观看电影、电视或录像等。（4）参观。参观主要指参观同行的实验室、试验站等。

4. 思维型信息资源

思维型信息资源存在于人们的头脑中，其采集方法主要包括五类。（1）交谈。包括直接进行对话、交谈、讨论、辩论等。（2）采访。采访是指针对某些感兴趣的问题主动提问，以获取信息。（3）报告。报告包括参加各类报告会或演讲会等。（4）培训。培训包括参加各类培训班等。（5）录音。录音是指在交谈、采访、讨论、参观、交流等活动中，采用现场录音方式来获取信息。

（三）按信息采集的实现方式划分

1. 直接观察法

直接观察法是通过开会、深入现场、实地采样等进行现场观察并准确记录（通过测绘、录音、录像、拍照笔录等方式）调研情况，包括对人的行为的观察和对客观事物的观察。直接观察法应用很广泛，常与询问法、收集实物结合使用，以提高所收集信息的可靠性。

2. 社会调查法

社会调查法包括普遍调查法、典型调查法、抽样调查法等。其中，普遍调查是指在一定范围内对全部被调查对象的调查，它是调查有限总体中每个个体的有关指标值；典型调查是指在一定范围内选择有代表性的重要典型对象进行调查；抽样调查是指在一定范围内，从调查对象中抽取部分样本进行调查，用所得到的调查数据推断总体。

3. 文献检索法

文献检索法是指从浩繁文献中检索出所需信息的过程。文献检索一般可分为手工检索和计算机检索两种类型。手工检索主要是通过信息服务部门收集和建立的文献目录、索引、文摘、参考指南和文献综述等来查找相关文献信息。计算机文献检索是指文献检索的计算机实现，其特点是检索速度快、信息量大，是当前收集文献信息的主要方法。

4. 实验法

实验法是指通过实验过程来获取其他手段难以获得的信息或结论。实验者通过主动控制实验条件（包括对参与者类型、信息产生条件、信息产生过程等的恰当限定或合理设计），可以获得在真实状况下采用社会调查法或者直接观察法所无法获得的有效信息，还可以在一定程度上直接观察研究某些参量之间的相互关系，有利于研究事物的本质。实验包括实验室实验、现场实验、计算机模拟实验等。

第三节 健康信息组织

一、健康信息资源组织的概念和要求

随着网络信息技术的发展，人们大量生产、传播和使用信息，信息数量呈井喷式增长，多源异构、信息超载、信息污染等现象也受到了信息资源管理领域学者的普遍关注。如何从海量无序的信息资源中获取能够满足人们需要的信息成为迫切需要解决的问题，这就需要对海量信息进行规范和控制，信息组织就是处理和控制信息资源的重要手段。

（一）信息组织的概念

信息组织（information organization，IO）也称为信息整序，指在系统科学理论的指导下，利用一定的原则、方法和技术对信息的形式特征和内容特征进行揭示与描述，按照给定的参数和序列公式排列，使信息从无序集合转换为有序集合的过程。其中，形式特征（也称外部特征）是指信息的物理载体能够直接反映出的特征，如信息载体的物理形态、题名、作者、出版日期或发表日期等，内容特征是指信息所包含或承载的具体内容，可以由类别、主题词、关键词等表达。

信息组织的对象是各种类型的信息资源，既包括图书、期刊、报纸、论文、档案等传统类型的信息资源，也包括网络信息资源。从信息全生命周期看，信息组织是介于信息采集和信息检索之间的环节，通过对信息进行优化选择、确定标识、组织排序、改编重组，使初步采集得到的杂乱、无序的"信息堆"转变成有序、可用的信息集合。信息组织的结果是根据使用需要建立信息资源存储系统和检索工具，以便充分开发和利用。

（二）信息组织的要求

信息组织一般有 5 个方面的要求。

1. 信息内容有序化

首先，将内容相互联系的信息集中在一起，将无关的信息区别开来；然后，将信息按照某种特定标识系统进行表示和呈现；最后，相关信息单元之间的关系要明确化，并能体现其逻辑关联。

2. 信息流向明确化

信息的价值取决于对用户的作用，因此需要掌握用户的信息需求和信息行为，按照用户的信息活动特征确定信息的传递方向，并且要根据信息环境和信息需求的变化不断调整信息流动的方向。

3. 信息流速适度化

在大数据和多媒体环境下，信息流速过快会给用户的信息处理和使用带来一定压力。因此信息组织要适度控制信息流动速度，把握信息传递时机。

4. 信息数量精约化

信息组织需要对采集的信息进行优化选择，尽量降低信息的冗余度，做到内容精练、简明扼要，方便信息用户的吸收利用。

5. 信息质量最优化

信息组织旨在通过一系列方法和技术对信息进行优化排序与规范化控制，因此，在组织过程中需要提高信息的质量和信息的精确度。

二、分类法与主题法

信息组织有两种基本方式：一是主要针对信息内容特征进行组织，有分类法和主题法两种基本的方法；二是主要针对信息资源的形式特征进行组织，即对信息的题名、责任者、载体形式等特征进行有序化的信息描述（也称为编目）。本部分主要介绍基于信息内容的组织方法。

（一）分类法概述

1. 分类法的概念

类是一个哲学上的概念，指的是具有某种共同属性的一组事物对象的集合。分类是人们认识事物、区别事物并在此基础上组织事物的一种科学方法，也是人类的基本逻辑思维形式之一。我国很早就进行了图书分类的工作，西汉刘歆所著的《七略》以六略三十八类的分类法，梳理了先秦到西汉的各种文化学术流派，并以辑略的形式，在整体上评述了各种文化学术的兴衰分合。

分类法是信息组织的基本方法之一，其分类的对象是信息资源。信息资源分类指根据信息资源内容的学科属性与相关的其他特征，对各种类型的信息资源予以系统的揭示、区分并进行组织的一种方法。

分类法通常可以分为等级列举式、分面组配式、列举—组配式三种。

（1）等级列举式分类法又称穷举式分类法，它将所有类目组成一个等级树状结构。其代表有《杜威十进分类法》《美国国会图书馆图书分类法》《中国图书馆分类法》（简称《中图法》）等。

（2）分面组配式分类法在类目之间完全采用分面结构，将文献的内容分为若干个因素，从分面寻找相应的类号，并按照一定的次序将其排列组配成一个完整的分类号。分面组配式分类法的特点主要在于将事物分面。分面又称组面，是按某种分类标准（分类特征）产生出来的一组面类目。其代表为《冒号分类法》。

（3）列举—组配式分类法又称为半分面分类法，是指以等级列举式的类目体系为基础，在类目拓展方面采用分面组配的方法，实现等级列举式类表与分面组配同等标引的功能。其代表为《国际十进分类法》和俄罗斯的《图书馆书目分类法》。

2. 分类步骤与分类标引

（1）分类步骤。对信息进行分类之前，首先要进行查重，即确定待分类的文献与已入藏文献的关系，如果属于复本，仍使用原文献的主题标识，避免重复标引。如果是新种类文献，则需要认识文献信息并分析信息的学科范畴和内容性质，以确定信息的属性。然后梳理和把握上下位类目之间的类属关系、同位类目之间的平等关系等。

（2）分类标引。分类标引是指给主题分析的结果赋予信息相应的类号和相应的辅助号码而形成分类检索标识的过程。首先，进行内容分析，通过分析题名（包括书名、刊名、篇名）、文内标题，甚至涉猎全文，了解该文献所研究的学科或专业内容以及作者的写作目的、读者对象等。其次，要确定主题。根据内容分析结果，确定最能体现该信息本质属性的主题，以及应该予以揭示的该信息的次要属性主题。再次，进行归类，根据信息内容的学科属性，查阅《中国图书馆分类法》，确定相应的主要分类号，以及附加分类号或分析分类号，并将其赋予信息，作为分类检索标识。最后，要进行审核，审核信息的分类检索标识是否正确，以保证信息分类标引的质量。主要审核内容包括：信息主题分析的正确性、充分性，类号的准确性以及号码组合的合理性。

3. 国内外主要的分类法

（1）《杜威十进制分类法》。该分类法由美国著名图书馆学家麦维尔·杜威（Melvil Dewey）创立，首次出版于1876年，收入近1 000个类目，用三位阿拉伯数字做号码。该分类法标记简明，率先以相关排序法代替当时广泛采用的固定排序法，并首次为类目表编制相关索引，受到普遍欢迎。1951年出版第15版，正式改名为《杜威十进制分类法》并沿用至今。《杜威十进制分类法》在随后的发展中不断更新和完善，1989年开始出版电子版，2000年以后又推出网络版。《杜威十进制分类法》第一级类目共设置 10 个大类：

000 计算机科学、信息和总论

100 哲学与心理学

200 宗教

300 社会科学

400 语言学

500 自然科学与数学

600 技术科学

700 艺术与娱乐

800 文学

900 历史和地理

《杜威十进制分类法》是目前流传和使用最广、影响最大的一部文献分类法，已有 130 多个国家采用它进行图书资源分类。000－900 表示 10 个大类，各级子类号码的数值位于上位类号码数值范围以内，表示隶属关系，通过不断细分，形成层层递进的等级制分类体系。

（2）《国际十进制分类法》。该分类法 1895 年由比利时学者保罗·奥特莱（Paul Otlet）和亨利·拉方丹（Henri La Fontaine）编撰，1905 年出版第 1 版。《国际十进制分类法》是世界第一部半分面分类法。半分面指体系结构主要是列举式，而在同位类展开时需要进行相关组配。其一级类目也分为 10 类：

0 总论、科学和知识

1 哲学

2 宗教、神学

3 社会科学

4 ＿＿＿＿（由图书馆具体添加）

5 数学和自然科学

6 应用科学、医学、技术

7 艺术、文艺、体育

8 语言、语言学、文学

9 地理、传记、历史

《国际十进制分类法》已有 20 多种语言的版本，采用多种辅助标记符号，包括语言辅助标记、形式辅助标记、地名辅助标记、时间辅助标记等。使用该分类法对文献分类时，可以将辅助符号加在主要分类号后，更灵活地组配成新的标识。

（3）《中图法》。这是我国图书馆和情报单位普遍采用的一种综合性分类法。《中图法》于 1973 年编出初稿，最初名为《中国图书馆图书分类法》。1975 年出版第一版，2001 年出版电子版。《中图法》整个分类体系包括 5 大部类：

马克思主义、列宁主义、毛泽东思想、邓小平理论

哲学

社会科学

自然科学

综合性图书

最新的《中国图书馆分类法（第 5 版)》将所有图书资料分为 22 个大类，每个大类对应不同的学科或主题，具体如下：

A – 马克思主义、列宁主义、毛泽东思想、邓小平理论

B – 哲学、宗教

C – 社会科学总论

D – 政治、法律

E – 军事

F – 经济

G – 文化、科学、教育、体育

H – 语言、文字

I – 文学

J – 艺术

K – 历史、地理

N – 自然科学总论

O – 数理科学和化学

P – 天文学、地球科学

Q – 生物科学

R – 医药、卫生

S – 农业科学

T – 工业技术

U – 交通运输

V – 航空、航天

X – 环境科学、劳动保护科学（安全科学）

Z – 综合性图书

《中图法》中，医学文献信息资源主要依据 R 大类进行划分，R 大类总体上包括 3 个部分：预防医学（R1）、医学（R2/8）和药学（R9）。为了使医学文献分类更加规范细致，在《中图法》编委会主持下，1999 年 10 月出版了《中图法·医学专业分类表》。

（二）主题法概述

1. 主题法的概念

主题是指信息资源论述的主题对象，包括事物、问题、现象等。经过选择，用来表达信息资源主题的语词，称为主题词。主题法是直接以表达主题内容的词语作检索标识、以字顺为主要检索途径，并通过详尽的参照系统等揭示词间关系的标引和检索方法。

从不同角度对主题法的类型进行划分，可以有许多不同的分法。如果按照选词方法来划分，则可将主题法分为四种类型。

（1）标题法。标题法是一种以标题词作为主题标识，以词表预先确定的组配方式标引和检索的主题法。所谓标题词，是指经过词汇控制，用来标引文献的词或词组，通常为比较定型的事物名称。目前使用最广泛的标题表是《美国国会图书馆标题表》。

（2）元词法。元词法是一种以元词作为主题标识，通过字面组配的方式表达文献主题的主题法。所谓字面组配，是指几个主题词的组配只着眼于形式而不考虑其概念之间关系的组配方法。元词是用来标引文献主题的、最基本的、词义上不可再分的语词。

（3）叙词法。叙词法是以从自然语言中精选出来的、经过严格处理的语词作为文献主题标识，通过概念组配方式表达文献主题的主题法类型。所谓概念组配，是指几个相互组配的主题词之间，在概念上必须具有交叉或限定的逻辑关系。叙词又称主题词，是指经过规范化处理、以基本概念为基础的表达文献主题的词和词组。

（4）关键词法。关键词是指出现在文献标题、文摘、正文中，对揭示、描述和表征文献主题内容具有实质意义的、起关键作用的语词。

2. 叙词表

叙词表又称为主题词表，从其功能来讲，它是将文献著者、标引者和读者的自然语言，转换成规范化的叙词语言的一种术语控制工具；从其体系结构来讲，这种工具实际上是以规范化的、受控的和动态性的叙词作为基本成分，以参照系统显示词间语义关系，并通过叙词的字顺表和辅助索引，用于标引、存贮和检索文献的一种情报语言词汇表。叙词表是各种主题标引工具中使用最为普遍、发展最为充分、最具典型性的。

叙词表的功能可以概括如下：（1）提供一种知识结构，用来揭示概念之间的关系，帮助使用者理解知识领域的结构；（2）提供一种词汇控制工具，指导标引者和用户使用一致的词进行标引和检索；（3）提供一种术语参照系统，使用户可以通过它扩大或缩小查找范围，提高检索的系统性；（4）提供一种动态的词汇集合，使新概念可以以用户能够理解的方式纳入词汇系统的相应位置。

3. 国内外主要的主题法

（1）《医学主题词表》（Medical Subject Headings，MeSH）是美国国立医学图书馆于 1960 年编制的专业叙词表。其包含两个版本，《医学主题词字顺表》为简表，仅供《医学索引》的检索者使用，款目结构比较简单；《医学主题词注释字顺表》为繁表，是标引、编目及联机检索人员选定主题词必备的工具书。MeSH 汇集了约 18 000 个医学主题词，并设立有各种参照和注释，副主题词 82 个。

（2）《汉语主题词表》（简称《汉表》）是"汉字信息处理工程"（即"748 工程"）的配套项目，1975 年开始编制，由原中国科技情报研究所和原北京图书馆主持编制，1980 年出版。《汉表》包括主表、附表和辅助索引。整个词表共收主题词 108 568 条，其中正式主题词 91 158 条，非正式主题词 17 410 条。

（3）《中国分类主题词表》（简称《中分表》）是在《中图法》类目与《汉表》主题词对应的基础上，将分类法与主题法融为一体的一种信息资源标引和检索工具，于 1994 年出版。2005 年出版的《中国分类主题词表》第 2 版是我国规模最大的分类主题一体化标引工具，收录分类法类目 52 992 个、主题词 110 837 个、主题词串 59 738 条、入口词 35 690 条，涵盖哲学、社会科学和自然科学的所有领域的学科和主题概念。

三、健康信息描述

信息描述是指根据信息组织和检索的需要，对信息资源的主题内容、形式特征、物质形态等进行分析、选择、记录的活动。信息描述是信息组织的关键环节之一，通过对信息资源内容特征和外部特征的揭示与描述，形成著录款目或记录，以款目或记录为基本单位构建信息检索工具或系统。对健康信息资源的描述需要使用置标语言并遵循一定的标准规范。

（一）置标语言

置标语言（Markup Language）由一些代码（codes）或控制标记（tags）组成，用于实现对电子文档的语义、结构和格式的定义。常见的置标语言有 SGML、HTML 和 XML 等。

SGML（Standard Generalized Markup Language）是数据描述、数据模型化和数据交换的标准，是一种描述结构的模式语言，也是标识这些结构的置标语言。SGML 是一个复杂的系统。就语言而言，它是一种电子文献的格式，即标准结构化文献格式，或描述文献的一种计算机语言。它有自己的语法（syntax）和语义（semantics）。

SGML 文本由 SGML 声明、DTD 和 SGML 例示三部分组成。SGML 声明的程序一般由语法定义、文档类型定义和文档实例三部分组成。其中，语法定义的部分，定义了文件类型和文档实例的语法结构；文档类型定义的部分，定义了文档实例的结构和组成结构的元素类型；文档实例则是 SGML 程序的主体部分。SGML 标记语言极其精密复杂，因而没有被广泛应用。

超文本标记语言（Hyper Text Markup Language，HTML）是一种用来制作超文本文档的简单标记语言。用 HTML 编写的超文本文档称为 HTML 文档，它能独立于各种操作系统平台（如 UNIX、Windows 等）。HTML 是 SGML 的一种简化应用，是用于创建 Web 页和 Web 信息发布的第一个通用语言，它提供跨平台的文档共享。HTML 是建立 Web 超文本文件的工具，能够满足 Web 信息发布的需要，通过 URL 实现远程 Web 节点的链接，还可以嵌入音视频和各种应用程序等。随着网络文件越来越大，HTML 也暴露出一些不足，比如拓展性差、不支持描述数据库和面向对象层次的深层结构规范、不支持检查输入数据合法性的语言规范等。

由于 HTML 存在的不足，可扩展标记语言（Extensible Markup Language，XML）应运而生。XML 是 W3C（World Wide Web Consortium）组织于 1998 年 2 月发布的标准。XML 是 SGML 的一个子集，其设计目标是使 SGML 能够像 HTML 一样通过 Web 发送、接收与处理。它充分利用 SGML 特征并且简单易用，保留了 SGML80% 的功能，却使其复杂度降低了 20%。在网络环境下，XML 的用途主要有两个：一是作为元标记语言，定义各种实例标记语言标准；二是作为标准交换语言，担负起描述交换数据的作用。XML 具有可扩展性良好、内容与形式分离、遵循严格的语法要求、保值性良好等优点。

（二）信息描述的标准

信息描述需要依据一定的标准规范来进行，有代表性的信息描述标准包括文献著录标准、机读目录和元数据标准等。

1. 文献著录标准

国际通用的文献著录标准有《国际标准书目著录》（*International Standard Bibliographic Description*，ISBD）、《英美编目条例》（第 2 版）（*Aglo-american Cataloguing Rules*，AACR2）等。

（1）ISBD 是国际图联（IFLA）为实现文献编目工作标准化而制定的一套供各类型文献著录用的国际标准。ISBD 对著录项目的设置、著录项目的次序、标识符号的使用等作出了统一的规定，以保证文献著录的一致性。同时，ISBD 还明确了获取著录信息的来源，对每一种类型的文献，ISBD 都规定了其著录的主要信息源，对每一类型文献的各个著录项目，ISBD 又具体规定了该项目的规定信息源。

（2）AACR2 是配合 ISBD 而产生的一部著名的编目条例。由美国图书馆协会、英国图书馆协会、加拿大图书馆编目委员会、英国图书馆、美国国会图书馆联合提出，由戈尔曼（Gorman）与温克勒（Winkler）负责编辑，于 1978 年出版。AACR2 已发展成为一部适用于多种类型、多种文字、多种载体的文献信息著录条例。每个版本的 AACR2 都包括"第一部分：描述著录""第二部分：标目、统一题名与参照"和"附录"三部分。

我国的文献著录标准化工作起步较晚，但发展较快，从 ISBD 问世后，先后出版了 GB/T 3792 系列文献著录国家标准、《中国文献编目规则》和《西文文献著录条例》。

2. 机读目录

20 世纪 60 年代继穿孔卡片技术之后，图书馆信息职业又研制出了运用计算机编制图书馆目录的编码技术——机读目录（Machine-Readable Cataloging，MARC）格式。这是一种以编码形式按特定结构将作品及其载体属性的标识记录在计算机存储介质上，并以此为基础形成作品及文献指代（也称书目记录）的格式。机读目录格式通常用三位十进制数字组成的标识符来区分作品或载体属性，这些标识符加上其他的指示符号（如不同标识的间隔符号）就构成了机读目录的编码系统。机读目录的主要特点有密度高、体积小、易于保存、节省空间、一次输入多种输出、检索效果好、可以自动排序、维护方便等。在我国，1979 年，北京地区机读目录研制协作组开始研究美国国会图书馆的机读目录格式（*Library of Congress Machine-Readable Cataloging*，LCMARC）。1996 年，《中国机读目录格式》（*China Machine-Readable Catalogue*，CNMARC）发布。

3. 元数据标准

元数据（Metadata）一词最先出现在美国国家航空与航天局的目录交换格式（Directory Interchange Format，DIF）手册中。元数据的定义是"关于数据的数据"，即用来标识、描述和定位信息资源的数据。简单地说，元数据是在文本信息中标记出信息的属性或概念（如责任者，题名信息、主题信息、分类信息、创建日期等），确保计算机能够"读懂"这些信息，使计算机能够快速、正确地搜索和处理数字信息的数据。

都柏林核心元素集（Dubiln Metadata Core Elements Set，DC），简称"都柏林核心元数据"，是一个致力于规范 Web 资源体系结构的国际性元数据解决方案，它定义了一个所有 Web 资源都应遵循的通用的核心标准，其内容较少，也比较通用，已成为 Internet 的正式标准 RFC2413 和美国国家信息标准 Z39.85。DC 元数据所包含的三个大类十五个要素，可基本揭示信息资源的特征。第一大类为描述资源内容的要素；第二大类为描述知识产权的要素；第三大类为描述资源外部属性的要素。十五个要素分别为题名（title）、著者或创作者（author or creator）、主题词和关键词

（subject and keywords）、描述（description）、出版者（publisher）、其他贡献者（other contributor）、日期（date）、资源类型（resource type）、形式或格式（format）、资源标识符（resource identifier）、来源（source）、语言（language）、相关资源（relation）、覆盖范围（coverage）和权限管理（rights management）。

目前与卫生健康相关的元数据标准有：ISO 健康信息学技术委员会研制的健康信息学—临床知识资源—元数据标准（ISO13119）、Ohio LINK 医学元数据、美国俄勒冈健康与科学大学（Oregon Health and Science University）制定的医学核心元数据（MCM）、法国鲁昂医院大学（Rouen University Hospital）提出的健康资源目录和索引（CISMeF）、中国中医科学院中医药信息研究所在 ISO/TC215 中提交的中医文献元数据标准等。

第四节　健康信息检索

一、信息检索的概念和类型

信息检索（information retrieval，IR）是指根据特定用户在特定时间、特定条件下的特定需求，运用某种检索工具，按照一定的检索过程、方法和技术，从已存储的信息资源中检索出与用户提问相关的文献、知识、事实、数据的逻辑运算和技术操作过程的总和。信息检索与信息组织的关系在于：一方面，信息组织是信息检索的前提和基础，只有进行了信息组织，才可以进行有效的信息检索；另一方面，信息检索是信息组织的出发点和归宿，是信息组织的目标之一（如图 2-2 所示）。

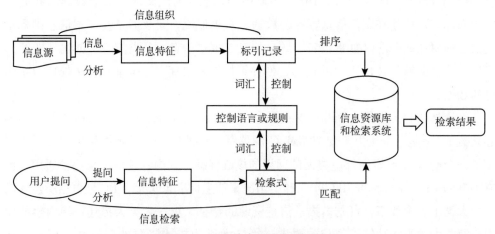

图 2-2　信息检索与信息组织关系

资料来源：编者自绘。

信息检索按照检索对象可分为文献信息检索、数据信息检索和事实信息检索。

(一)文献信息检索

文献信息检索以文献型信息资源为检索对象,是用户提问与文献信息集合(检索工具或数据库)中的记录匹配和选择的过程,比如医学论文检索、医学专利检索等。从本质上看,文献检索是一种相关性检索,其检索结果是一系列的文献信息线索,只限于提供与之相关的文献资料供参考,一般不能直接解答用户提出的问题本身。根据信息加工深度不同,文献检索可以划分为题录(目录)检索、文摘检索、全文检索和语段检索。

(二)数据信息检索

数据信息检索以各类具有数量性质的数据为检索对象,根据用户需要从某种数据集合中检索出能回答其问题的准确(确定)数据的过程或技术。从本质上看,数据检索是一种确定性的检索,它需要直接提供用户所需要的确切的数据或事实,而且检索的结果也是确定的。例如,查找各种物质的物理化学常数、各种统计数据和医学数据等都属于数据检索的范畴。

(三)事实信息检索

事实信息检索是对事实、数据或知识进行组织、存贮和处理,并针对用户的提问直接提供答案的过程和技术,是信息检索中最高级、最复杂的一种类型。其目的不是泛泛地提供参考文献,或者只限于提供已有的数据或事实,而是要从已有的基本数据或事实中推断或演绎出新的数据或事实。事实信息检索既包括数值性数据和非数值性数据(如事实、概念、思想、知识等)的存贮、检索、比较和逻辑推理,也从已有的数据或事实中发现、推导、归纳或演绎出新的知识。

二、健康信息检索技术

信息检索技术可分为传统信息检索技术和现代信息检索技术两类。

(一)传统信息检索技术

手工信息检索时期主要是信息职业者借助各种工具书对馆藏信息资源进行查找,根据工具书的体例和功能可以分为检索类工具书、词语类工具书、资料类工具书、表谱类工具书、图录类工具书和边缘类工具书六种。人类在经历了漫长的手工检索时代和短暂的机械检索阶段后,于20世纪60年代迎来了计算机检索时代。计算机信息检索是在人和计算机共同作用下完成信息存贮与检索。用户提问与信息集合的匹配实现了自动化，即用户可利用计算机从数据库自动地检索出所需要的信息。

传统信息检索技术主要包括布尔逻辑检索、截词检索、限制检索、原文检索、加权检索、聚类检索和拓展检索。

1. 布尔逻辑检索

利用布尔逻辑算符进行检索词或代码的逻辑组配，是信息检索中最常用的一种方法。常用的逻辑算符有："AND"（与）、"OR"（或）和"NOT"（非）。使用逻辑运算符将检索词组配成检索提问式，计算机将根据提问式与系统中的记录进行匹配，并自动输出命中的文献记录。

布尔逻辑算符"AND"（与）也可以用" * "表示。检索词 A 与检索词 B 若用"AND"组配，则提问式可写为：A AND B 或者 A * B，表示检索时，数据库中同时含有检索词 A 和检索词 B 的记录为命中记录，能够起到缩小检索范围、提高查准率的作用。布尔逻辑算符"OR"（或）也可以用" + "表示。检索词 A 和检索词 B 若用"OR"组配，则提问式可写为：A OR B 或者 A + B，表示检索时，数据库中的记录凡含有检索词 A 或者检索词 B 或者同时含有检索词 A 和 B 的，均为命中记录，能够起到扩大检索范围、提高查全率的作用。布尔逻辑算符"NOT"（非）也可用" − "表示。检索词 A 和检索词 B 若用"NOT"进行逻辑组配，则可写为：A NOT B 或者 A − B，表示数据库中凡含有检索词 A 而不含检索词 B 的文献为命中文献，能够排除不希望出现的检索词，也能够起到缩小检索范围、提高准确性的作用。

2. 截词检索

截词检索也是信息检索中常用的技术之一，它可以截取检索词的某一部分，再加上截词符号一起用于检索（特别适合于西文检索），系统根据词的片段与数据库里的索引词对比匹配，并输出包含这些词片段的信息。截词符在不同的系统中有不同的表示，比如"?、$ 、 * "等，其中" * "是最常见的截词符。按截断的位置可分为后截断、前截断、中截断三种。

（1）后截断，即将截词符放在字符串的后方，保持词的前方一致，也叫前方一致检索。如"comput * "，可检出由 computer、computers、computing 等标引的记录。

（2）前截断，即将截词符放在字符串的前方，保持词的后方一致，也叫后方一致检索。如" * computer"，可检出由 minicomputer、microcomputer 等标引的记录。

（3）中截断，即将截词符放在字符串的中间，保持词的前后部分一致，主要可解决一个词的不同拼写形式。如"organi * ation"，可检出由 organisation、organization 等标引的记录。

3. 限制检索

限制检索是将检索词限定在某一范围内进行缩小或约束检索结果的方法，目的是提高检索效率。最常用的限制检索是字段限制检索，在检索系统中，数据库提供的可检字段通常分为主题字段和非主题字段。主题字段又称基本检索字段，如题名、叙词、标识词和文摘等；非主题字段也叫辅助检索字段，如作者、资源类型、语种、出版年份等。每个字段都有一个用两个字母表示的字段标识。限制检索一般可用"检索词 IN 字段标识"或"字段标识 = 检索词"的方式来实现。

4. 原文检索

原文检索是以原始记录中的检索词与检索词间特定位置关系为对象的运算，是一种不依赖叙词表而直接使用自由词的检索方法。不同检索系统中原文检索运算方式的规定不同，运算符主要可以分为 4 个级别：（1）记录级检索，要求检索词出现在同一记录中；（2）字段级检索，要求检索词出现在同一字段中；（3）子字段或自然句级检索，要求检索词出现在同一子字段或自然句中；（4）词位置检索，要求检索词之间的相互位置满足某些条件。

5. 加权检索

加权检索是按照权重来决定文献是否命中的一种方法，是一种定量检索技术。其侧重点不是判定检索词是否存在，而是判定检索词在满足检索逻辑后对文献命中与否的影响程度。加权检索的基本方法是：在每个提问词后面给定一个数值表示其重要程度，这个数值称为权重。检索时，先查找这些检索词在数据库记录中是否存在，然后将每篇命中文献中出现的检索词的权值相加。权值之和达到或超过预先给定的阈值，该记录即为命中记录。运用加权检索可以命中核心概念文献，故它是一种缩小检索范围、提高查准率的有效方法。但并不是所有系统都能提供加权检索这种检索技术。即使能提供加权检索的系统，对权重定义、加权方式、权值计算和检索结果的判定等方面也有不同的技术规范。

6. 聚类检索

聚类检索是在对文献进行自动标引的基础上，构建文献的形式化表示——文献向量，然后通过一定的聚类方法，计算出文献与文献之间的相似度，并把相似度高的文献集中在一起，形成一个个的文献类检索技术。根据不同聚类的要求，可以形成不同聚类层次的类目体系，在类目体系中主题相近、内容相关的文献便聚在一起，相异的则被区分开来。文献自动聚类检索系统能够兼有主题检索系统和分类检索系统的优点，同时具有族性检索和特性检索的功能。

7. 拓展检索

拓展检索是指将某一主题词及其下位主题词自动经逻辑"或"合并给出结果，可用于检索范围较广的课题。例如，要求检索有关心脏瓣膜疾病的文献，如果用"心脏瓣膜疾病"主题词只能查出以该主题词标引的文献，如果进行拓展检索，则除查出上述文献外，凡是与心脏瓣膜疾病各级下位主题词标引的文献也都能被检索出来，扩大了检索范围，也免去了逐一下位词检索的烦琐程序。

（二）现代信息检索技术

传统信息检索技术主要包括全文检索、超文本检索、多媒体检索、分布式检索和跨语言检索。

1. 全文检索

全文检索是以全文数据库存储为基础的。全文数据库是将一个完整的信息源的全部内容转化为计算机可识别和处理的信息单元而形成的数据集合。全文检索系统还必须对全文数据库进行词、句、段等更深层次的编辑和加工，同时允许用户采用自然语言表达，借助截词、邻词等匹配方法直接查阅文献原文信息。全文检索系统的基本问题是怎样处理全文本数据。通常进行的全文分割处理或电子文本格式化就属于这一范畴，涉及全文检索系统在概念层次上的构建模型，构建模型包括关系模型、层次模型和面向对象的模型三种。

2. 超文本检索

超文本是一种信息的组织方式，它把不定长的基本信息单元存放在节点上，这些基本信息单元可以是单个字、句子、章节、文献，甚至是图像、音乐或录像，节点以链路方式链接。链路可以分为层次链、交叉引用链、索引链等，构成网状层次结构。超文本的特点是：以联想式的、非线性的、链路的网状层次关系，允许用户在阅读过程中从其认为有意义的地方入口，直接快速地检索到所需要的目标信息。超文本检索时其内容排列是非线性的，是按照知识（信息）单元及其关系建立起知识结构网络，操作时用鼠标去点击相关的知识单元，检索便可追踪下去，进入下面各层菜单。超文本检索常用在电子出版物中。这类出版物不仅采用超文本，还常采用超媒体（hypermedia），提供文本和图形接口，互联网上的 WWW 便是典型的例子。

3. 多媒体检索

多媒体检索是一种从多种媒体类型（如图像、视频、音频和文本等）中查找、检索和组织相关信息的技术，包括基于描述的多媒体检索和基于内容的多媒体检索。基于描述的多媒体检索就是用一个关键词来描述所要查找的图片或音乐，比如可以用"classroom"这个词来查找教室的图片，也可以用"spring"这个词查找相关音乐。基于内容的多媒体检索就是用一些特征来查找多媒体信息，这些特征包括颜色、形状、纹理等视觉特征及音频、音高、音长等听觉特征。

4. 分布式检索

随着计算机技术的发展，计算机应用体系结构正经历从 C/S（客户端/服务器）双层结构到分布式多层结构方向发展。在分布式技术基础上，业务逻辑从客户端分离出来移到一个或多个中间层，通过对中间层的有效组织和管理，采用负载平衡、动态伸缩和标准接口等技术，将客户机与服务器高效地组合在一起。目前，分布式多层结构已经广泛地应用在数据库系统的研究与开发中，在网络环境下应用分布式技术解决海量信息的检索已成为人们研究的重点。

分布式信息检索主要指在分布式的环境中，利用分布式计算和移动代理等技术从大量的、异构的信息资源中检索出对用户有用的信息。一个简单的分布式检索系统由多个信息库服务器和一个或多个代理处理器组成。目前主要的分布式检索模式包括基于元搜索引擎的分布式信息检索、基于 Z39.50 的分布式信息检索、基于 XML 的分布式信息检索和基于 Web 服务的分布式信息检索。

5. 跨语言检索

跨语言检索指用户以一种语言提问，检出另一种或多种语言描述的相关信息。这里的信息可以是文本信息也可以是其他形式的信息，目前研究最多的是跨语言文本信息检索和跨语言语音信息检索。在跨语言检索中，提问所使用的语言通常称为源语言，被检索文档使用的语言被称为目标语言。跨语言检索所需要的技术是计算机信息检索和机器翻译技术。

第五节　健康信息分析

信息的价值在于使用。上述信息采集、组织和检索环节为信息分析提供了必要的原材料，信息分析主要目的是将准备好的信息资源通过一定的方法转化为某一特定类型的知识，为用户的科学决策提供支持。

一、健康信息分析的概念和步骤

（一）信息分析的概念

信息分析中的信息所涵盖的范围相当广泛，包括政治、经济、科技、社会、地理，乃至军事等方面的信息，健康信息也是其中的重要组成部分。信息分析中的分析不仅仅是针对特定事物的思考，更是一种方法体系，一种揭示复杂对象各组成部分的内在联系，研究和认识作为完整系统的整体。因此，信息分析可以定义为：以信息为研究对象，根据拟解决的特定问题的需要，收集与之有关的信息进行分析研究，以得出有助于解决问题的新信息的科学劳动过程。

信息分析具有如下特点：（1）信息分析是建立在用户需求基础上，并最终服务于用户的；（2）信息分析是对各种相关信息的深度加工，是一种深层次或高层次的信息服务，是一项具有科研性质的智能活动；（3）信息分析要借助于一定的方法和手段，经历一系列相对程式化的环节；（4）信息分析的最终成果应当具有一定的预测性和前瞻性，以对用户的科学决策和实施活动起到辅助或指导作用。

（二）信息分析的步骤

信息分析初步可以分成课题选择、制订计划、信息收集、信息分析、报告撰写5个步骤。

1. 课题选择

在健康领域，信息分析的课题主要是为了解决健康保健服务实践中遇到的具体问题而提出来的。选题是课题成败的关键，一个好的选题可能意味着成功了50%，选题中要考虑到需要与可能、求实与创新、战略与战术、长远与当前等诸多关系，做到审时度势、扬长避短、讲究效益。

2. 制订计划

信息分析也是一项研究型活动，也要有详细的研究计划。计划中需要阐述课题目的、制定调查大纲、选定研究方法、预计成果形式、明确人员分工和完成时间及实施步骤、制订课题计划表。

3. 信息收集

信息是分析的原材料，要全面收集各种相关的信息和资料。要收集的信息可以分为文献信息和非文献信息两种。具体信息分类和信息采集方法如上文所述。

4. 信息分析

要对信息进行分析，首先要进行信息整理。

信息整理是指使信息从无序变为有序，成为便于利用的形式。信息整理一般包括形式整理与内容整理两个方面。形式整理基本上不涉及信息的具体内容，而是凭借某一外在依据，进行分门别类的整理，是一种粗线条的信息初级组织。如按承载信息的载体分类整理，按使用方向分类整理，按内容线索分类整理；内容整理主要指对信息资料的分类、数据的汇总、观点的归纳和总结等（分别称为分类整理、数据整理和观点整理）。鉴别的过程就是将质量低劣、内容不可靠、偏离主题或者重复的资料剔除。鉴别的过程也是区别重要信息与次要信息的过程，以便在选用信息资料时做到心中有数。

信息分析的过程是对整理、鉴别之后的信息进行系统分析，通过定性或定量的方法，提出观点、得出结论，形成新的增值的信息产品。信息分析是整个信息分析流程中最重要的一环，是一项综合性很强的思维活动，需要运用各种方法、手段将经过整理加工后的信息进行定性或定量分析，并得出结论。信息分析的创造性和智能性特点正是通过该阶段才充分体现出来的。

5. 报告撰写

任何研究成果，最终总是要用文字记录下来，一方面便于得到社会的认可，另一方面可以使其进入科学交流系统，发挥更大的社会作用。因此，撰写研究报告是信息分析工作的最后一道工序，也是很重要的一个工作环节。报告一般包括下列内容：报告题目，研究的主要问题和目标，本领域的现状分析，所使用的研究方法，研究分析过程，研究结果和结论，问题解决方案和具体实施建议、策略。

二、健康信息分析方法

（一）内容分析

内容分析（content analysis）是指识别某一信息的属性或特征，以达到准确推出该信息源（Message Source）的意义的过程。内容分析一般指自动内容分析。

1. 内容分析的技术和工具

内容分析采用的技术和工具通常有词频和相对频率分析技术、停用词表技术、语词轮排和对照技术、基于受控词表的分析方法、词干分析技术、定义语法类（即词类）、句法分析法、结构分析法等。其中，前面六种都属于元素分析技术，句法分析法介于元素分析技术与结构分析法之间。结构分析法要识别各种元素及其相互关系，侧重于后者，以识别这些关系如何被用来表示信源与信宿之间所交换的信息的内容和含义。换言之，它是把文本转换为结构化表达方式或图解表达方式，以便从文本中推出源文本的含义内容。已出现的结构分析技术比较多，如词汇球、关联图、语义网等。词汇球的球心表示某一文本集合中最宽泛的概念，然后按专指度递减的顺序把其他概念排列在球的适当位置上，以表示词汇之间的关系。关联图有点像心血管系统，用来表示文本之间的关系和某一文本的位置。

2. 内容分析的应用

内容分析的应用领域很多。在心理健康领域，借助内容分析来确定咨询者的心理健康状况。心理咨询师把他与咨询者的对话记录下来进行分析，通过统计话语表达情绪、行为动作和某些口头语的使用情况，来衡量咨询者的心理健康状态（害怕、焦虑、抑郁或狂躁等）。在人类学领域，人们认为，一个国家或地区的民间传说和神话故事往往带有大量的、能反映该国家或地区文化传统中根深蒂固的道德（精神）特征和社会价值观的信息。所以，通过分析民间故事或神话故事的内容，有可能发现该文化中民间传统与目前特征之间的关系。在信息检索领域，内容分析的应用也很多，如自动编目、文摘工作、索引工作、自动标引、自动分类和文档检索等。

（二）数据挖掘

1. 数据挖掘概述

数据挖掘（data mining）就是对数据库（数据仓库）中蕴含的、未知的、非平凡的、有潜在应用价值的知识的提取，又称为数据库中的知识发现，它起源于20世纪80年代初。机器学习和数据分析的理论及实践是数据挖掘研究的基础，极大的商业应用前景又是数据挖掘研究工作的巨大推动力。它提取的知识可以表示为概念、规则、规律、模式、约束、可视化等形式。广义的说法是：数据挖掘意味着在一些事实或观察数据的集合中寻找模式的决策支持过程。数据挖掘的对象可以是结构化的，如关系数据库中的数据；也可以是半结构化的，如文本、图形和图像数据；甚至是分布在网络上的异构化数据。数据挖掘发现的知识可以用在信息管理、过程控制、科学研究、决策支持等许多方面。

数据挖掘的任务是从大量数据中发现尚未被发现的知识，可以从系统内部自动获取知识。一些隐藏在大量数据中的关系、趋势，即使专家也可能没有能力去发现，而这些信息对于决策可能是至关重要的。数据挖掘正是要解决此类问题。数据挖掘必须包括三个要素：（1）数据挖掘的本源：大量、完整的数据；（2）数据挖掘的结果：知识、规则；（3）结果的隐含性：因而需要一个挖掘过程。

2. 数据挖掘的方法

数据挖掘的方法有很多，选择合适的算法是数据挖掘最关键的步骤和技术难点。本部分主要介绍一些常用的方法。

（1）关联规则挖掘。关联规则是指在同一个事件中出现的不同项的相关性，如顾客在商场一次购物中所购商品的相关性。关联规则反映了一个事件和其他事件之间依赖或依存的关系，如果我们确定两项或多项属性之间存在关联，那么我们就可以根据其中一项的属性值来预测其他属性的值。关联规则挖掘就是从大量的数据中挖掘出描述数据项之间相互联系有价值的知识。在生物医学领域，很多中医药学者利用关联规则挖掘中药方剂的配伍规则，如肝脾不调中药配伍规律，明清脾胃湿热方用药关联规则等。临床上，也有应用关联规则对医学图像进行智能分类，挖掘脑部医学图像中的关联规则，构建图像数据挖掘的模型。

（2）分类。分类指在已有数据（训练集）的基础上学习到一个分类函数，或构造一个分类模型，即分类器（classifier）。数据的分类标准可以是用户给定的，也可以从领域知识中获取。该函数或模型能够把训练集中的数据记录映射到给定类别中的某一个类，从而可以应用于数据预测。在健康领域，可以基于大量的电子病例数据进行分类训练，从而能够对用户分类实施个性化精准治疗，同时能够预测患者的治疗效果。

（3）聚类。聚类是一种将数据对象分组的技术，其目标是使得同一组（簇）内的数据对象彼此之间的相似性最大，而不同组之间的相似性最小。换句话说，聚类是根据数据的特征和属性，将相似的对象归为一类，而不同类的对象有显著的差异。在健康信息领域，聚类技术常用于患者的分类。例如，医院可以利用患者的医疗记录（如病史、实验室检查结果、用药记录等）进行聚类分析，将具有相似健康特征的患者分为不同的群体。这样可以帮助医疗人员识别出高危群体，如糖尿病或心脏病高发群体，从而进行有针对性的预防和治疗，提升医疗服务的效率和效果。

（4）时间序列分析。时间序列又称动态数列或时间数列，就是把所研究的事物在各个不同时间的统计指标的数值，按其发生时间先后顺序排列起来所形成的数列。例如，传染病发病率的周报或月报数据；某医院每日或每月门诊量的连续变化数量等。这种数列能够反映事物发展变化的动态，因此也称为动态数列。时间序列分析就是根据系统观测得到的时间序列数据，应用数理统计方法（曲线拟合和参数估计）来建立数学模型，对时间序列数据加以分析处理，以预测未来事物的发展。

三、健康信息分析应用

本部分以社区疾病流行早期报告电子监测系统（Electronic Surveillance System for the Early Motification of Community-based Epidemics，ESSENCE）为例，介绍健康信息分析的应用。

1997 年，美国国防部在军队医疗部门建立起早期监测传染病疫情暴发的监测系统原型（ESSENCE I），服务于美国军方，收集现役军人及其家属就诊信息，采用 ICD－9 编码疾病诊断，处理情况及其他信息，并于 2002 年纳入对药品零售的监测。在美国国防高级研究计划局资助下，约翰—霍普金斯大学应用物理学实验室（Johns Hopkins University Applied Physics Laboratory，JHU/APL）与几个州的卫生当局合作，开发了 ESSENCE II 监测系统，主要应用于首都地区疾病监测。这是唯一覆盖军事和民用卫生保健信息的疾病暴发监测系统。该系统将传统与非传统的数据源整合起来，收集临床部门的数据，包括急诊主诉与症状记录、私人诊所记账资料及来自兽医部门的症状信息；非临床部门的数据包括工厂缺勤与学校缺课、护理热线电话、处方与非处方用药信息等。所有数据经过分析处理后，通过安全网络传递至需要此信息的用户。该系统利用军队与地方、临床与非临床信息实施症状监测，在数据源开发、软件设计及监测系统运行等各方面均体现了多部门合作，并同时为美国军方与地方政府服务。

ESSENCE II 利用了两种时间序列算法：（1）自回归模型，用于预测综合征数量，进而检测实际值与估计值之间是否存在差异；（2）指数加权平均算法，用于控制统计过程。ESSENCE Ⅱ使用内置的拟合优度指标来判定是否可以用回归模型解释数据，如果不能则自动转到使用指数加权平均算法。自回归算法基于线性回归模型，计算出连续变动的每日期望数量和阈值，该模型根据过去 4 周的 ESSENCE 数据计算每日预测值，同时也考虑到当天是星期几以及是否为节假日等情况。当每日门诊数量不具有回归模型所必需的时间序列的结构时，系统采用指数加权平均算法。指数加权平均算法将观察值与以往数据的平均值相比较，以往的数据按照时间进行指数加权平均，使越是近期的数据其影响力越大。

思政课堂

《关于促进和规范健康医疗大数据应用发展的指导意见》

2016 年国务院办公厅发布了《关于促进和规范健康医疗大数据应用发展的指导意见》（简称《意见》），《意见》指出健康医疗大数据是国家重要的基础性战略资源。健康医疗大数据应用发展将带来健康医疗模式的深刻变化，有利于激发深化医药卫生体制改革的动力和活力，提升健康医疗服务效率和质量，扩大资源供给，不断满足人民群众多层次、多样化的健康需求，有利于培育新的业态和经济增长点。

《意见》提出要推动健康医疗大数据资源共享开放。鼓励各类医疗卫生机构推进健康医疗大数据采集、存储，加强应用支撑和运维技术保障，打通数据资源共享通道。加快建设和完善以居民电子健康档案、电子病历、电子处方等为核心的基础数据库。建立卫生计生、中医药与教育、科技、工业和信息化、公安、民政、人力资源社会保障、环保、农业、商务、安全监管、检验检疫、食品药品监管、体育、统计、旅游、气象、保险监管、残联等跨部门密切配合、统一归口的健康医疗数据共享机制。探索推进可穿戴设备、智能健康电子产品、健康医疗移动应用等产生的数据资源规范接入人口健康信息平台。建立全国健康医疗数据资源目录体系，制定分类、分级、分域健康医疗大数据开放应用政策规范，稳步推动健康医疗大数据开放。

《意见》还提出要推进公共卫生大数据应用。加强公共卫生业务信息系统建设，完善国家免疫规划、网络直报、网络化急救、职业病防控、口岸公共卫生风险预警决策等信息系统以及移动应急业务平台应用功能，推进医疗机构、公共卫生机构和口岸检验检疫机构的信息共享和业务协同，全面提升公共卫生监测评估和决策管理能力。整合社会网络公共信息资源，完善疾病敏感信息预警机制，及时掌握和动态分析全人群疾病发生趋势及全球传染病疫情信息等国际公共卫生风险，提高突发公共卫生事件预警与应急响应能力。整合环境卫生、饮用水、健康危害因素、口岸医学媒介生物和核生化等多方监测数据，有效评价影响健康的社会因素。开展重点传染病、职业病、口岸输入性传染病和医学媒介生物监测，整合传染病、职业病多源监测数据，建立实验室病原检测结果快速识别网络体系，有效预防控制重大疾病。推动疾病危险因素监测评估和妇幼保健、老年保健、国际旅行卫生健康保健等智能应用，普及健康生活方式。

　　（资料来源：中华人民共和国中央人民政府网站，国务院公告，2016 年第 19 号，网址：http://www.gov.cn/gongbao/content/2016/content_5088769.htm）

本 章 小 结

　　本章第一节首先介绍了不同划分标准下的信息资源类型，并对信息全生命周期的提出背景、信息生命周期管理的内涵、项目和模型进行了介绍；第二节主要介绍了信息生命周期的第一个阶段健康信息采集。包括信息采集的概念和来源，信息采集的原则和流程，以及信息采集的方法和技术；第三节主要介绍了健康信息组织的概念和要求，针对信息资源内容特征的分类法和主题法，以及针对信息资源形式特征的信息描述；第四节主要介绍了健康信息检索的概念和类型，传统信息检索技术和现代信息检索技术，健康信息检索工具，以及网络健康信息搜索；第五节主要介绍了健康信息分析的概念和步骤，健康信息分析方法，以及健康信息分析的应用。

本 章 参 考 文 献

　　[1] 杜彦峰，相丽玲，李文龙. 大数据背景下信息生命周期理论的再思考 [J]. 情报理论与实践，2015 (5).
　　[2] 付宇蕾，秦黄冠，宋欢欢等. 基于关联规则和聚类分析挖掘《广西民族医药验方汇编》治疗风湿病用药规律 [J]. 中国中医基础医学杂志，2023 (2).
　　[3] 赖茂生. 信息资源管理教程 [M]. 北京：清华大学出版社，2006.
　　[4] 马费成，望俊成. 信息生命周期研究述评（Ⅱ）——管理视角 [J]. 情报学报，2010 (6).
　　[5] 孟广均等. 信息资源管理导论 [M]. 北京：科学出版社，2003.
　　[6] 施亦龙，许鑫. 在线健康信息搜寻研究进展及其启示 [J]. 图书情报工作，2013 (24).
　　[7] 索传军，王涛，付光宇. 国内外信息生命周期管理研究综述 [J]. 图书馆杂志，2008 (7).

［8］张自然，金燕．Web2.0 环境下的网络信息检索［J］．情报资料工作，2007（5）．

［9］朱庆华，杨梦晴，赵宇翔等．健康信息行为研究：溯源、范畴与展望［J］．中国图书馆学报，2022（2）．

［10］Savolainen R. Research in Information Science Award：Everyday Life Information Seeking［J］. Bulletin of the Association for Information Science & Technology，2017（3）．

思 考 题

1. 信息资源按信息加工深度可划分为哪些类型？分别具有怎样的联系和区别？

2. 信息采集有哪些基本的原则？

3. 分类法可以分为哪几种类型？每种类型的代表是什么？

4. 代表性的信息描述标准有哪些？

5. 信息检索和信息组织具有怎样的关系？

6. 常用的逻辑算符有哪些？分别表示什么含义？

7. 数据挖掘常用的方法有哪些？

第三章

健康信息资源规划

内容提要：健康信息资源已经成为推动中国社会经济发展的重要资源，利用好健康信息资源就需要对其进行科学规划。本章介绍了健康信息资源规划的概念与特征、形成与发展，在介绍一般信息资源管理规划的理论基础上，着重介绍了健康信息资源规划的方法以及主要步骤。

本章重点：信息资源规划的重要性；健康信息资源规划的特征；健康信息资源规划的方法；信息资源规划的步骤。

第一节　健康信息资源规划的内涵与发展

规划，就是个人或组织立足当前，着眼将来，为未来设计整套行动方案，是对未来整体性、长期性、基本性问题的思考。健康信息资源飞速积累，因此，不论是个人还是行业、社会，各个层面都需要对健康信息资源进行规划。

一、信息资源规划产生的起因

20 世纪 70 年代以来，在国外较早运用信息技术的国家纷纷遇到了"数据处理危机"问题。所谓数据处理危机，是指在组织中，新的应用需求增长速度超过了 IT 部门能够提供服务的能力，同时，无用的或效率很低的应用程序越来越多，IT 部门疲于应付。一方面，有计算机使用经验的用户对高效率开发各种应用软件的需求越来越迫切；另一方面，随着应用环境的变化，原有系统需要不断进行维护。但是，软件系统应用开发的效率低，同时新旧系统之间使用大量新增接口进行通信，导致维护工作量急剧增长，从而使应用积压问题变得更加严重。尽管 70 年代数据库理论与技术有了很大的发展，以结构化开发方法为主要内容的软件工程开始普遍使用，但事实表明，这一时期形成的一套方法只是在一些较小的系统上取得了成功。"数据处理危机"问题在我国也同样存在,其产生可以归纳为以下几个原因。

1. 各信息系统发展的阶段不统一

不论是社会上各个行业还是行业里面具体的机构,都需要建设各种各样的信息系统。这些信息系统都仅围绕着某项具体业务工作而建立,一般不考虑数据标准和信息共享问题,追求"实用快上"的目标,各个系统之间相对孤立,因此产生"信息孤岛"等问题。

2. 业务人员和开发人员信息素养不够

信息系统的开发要求对于组织具体的业务要非常精通,同时要具有较高的计算机应用水平。实际上经常遇到的情景是懂业务的人员不懂软件开发,懂软件开发的工程师不懂具体的业务。业务人员和开发人员双方交流不充分,需求表达不到位,无法将自身潜在的需求转化为显性的需求。即使提出了明确的需求,也往往高于计算机技术能够实现的程度,系统开发的代价很大。因此,每个信息系统开发的质量参差不齐,互联互通的难度加大。

3. 信息化标准不统一

信息系统开发的时间不同、参与开发的软件厂商不同、数据库版本不同等原因导致各个业务系统之间采用的信息标准无法统一,信息交换困难,信息资源无法共享,很多重要的基础数据多次采集,无法充分利用,机构间的数据资源相互矛盾,造成浪费,无法为组织决策提供科学的数据支持。

4. 管理体制及观念问题

信息系统建设长期以来都是重硬件轻软件,对看得见的设备投入较多,软件投入普遍不足。同时,不论是从宏观层面还是微观层面,都缺少统筹谋划的牵头职能部门。众多关系复杂的机构各自为政,缺乏协调沟通与整体规划方案,阻碍了信息资源的共享利用。

伴随着信息技术应用和信息资源的开发,在 20 世纪 80 年代初,信息资源规划(information resource planning, IRP)的概念出现。一般认为信息资源规划是指在信息资源开发与利用中信息资源"生成"前的构思、评估与考量。从宏观角度讲,信息资源规划指面向某个组织整体的信息资源,应用信息资源管理的相关理论进行规划。从微观视角讲,信息资源规划探讨单个信息系统的资源利用,应用信息工程的相关技术进行规划。信息资源规划有狭义和广义之分。狭义信息资源规划是指针对信息资源内容本身以及相关的信息活动的规划,如信息采集、整理、存储、共享、分布、传递应用、维护与评价活动等。广义信息资源规划不仅包括信息内容、信息系统本身,还包括与信息相关的技术设备、网络、信息人员、资金等的规划。

二、健康信息资源规划的概念

健康信息资源规划(health information resource planning, HIRP)是对健康信息

资源开发、利用以及全过程管理的规划。具体而言，就是对医疗卫生管理和服务业务所需信息的采集、处理、存储、传输、配置、利用全过程的相关要素进行全面规划。通过健康信息资源规划梳理卫生业务流程，明确业务需求，建立信息标准和信息模型，再用这些标准和模型来衡量现有的信息系统及各种应用，符合的就继承并加以整合，不符合的就进行改造优化或重新开发，从而稳步推进卫生信息化建设。

健康信息资源规划以卫生行业信息资源规划为重点，不局限于对某类或某部门信息资源的规划，而是面向行业的全局性数据规划。在宏观上，它是由信息资源、信息用户、信息技术、管理信息、信息资源管理人员等构成的一个整体，它的实施需要依赖于计划、组织、指挥、协调、控制等管理功能的实现；在微观上，它是数据进入各级平台，在区域内科学合理地存储、分布、共享、计算处理，流出各级平台进入各医疗卫生机构，进而完成具体业务的集成性技术与管理控制机制。

三、健康信息资源规划的形成与发展

健康信息资源规划伴随着医院信息化建设而逐步展开，主要经历了三个阶段。

第一个阶段，主要对单个信息系统进行规划，单个信息系统的信息资源规划相对成熟，例如医院信息系统（hospital information system，HIS）、医学影像存储与传输系统（picture archiving and communication systems，PACS）、放射信息系统（radiology information system，RIS）、实验室信息系统（laboratory information system，LIS）等临床信息系统大量投入使用。各卫生部门，如医院、公共卫生机构等，按照自身业务需求建立不同类型的条线业务系统，卫生数据自产自用。这一阶段对组织内的信息系统整体缺少统一规划和标准，健康信息资源不能共享，不能有效流动和配置，无法支持跨部门、跨区域的卫生业务协同应用等。卫生信息化所带来的社会效益和经济效益得不到良好的体现。

第二个阶段，国家从宏观层面提出了指导全局的卫生信息资源建设战略规划和部署，展开对信息资源规划理论、技术和方法的实践应用。这既体现了医疗卫生领域的独特性，又丰富和发展了信息资源规划理论体系。2003 年 SARS 暴发，我国在医院信息化建设方面加速推进。2003 年印发了《全国卫生信息化发展规划纲要2003—2010 年》；2009 年公布了《中共中央、国务院关于深化医药卫生体制改革的意见》；2010 年，原卫生部研究提出了"十二五"期间卫生信息化建设总体框架（简称"3521 工程"），即建设国家、省和地市三级卫生信息平台，加强公共卫生、医疗服务、新农合、基本药物制度和综合管理等五项业务应用，建设居民电子健康档案、电子病历两个基础信息资源库和一个覆盖整个卫生信息系统的专用网络，确

立了服务居民、服务医务人员、服务管理三大工作目标。

第三个阶段，党的十八大以后，我国健康信息化建设开始由中级阶段向高级阶段转变，进行健康信息资源规划是健康信息资源开发利用成熟的标志。国家卫生主管部门陆续制定了一系列健康信息资源规划，发布了《关于加快推进人口健康信息化建设的指导意见》《"十三五"全国人口健康信息化发展规划》《"健康中国2030"规划纲要》《"十四五"卫生健康人才发展规划》《"十四五"全民健康信息化规划》《"十四五"卫生健康标准化工作规划》等文件。各种健康信息资源规划的实施，有利于形成统一高效、互联互通、资源共享的卫生信息化局面，促进医疗卫生信息化建设向更深层次和更高方向发展。

第二节　信息资源规划的基本理论

信息资源规划的理论、方法和软件工具，被用来解决"信息孤岛"等痼疾，以实现信息资源合理开发、有效利用及信息资源整合共享。

信息资源规划是信息资源管理重要的内容之一，与"信息工程"方法关系密切。信息资源规划吸纳了信息工程的核心思想和体现其基本原理部分的总体数据规划技术方法，同时也大量引入了数据管理和信息资源管理等相关理论。信息资源规划的基本理论不仅是宏观信息化建设的指引和向导，也是微观信息系统设计和实施的前提及依据。

一、数据管理理论

数据管理是一系列围绕数据的采集、整理、存储、保护和利用的实践活动，旨在提升组织的生产力、效率和决策能力。随着数据在商业中的地位日益重要，制定有效的数据管理策略、建立现代化平台已成为各类企业的必修课。数据管理不仅有利于确保数据安全、高效、合规地应用于业务，还支持信息资源规划，为组织整合、利用和保护信息资源提供有力支撑，实现更优的业务成果。信息资源规划和数据管理理论密切相关，二者在信息管理过程中相辅相成，共同支持组织的整体信息管理策略。

数据管理的发展可以分为几个阶段，每个阶段都反映了技术进步、管理需求以及业务环境的变化。

20世纪50~60年代是数据管理的早期阶段。随着计算机技术兴起，特别是磁带和磁盘的发明，企业逐步采用计算机进行数据存储和管理。这一阶段的数据管理集中在文件管理上，数据以分散的文件形式存储，大多由程序直接控制。IBM 等硬件公司推动了文件管理系统理论的发展，其核心是数据和程序紧密耦合，通过文件系统直接管理数据。这一阶段理论较为初级，重点在于高效存储和访问数据，但数据重复、冗余和一致性问题仍然显著。

20 世纪 60 ~ 80 年代，IBM 等公司推出了早期数据库管理系统，包括层次型和网状型数据库模型。1970 年，埃德加·科德（Edgar F. Codd）提出关系数据库模型，引入表格存储和关系代数的概念，显著提升了数据共享性和一致性。数据库管理系统为企业提供了集中管理数据的工具，数据管理越来越高效和标准化，数据的共享性和独立性显著增强。

在 20 世纪 80 至 90 年代，数据仓库与决策支持系统逐渐兴起。随着业务数据的积累，企业开始认识到数据不仅可以服务于日常操作，还可用于分析和决策。随着数据仓库技术的逐渐成熟，企业能够将分散的数据集中存储于统一的平台。比尔·英蒙（Bill Inmon），提出企业中央数据仓库的概念，要求对数据进行清洗和整合，确保一致性和历史性，为战略决策提供支持。拉尔夫·金博尔（Ralph Kimball）则提出面向业务的数据集市理念，主张采用维度建模和"星型模式"组织数据，以实现快速、灵活的决策支持。这一时期的数据仓库与决策支持系统理论，奠定了企业数据分析和商业智能的基础。

2000 年以来，随着信息技术的发展，数据来源和类型日益多样化，数据质量和数据一致性问题开始凸显。数据质量（data quality）和数据治理（data governance）概念逐渐被提出，组织开始关注数据的准确性、完整性、一致性和及时性。数据治理框架帮助企业从组织结构、流程和技术等方面全面管理数据，强调数据的系统性管理，从组织角色、数据标准、政策等方面确保数据在整个企业中的一致性和合规性。在数据质量方面，有关学者提出了数据质量的四个关键维度——准确性、完整性、一致性和及时性。数据质量和治理理论提升了数据管理的科学性，确保数据为组织的核心决策提供高质量的支持，同时加强了数据合规性和安全性。

2010 年以来，非结构化数据（如文本、音频、视频）与结构化数据的结合给数据管理提出了新的挑战。大数据技术和云计算的出现，使数据的规模、速度和多样性迅速提升。企业开始使用分布式存储和计算技术（如 Hadoop、Spark）来管理海量数据。云计算提供了高效的数据存储和处理能力，数据管理逐渐向云端迁移。道格·B. 莱尼（Doug B. Laney）提出了著名的大数据"3V"理论，分别是 Volume（数据量）、Velocity（数据速度）和 Variety（数据多样性）。莱尼认为大数据不仅体现在数据量上，还涉及数据生成和处理的速度以及数据的多样性、非结构化数据等。谷歌、Apache 等提出了 MapReduce、Hadoop 和 Spark 等技术框架，为大数据的分布式存储和处理提供了支撑。大数据管理理论极大扩展了数据管理的范围，使企业可以处理海量的多源数据，并利用数据分析、数据挖掘等技术为业务带来深入的洞见。

2020 年至今，人工智能、机器学习和物联网的广泛应用加速了数字化转型，数据逐渐成为企业的核心资产。数据管理从传统的存储和管理扩展到实时分析与快速响应，重点聚焦于数据治理、数据安全与隐私保护，以满足通用数据保护条例（GDPR）等法规要求。谷歌、微软等科技公司和研究机构提出了数据驱动及数字化转型理论，多位学者和企业推动了人工智能领域的发展。数据驱动的转型为企业带来了巨大的创新潜力，使数据管理进入实时分析和智能预测的新阶段，同时强化了对数据隐私和合规的要求。此阶段，数据管理支持企业通过人工智能和自动化技术实现实时决策和创新，提升业务效率并增强市场竞争力。

数据管理历经从基础的文件管理，到关系数据库系统的引入，再到大数据、云计算和数字化转型阶段的发展。其演变体现了数据从简单存储到战略资产、再到核心生产力的逐步转变。现代数据管理是跨部门、跨系统、跨平台的综合性管理，强调数据质量、治理和合规性，为信息资源规划提供了重要的支撑。

二、战略规划基本理论

战略规划本意为对战争进行总体的谋划，其特点是注重长远性和整体性，以区别于针对具体的局部战斗的战术计划。管理中的战略规划，就是制定组织的长期目标并将其付诸实施。一些大机构都有意识地对大约 50 年内的事情做出规划。制定战略规划分为三个阶段：第一个阶段是确定目标，即机构在未来的发展过程中，要应对各种变化所要达到的目标；第二阶段是要制定规划，即考虑使用什么手段、什么措施、什么方法来达到目标；第三个阶段是将战略规划形成文本，以备评估、审批，如果审批未能通过，则需要考虑怎么修正。

战略规划的内容包括三个方面。（1）方向和目标。机构的决策者在设立方向和目标时有自己的价值观和自己的抱负，但是也不得不考虑到外部的环境和自身的长处，因而最后确定的目标是折中的结果。（2）约束和政策。要找到环境和机会与自己组织资源之间的平衡，以便最好地发挥组织的长处，并最快地达到组织的目标。这些政策和约束所考虑的机会是还未出现的机会，所考虑的资源是正在寻找的资源。（3）计划与指标。计划的责任在于进行机会和资源的匹配，以达到最好的指标。

战略规划是分层次的。一个机构一般应有三层战略，即机构级、业务级和执行级。每一级均有三个要素，即方向和目标、政策和约束以及计划和指标。这九个因素构成了战略规划矩阵，也就是战略规划的框架结构（如图 3-1 所示）。

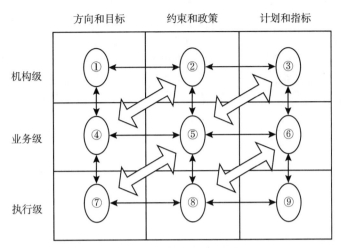

图 3 - 1　战略规划的框架结构

资料来源：编者整理。

这个结构中唯一比较独立的元素是①，它的确定基本上不受图内其他元素的影响，但是它仍然受到图外环境的影响，而且和图中④也有些关系。因为当考虑总目标时不能不考虑各种业务目标完成的情况，例如在确定总的财务目标时不能不了解机构财务的现实状况。其他的元素都是互相关联的，例如，当业务经理确定自己的目标④的时候，他要考虑上级的目标①，也要考虑机构的约束和政策②。尤其当机构活动的多样性增加时，机构总目标所覆盖的范围相对降低，必然需要下级有自己的目标。执行人员的目标⑦不仅受到上级目标④的影响，而且要受到上级的约束和政策⑤的影响。

总的结构是：上下左右关联，而左下和右上相关，上下级之间是集成关系。这点在计划和指标列中最为明显。左右之间是引导关系，约束和政策由目标引出，计划和指标则由约束和政策引出。

信息资源规划是机构发展战略规划的延伸，是机构信息化建设的基础工程，它侧重于机构信息资源整合与应用系统集成化开发的策略方法制定。概括而言，信息资源规划的任务有三项：一是建立全机构信息系统的功能模型；二是建立全机构信息系统的数据模型；三是建立全机构信息资源管理的基础标准。信息资源规划的作用是帮助梳理并规范表达用户需求，落实"应用主导"的原则；整合信息资源，消除"信息孤岛"，实现已有应用系统的集成和集成化的系统开发；指导供应链管理系统（supply chain management，SCM）、企业资源计划系统（enterprise resource planning，ERP）、客户关系管理系统（customer relationship management，CRM）等应用软件的选型并保证成功实施。

从机构发展战略规划到机构信息资源规划的发展历程如图 3 - 2 所示。

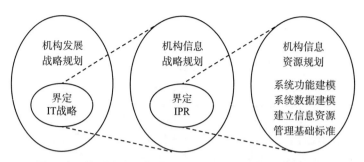

图3-2　从机构发展战略规划到机构信息资源规划的发展

资料来源：编者整理。

第三节　健康信息资源规划的方法

一、信息工程方法

为了解决"数据处理危机"问题，以美国学者詹姆斯·马丁（James Martin）为代表的研究者，提出了信息工程的概念、原理和方法。詹姆斯·马丁于1981年出版了《信息工程》专著三卷集，勾画了一幅建造大型复杂信息系统所需要的一整套方法和工具的宏伟图景。詹姆斯·马丁提出，企业数据处理中，数据类和数据之间的联系是相对稳定的，而对数据的处理过程和步骤则是经常变化的。数据实体的类型是不变的，变化的只是这些实体的属性值。对一些数据项集合，可以用稳定的数据模型来表达其逻辑结构。虽然机构的数据模型是相对稳定的，但是应用这些数据的处理过程却是经常变化的。只有建立了稳定的数据结构，才能使计算机信息系统更适应组织管理上或业务处理上的变化。

约翰·柯林斯（John Collins）在为《信息工程》专著所写的序言中，为"信息工程"下的定义是："信息工程作为一个学科要比软件工程更为广泛，它包括了为建立基于当代数据库系统的计算机化企业所必需的所有相关的学科。"从这一定义中可以看出信息工程的三个基本点：（1）信息工程的基础是当代的数据库系统；（2）信息工程的目标是建立计算机化的管理系统；（3）信息工程的范围是广泛的，是多种技术、多种学科的综合。软件工程实际上是信息工程的一个组成部分。

1982年詹姆斯·马丁编著出版了《总体数据规划方法论》（*Strategic Data-planning Methodologies*）一书，对信息工程的基础理论和奠基性工作——总体数据规划方法——从理论上到具体做法上详加阐述。这时，一整套自顶向下规划（top-down planning）和自底向上设计（bottom-up design）的信息系统建设的方法论已经形成。

又经过几年的实践和深入研究，詹姆斯·马丁于 20 世纪 80 年代中期出版了《信息系统宣言》（*An Information Systems Manifesto*）一书，对信息工程的理论与方法加以补充和发展，特别是关于"自动化的自动化"思想、关于最终用户与信息中心的关系，以及用户在应用开发中应处于恰当位置的思想，书中都有充分的发挥。他向与信息工程有关的各类人员，从企业领导到程序员，从计算机制造商到软件公司，提出了转变思维和工作内容的建议，实际上这是一系列关于建设高效率、高质量的复杂信息系统的经验总结。至此，可以认为信息工程作为一个学科已经形成了，它是一整套建立"计算机化企业"的理论与方法。

信息工程方法提供了一整套解决方案，其中共有 13 块构件，每块构件都依赖于其下层的构件（如图 3 - 3 所示）。

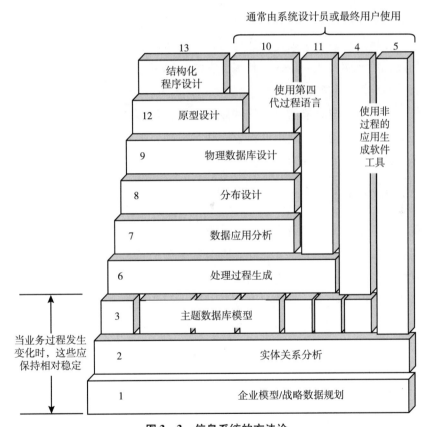

图 3 - 3　信息系统的方法论

资料来源：高复先. 信息资源规划：信息化建设基础工程［M］. 北京：清华大学出版社，2002：7.

构件 1 是进行企业战略数据规划，这是最先也是最重要的工作，其他所有工作都以此为基础，确定企业的目标及为了达到这些目标所需要的信息。构件 2 是借助实体关系分析建立信息资源规划，自顶部向下分析数据类型及彼此之间如何联系。

此项工作有时需要在整个机构范围内进行，有时只在某个部门内进行。如果不进行构件 1 和构件 2 的搭建，企业的信息系统仍然可以建立起来，只不过像建在沙滩上，经不起风吹浪打。构件 3 是建立数据模型。实体分析全面地调查了整个组织所需要的数据的类型，但是没有包含实现数据库所需要的全部细节，构件 3 是构件 2 的扩展，使构件 2 达到更详细的程度，并且保证其稳定性。信息工程方法认为组织中所存在的数据可以描述成与这些数据如何使用无关的形式，根据数据的内在属性需要建立起一定的稳定的数据结构。信息工程的目标是在整个企业中使数据的定义和结构取得一致，至少是那些必须共享的或用于整个控制系统中的数据应该在数据的定义和结构上保证完全一致。

1993 年，詹姆斯·马丁将信息工程与面向对象方法相融合，提出了"面向对象信息工程"（OOIE）的理论与方法。OOIE 将全企业范围的大型信息系统开发工作划分为四个阶段：企业规划、业务域分析、系统设计、建造。这是一种从全企业范围的规划到业务域分析、系统设计，然后再进行建造的较严谨的开发方法论，其技术关键是集成化的元库（repository）和基于它的 I-CASE 工具组，正是这套工具支持了面向对象分析、设计与实现。

从信息工程到面向对象信息工程的发展期间，许多政务、企业、经济和军事等信息系统的开发，均得益于其理论指导而获得成功，信息工程方法论已经成为国际上信息系统建设的主流方法论之一。

二、企业架构规划方法

架构是对一个结构化信息系统特征的正式描述。它定义了用于构建大型信息系统的组件和模块，并提供了一个开发应用信息平台产品和系统的方案，将所有应用和系统有机地整合到企业业务战略和 IT 战略的规划中，从而帮助企业和政府实现对 IT 的有效管理、最佳投资，并满足其当前及未来的业务需求。企业架构（Enterprise Architecture，EA）是从企业全局的角度审视与信息化相关的业务、信息技术和应用间的相互作用关系以及这种关系对企业业务流程和功能的影响。企业总体架构的简单公式定义是：

企业总体架构 = 架构的模块和组件 + 它们之间的关系 + 管理政策、原则和法规

企业信息化是一项系统工程，不同于建筑或制造工程，其对象是"企业"本身，而不是建筑物或产品。在建筑或制造工程中，设计图纸是建造高楼或生产各种产品的基础。同样，在企业信息化这项大型工程中，也需要一张描绘企业在"信息化时代"运行的设计图纸，这就是企业架构。企业架构为各级领导和员工描绘了未来企业信息化中业务、信息、应用和技术互动的蓝图。在企业信息化建设中，业务部门与信息服务部门之间、业务主管与信息主管之间以及业务与信息技术之间的鸿

沟，是实现信息化目标的主要障碍之一。信息不对称是形成这种差距的主要原因。一方面，信息技术人员可能无法完全理解业务需求；另一方面，业务人员也难以充分认识信息技术的价值。企业架构能够搭建起业务与信息技术之间的沟通桥梁，用双方都能理解的语言描述业务与信息技术之间的关联。

　　企业信息化是一个渐进的过程，同时伴随着企业战略、管理和业务的变革。如何让企业信息系统适应这些变革，成为企业 CIO 们关注的核心问题。以不变应万变是一种基本战略，企业架构所描绘的蓝图包含了各种业务和技术标准，为企业 CIO 们提供了掌握信息化方向、适应业务战略变革的指南，从根本上解决了企业信息化中遇到的信息孤岛、系统集成和互操作性等问题。企业架构的建立遵循科学的方法论：横向上，从企业业务战略导入，实现企业业务架构、信息架构、应用架构和技术架构的渐进演化；纵向上，每个架构的建立按照"计划—评价—执行"的循环方法，逐步完善。这一过程对专业性的要求很高，需要具备企业业务、管理、信息和技术等方面经验的专门人才的参与。企业架构的有效运转也需要一定的机制来保证，基本思想是按照"运行—监督—反馈"的过程，建立配套的组织、资源、方法和工具来确保企业架构的运转。评价企业架构方法论的基本准则是建立起来的企业架构在运行中是否能够真正满足企业业务战略发展的需要。国际上比较通用的主流总体架构框架理论有以下四种：（1）扎克曼企业架构框架（Zachman Enterprise Architecture Framework），也称为信息系统架构框架（Information System Architect，ISA）；（2）联邦企业架构框架（Federal Enterprise Architecture Framework，FEAF）/美国财政部总体架构框架（Treasury Enterprise Architecture Framework，TEAF）；（3）美国国防部体系结构框架（Department of Defense Architecture Framework，DODAF）/指挥、控制、通信、计算机、情报、监视与侦察框架（Command，Control，Communications，Computers，Intelligence，Surveillance，and Reconnaissance，C4ISR）；（4）开放组织架构框架（The Open Group Architecture Framework，TOGAF）。

　　全面的企业总体架构如图 3-4 所示，有 7 个组成部分，分为 5 个层次。后面的业务线条 1~N 是指企业中的各个业务部门或业务实体。架构的上层是企业的战略思想和方针，中间是业务流程和信息架构，下面是应用架构和底层的基础设施。技术架构是总体架构的一个重要部分，它从技术的角度分析信息架构、应用架构和基础设施层。信息安全、企业标准和 IT 治理是贯穿于所有架构层次的，它们纵向分布在 5 个层次中。清晰的划分和关联使企业管理者一目了然，便于全面、高效地规划与决策。

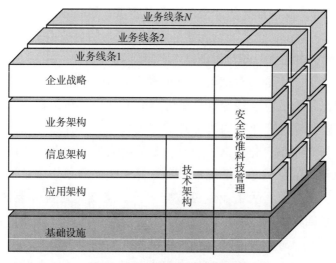

图 3 – 4　总体架构的高层结构

资料来源：赵捷. 企业总体架构：企业信息战略规划，治理和信息系统总体架构设计［M］. 北京：电子工业出版社，2006：35.

在国际上被普遍接受的总体架构理论中，业务架构、信息架构、技术架构和应用架构常被视为企业架构的组成部分。

应用总体架构框架理论可以加速和简化总体架构的开发建设，确保设计方案全面覆盖所需内容，并保证所确定的总体架构不仅能够满足当前企业的需求，还能快速和全面地响应未来的业务需求。架构设计本身是一个非常复杂的过程，需要综合考虑多个方面的因素。架构框架理论为这个复杂过程和最终目标提供了系统的指导。

同时，通用和科学的总体架构框架理论为行业内的技术交流和技术规范化提供了一种可行的方法。尽管目前存在几种常用的总体架构理论，但它们之间存在相似发展的趋势。不同的架构理论各自侧重于某一方面的特性，为特定领域或多个领域提供特殊的服务和指导。企业总体架构设计既是一个管理规划工作，又是一个信息组织、整理、展示的过程。总体架构是综合的、可以执行的、不断完善的行动方案，包括企业战略方向、业务流程、信息传递和资源利用等。

第一个总体架构的框架理论是由约翰·扎克曼（John Zachman）创立的，也是以他的名字命名的（如图 3 –5 所示）。约翰·扎克曼于 20 世纪 80 年代在 IBM 首次提出了这一概念，此后，该框架经过了多次更新，到今天，这个架构还是企业和政府最为接受的理论。

	数据 （What）	功能 （How）	网络 （Where）	人员 （Who）	时间 （When）	动机 （Why）
范畴 （Contextual）	业务对象 列表 （Material List）	过程列表 （Process List）	地理位置 列表 （Geographical Locations List）	组织单元和 角色列表 （Organisational Unit & Role List）	事件列表 （Event List）	目标列表 （Goal List）
企业模型 （Conceptual）	语义模型 （Entity Relationship Model）	过程模型 （Process Model）	位置模型 （Locations Model）	组织单元角色 关系模型 （Organisational Unit & Role Relationship Model）	事件模型 （Event Model）	目标关系 （Goal Relationship）
技术模型 （Logical）	数据模型图 （Data Model Diagram）	过程图 （Process Diagram）	位置图 （Location Diagram）	角色关系图 （Role Relationship Diagram）	事件图 （Event Diagram）	规则图 （Rules Diagram）
部件模型 （Physical）	物理实体说明 （Data Entity Specification）	过程功能说明 （Process Function Specification）	位置说明 （Location Specification）	角色说明 （Role Specification）	事件说明 （Event Specification）	规则说明 （Rules Specification）
功能实体 （Detailed）	详细数据 （Data Details）	详细过程 （Process Details）	详细位置 （Location Details）	详细角色 （Role Details）	详细事件 （Event Details）	详细规则 （Rules Details）

图 3-5　扎克曼总体架构框架

资料来源：根据维基百科网站资料整理绘制。网址：https：//en. wikipedia. org/wiki/Zachman_Framework。

扎克曼总体架构框架是一种企业本体论，是企业架构的基础结构，提供了一种正式且结构化的方法来查看和定义企业。该本体论是一个二维分类方案，反映了两个历史分类之间的交集。第一类是原始的疑问词：What、How、When、Who、Where 和 Why。第二类源自哲学概念的物化，即将抽象的概念转化为具体实例。扎克曼框架的物化转化包括：标识、定义、表示、规格、配置和实例化。扎克曼框架不是一种方法论，因为它不暗示任何特定的方法或过程来收集、管理或使用其描述的信息；它是一种本体论，通过一个用于组织架构工件（即设计文档、规格和模型）的方案，来考虑工件的目标对象（例如，业务所有者和构建者）以及正在解决的特定问题（例如，数据和功能）。

扎克曼总体架构框架在业界，尤其是在企业领域，被认为是最为完善的框架。约翰·扎克曼的著作《信息系统架构框架》（*Framework for Information System Architecture*）至今仍被广泛视为权威的框架理论。

1992 年，约翰·索瓦（John F. Sowa）和约翰·扎克曼扩展了该框架并展示了如何用概念图的符号将其形式化。这个扩展是一个 6 列 6 行共 36 个元素的矩阵图形（如图 3-6 所示）。

	数据 What	功能 How	网络 Where	谁 Who	何时 When	原因 Why
范围（背景层） 角色：规划人员	业务中重要事项的列表	业务过程列表	企业运营地点列表	重要部门列表	事件列表	商业目标和策略列表
业务模型（概念层） 角色：所有者	概念数据/对象模型	业务过程模型	业务逻辑系统	工作流模型	总进度表	业务规划
系统模型（逻辑层） 角色：设计者	逻辑数据模型	系统架构模型	分布式系统体系结构	人机界面架构	处理结构	业务规则模型
技术模型（物理层） 角色：建造者	物理数据/类模型	技术设计模型	技术架构	表示架构	控制结构	规则设计
详细表示（外部细节层） 角色：开发者	数据定义	编码	网络架构	安全架构	时间定义	规则说明
运行的企业（运行层） 角色：用户	可用数据	工作功能	可用网络	功能组织	实施的时间表	工作策略

图 3-6 扩展和形式化的扎克曼总体架构框架

资料来源：根据维基百科网站资料整理绘制。网址：https://en.wikipedia.org/wiki/Zachman_Framework。

图 3-6 以简单的形式描述了总体架构内的元素及其关系，说明了这些元素在设计中的功能和作用。扎克曼框架矩阵中的行是流程和流程的承担者，第一行是规划人员（planner），第二行是所有者（通常是业务或应用系统部门，owner），第三行是设计者（designer），第四行是建造者（开发实施人员）（builder），第五行是开发者（厂商/承包商）（Programmer），第六行是最终用户（User）。扎克曼框架矩阵中的列是产品和项目。前三列是抽象的对象，即什么内容（What），如何做的（How），在哪里（Where），系统地称为数据、功能、网络。最初，扎克曼的架构框架图形描述中还只有前三列，在发展中，框架添加了新的三列，这就是图形中的后三列，即谁（Who）、何时（When）、什么原因（Why）。在整个架构框架中，这三列新的元素描述了谁做什么，何时应该做和这么做的原因。相对于前三列抽象产品，这三列更抽象，更不易建模。全部的六列与六行共同构成的 36 个元素，使整个扎克

曼架构框架成为一个完整的理论和模型。

三、企业常用的信息系统规划方法

（一）关键成功因素法

关键成功因素法（Critical Success Factors，CSF）由哈佛大学威廉·扎尼（William Zani）教授于 1970 年提出。此后，麻省理工学院约翰·罗卡特（John Rockart）教授将其运用到管理信息系统的战略规划。关键成功因素法指企业通过分解自身的整体目标，识别企业的关键成功因素与核心竞争力，以及这些因素的性能指标，然后根据这些因素确定企业分配资源的优先级别，产生数据词典来为企业发掘新的机遇。

该方法主张组织的信息需求应优先围绕关键管理人员的关键成功因素来确定。关键成功因素是指能够决定组织在竞争中获胜的若干要素，这些要素因行业、公司、经理和环境的不同而有所差异。它们包括业务、技术、资金和人力因素，是帮助企业实现特定目标必不可少的。这些因素由行业、企业、管理者和外部环境共同决定。

企业的关键成功因素主要分为两类，一类是行业的成功因素，另一类是企业自身的成功因素。新信息系统应集中于提供相关信息，帮助企业实现这些目标。关键成功因素法需要识别与系统目标相关的主要数据类别及其关系。

关键成功因素法的优点是能够直观地引导高层管理者把握整个企业与信息技术之间的关系；缺点是只适合企业高层采用，如果进行较低层次的信息需求分析，效率相对较低。

关键成功因素法的实施步骤如下。

（1）识别目标。了解企业或管理信息系统的目标。

（2）识别并确定关键成功因素。使用树枝因果图，逐层分解，导出影响组织战略目标的各种因素及其子因素。例如，某企业的目标是提高产品竞争力，可以用树枝图展示影响该目标的各种因素及其子因素。对识别出的所有成功因素进行评价，并根据企业或管理信息系统的现状及目标确定其关键成功因素。不同企业中关键成功因素的评价标准有所不同。对习惯于高层人员个人决策的企业，主要由高层人员个人在图中选择关键因素；对习惯于群体决策的企业，可以使用德尔斐法或其他方法综合不同人员设想的关键因素。

（3）识别各关键成功因素的性能指标和评估标准。关键成功因素法通常只采访高层经理，并集中于少数关键成功因素，因此产生的数据需求比企业系统规划法少。该方法的弱点在于汇总过程和数据分析较具艺术性，缺乏将个人的关键成功因素汇总成清晰公司模型的严格方法。此外，该方法具有一定的主观性，即经理认为关键的因素对整个组织未必重要。关键成功因素法特别适合于高层管理和开发决策支持系统及主管支持系统，而不大适用于中层领导，因为中层领导面临的决策大多是结构化的，决策自由度较小。

（二）战略目标集转化法

战略目标集转化法（strategy set transformation，SST）是制定管理信息系统（management information system，MIS）战略规划的常用方法之一。战略目标集转化法把整个战略目标看作一个"信息集合"，该"信息集合"由使命、目标、战略与其他影响战略的属性组成。通过管理信息系统战略规划过程，将组织战略集转化为管理信息系统战略集，从而把系统目标、系统约束、系统设计战略与组织的使命、目标、战略及影响战略的组织属性关联起来（如图3-7所示）。

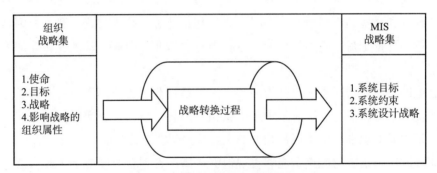

图3-7 战略目标集转化法的基本思路

组织目标综合了不同利益相关者的需求，可以具体化为各种组织战略，而要实现这些战略，必须制定出切合实际的MIS目标。MIS目标同样受到很多约束条件的限制，在制定MIS设计战略时必须充分予以考虑。图3-8为需求—战略转化过程。

如果把整个转换过程看作一个系统，那么必定包括系统输入、系统处理、系统输出三个基本过程。其中，需求转化作为一个重要的系统处理过程，具体处理的是系统输入的利益相关者的需求，比如期望增加利润、提高产品质量、减少生产成本等。系统的输出为组织战略集，比如"利润率为10%"的组织目标、"业务多元化"的组织战略，以及"更复杂的管理流程"的组织属性。第二个处理过程是战略转化，它的输入正是前面需求转化过程的输出，即组织战略集，通过战略转化，它的输出MIS战略目标集，如"开发某业务处理系统，加快开单的速度"。这一目标受到"组织最近业绩"的影响，可能出现"项目投资减少"的约束，因此，在制定具体的MIS设计战略时，应采用模块化的方式进行项目开发。

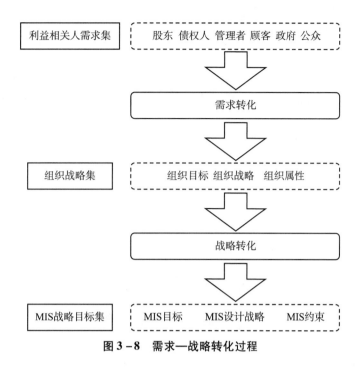

图 3 - 8 需求—战略转化过程

（三）企业系统规划法

企业系统规划法（business systems planning，BSP）是 IBM 公司 20 世纪 70 年代初提出的用于内部系统开发的一种方法。企业系统规划法认为，要充分了解企业的信息需求，就要站在整体的组织单位、功能、流程和数据元素的角度上进行考察。这种方法强调系统的思考：首先是自上而下地识别企业目标、识别企业过程、识别数据，再自下而上地设计系统，最后把企业目标转化为管理信息系统规划（如图 3 -9 所示）。

企业系统规划法的核心是先对经理们进行大量采样，并且询问他们从哪里得到信息，目标是什么，如何使用信息，如何作决策以及他们需要什么数据；然后将调查结果汇总为单位、功能、流程以及数据矩阵。数据元素被分类成用来支持相关组织流程的数据元素组，即逻辑应用组。

使用企业系统规划法进行系统规划，主要有如下工作步骤。

（1）准备。明确研究的范围和目标及期望成果；成立研究小组，并明确企业的现状、决策过程、组织功能及存在的主要问题等，通过介绍使小组成员对企业及其信息支持有全面的了解。

（2）定义企业过程。这是企业系统规划方法的核心。企业过程是指管理企业资源所需的一组逻辑上相关的决策和活动集合。定义企业过程的主要内容包括识别和描述以下三个方面的流程：计划与控制、产品和服务、支持资源。

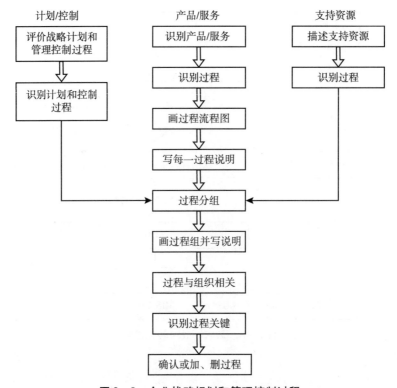

图 3－9　企业战略规划和管理控制过程

（3）定义数据类别。数据类别是指支持业务过程所必需的一组逻辑上相关的数据集合。识别数据类别的第一步是找到企业实体，然后根据这些实体确定所需的数据。企业实体是指企业管理的对象，通常分为人、地点、物体、概念和事件等类别。根据管理过程的不同，这些数据可以分为以下四类：

·计划型数据：反映企业目标和规划内容；

·统计型数据：展示企业的整体情况；

·文档型数据：描述实体的当前状态；

·业务型数据：反映生命周期中各阶段的进展过程。

每个企业实体都可以通过这四种数据类型进行描述和分析。

（4）定义信息系统的总体结构。利用前面定义的数据类，可以定义信息系统的结构，进行子系统的划分，确定信息结构的主流。

总之，相对于其他方法，企业系统规划法的优势在于其强大的数据结构规划能力。通过使用企业系统规划法，可以确定未来信息系统的总体结构，明确子系统组成以及子系统开发的先后顺序，且对数据进行统一规划、管理和控制，明确各子系统之间的数据交换关系，从而保证信息的一致性。该方法也能保证所开发的信息系统独立于企业的组织结构。企业系统规划法特别适用于组织新创立或者做重大变动时。

企业系统规划法也有不足，如大多数的访谈是针对高层或者中层主管，很少搜集基层主管的资料；不能将新技术与传统的数据处理系统进行有效的集成等。

第四节　信息资源规划的主要步骤

信息资源规划应以信息系统工程方法论为指导，采用工程化方法并遵循标准规范。其主要过程包括需求分析、系统建模和组织实施，可概括为"功能模型、数据模型和基础标准"的建立过程。具体而言，就是通过一定的方法步骤和软件工具，分析各职能域的信息需求和数据流，制定基础标准，建立信息系统框架（包括功能模型、数据模型和系统结构模型）。功能模型是系统的功能结构框架，数据模型是系统的数据结构框架，系统结构模型是系统的功能和数据关联结构框架。

一、需求分析

需求分析是信息资源规划的第一阶段，包括对功能和数据的需求分析。通过需求分析，可以确定机构内部的业务流程和信息系统的边界。第一步，根据机构的信息化建设目标，分析机构内部的职能域及其对外联系的单位，绘制各职能域的一级、二级数据流图，明确各职能域之间、职能域与外部单位以及职能域内部的信息流，了解职能域的业务过程及其活动组成。第二步，对用户视图（如单证、报表、屏幕表单等）进行分类、分析和规范化，定义与业务过程相关的数据类。第三步，根据数据流和用户视图，计算各职能域的数据流量，为后续的系统开发提供必要的准备。通过这些工作，建立机构的业务模型，确定业务元素及其相互关系。

二、制定信息资源规划基础标准

信息资源规划基础标准是指那些决定信息系统质量、进行信息资源开发利用的最基本的标准。这些基础标准有五类。

1. 数据元素标准

数据元素是最小的、不可再分的信息单位，是某类数据的总称。设置"核心"数据元素可以显著减少数据处理系统中使用的数据元素数量，从而简化系统结构。数据元素的质量是建立坚实数据结构基础的关键。创建和命名数据元素时需整体考虑，这样有利于掌握机构中有限数目的"核心"数据元素。

2. 信息分类编码标准

信息分类和编码是提高劳动生产率和科学管理水平的重要方法。信息分类是根据信息内容的属性或特性，按一定的原则和方法进行区分和归类，建立分类系统和排列顺序，以便管理和使用信息。信息编码是在信息分类的基础上，给信息对象（编码对象）赋予具有一定规律性的、易于计算机和人识别、处理的符号。应遵循国际标准、国家标准、行业标准和机构标准，建立全卫生信息系统所使用的信息分类编码标准，以确保信息管理的规范化和系统化，提高信息处理的效率和准确性。

3. 用户视图标准

用户视图是一些数据元素的集合，是数据在系统外部的表现形式，是系统的输入或输出媒介，反映最终用户对数据实体的看法。应尽量减少纸面用户视图，如单证和报表，用电子用户视图（如屏幕格式和表单）替代。因此，需要建立用户视图标准，确定需要哪些用户视图，并制定其标识、命名规则和组成结构。这样可以规范用户视图的使用，提高数据处理效率和用户体验。

4. 概念数据库标准

概念数据库基于用户视角的数据存储方式，概括了用户的信息需求，相当于主题数据库的简要描述。企业的概念数据库标准就是列出企业内所有主题数据库（通常包括 30 到 50 个数据库，具体数量根据企业规模而定）的概要信息。

5. 逻辑数据库标准

逻辑数据库是从系统分析设计人员的视角出发，对概念数据库的进一步分解和细化。每个逻辑主题数据库由一组规范化的基本表组成，这些基本表依据规范化理论和方法建立，一般达到三范式（3 - NF）标准。将概念数据库转化为逻辑数据库的核心步骤，是通过规范化方法将每个概念数据库分解为一组符合三范式的基本表。企业的逻辑数据库标准即以基本表为单元，列出企业内所有逻辑数据库的标准。

三、系统建模

系统建模是用户需求的定型和规范化表达，是信息资源的总体概括和描述，是解决"系统要干什么"的问题，系统建模包括系统功能建模和系统数据建模两部分内容。

（一）系统功能建模

系统功能建模是对系统功能结构的概括性表示，通常采用"子系统—功能模块—程序模块"的层次结构来描述。功能模型中的子系统是面向规划的逻辑系统，旨在从宏观上把握机构信息系统的功能。

模型是现实世界中某些事物的抽象表示，其形式可以是数学公式、图表、文字说明或专用的形式化语言。

建立卫生信息资源规划的功能模型阶段，主要通过信息资源规划需求分析法、文献检索法、比较分析法和现场调研法等方法，利用工具软件进行优化和拟合。该过程包括五个步骤：建立卫生信息资源服务的功能大类和子类；业务建模；定义职能域；定义业务活动过程；业务活动分析。

卫生信息资源规划的功能模型建立一般有两种思路：一是演绎法，自顶向下，逐步求精；二是归纳法，自底向上，综合集成。在建立顶层概念模型时，应从实现信息资源最大化共享和干预措施最小化的原则出发，打破原有机构的界限，按照以人为本的管理思想，以人的健康信息管理为主线，合理划分人的生命周期。将不同生命周期相关的健康特征、健康问题和干预措施所产生的信息有机地组织起来，并贯穿于相关的卫生业务活动中，从而形成基本的业务模型框架。

（二）系统数据建模

系统数据建模是信息资源规划中最难、最重要的工作。数据模型将功能模型所需的数据按内在联系组织起来，从系统和过程的角度，将所有输入、输出的数据按逻辑关联性归纳为数据类，然后将这些数据类归并为主题数据库。系统数据模型由各子系统数据模型和全域数据模型组成，数据模型的实体是"基本表"（base table），这是一种由数据元素组成并达到"第三范式"（3－NF）的数据结构，通常采用简化的实体联系图（E/R）来表示。要在国家卫生信息化框架的指导下，参考国家卫生数据集，建立本地化数据集，通过原始数据项用户视图、原始数据项归类、数据元抽取、数据元归类和数据元标准化，最终完成标准化数据模型的建立。

四、建立信息系统体系结构模型

将系统功能模型与数据模型结合起来就是系统的体系结构模型。系统体系结构模型主要通过 C-U 矩阵进行描述，C-U 矩阵将机构业务过程和数据类作为定义业务信息系统总体结构的基础，通过构造 C-U 矩阵，来明确整个系统及其各个子系统之间的关系，并明确划分出各子系统的边界。系统体系结构模型对控制模块开发顺序和解决共享数据库的共建问题有重要作用。

五、组织实施

经过以上步骤，在确定系统的应用范围和建设范围之后，即可进入系统的组织实施阶段。这个阶段的主要任务包括确定系统的建设目标，建立机构的业务信息系统框架，确立系统实施的组织机构，制订阶段性的进度计划和培训计划，预计每个阶段要交付的成果，每个阶段的交付成果都要有相应的文档加以整理和记录。其目的就是使机构领导、系统分析员和信息系统开发人员在信息化建设的总体方面达成共识，从而制定发展目标和实施策略，全面推进机构信息化建设。

第五节　健康信息资源规划实例

本节以东软云医院的管理信息系统为例，展示医院管理信息系统架构。

东软云医院管理信息系统是基于国家医疗保障局应用架构规范（Healthcare Security Application Framework，HSAF）进行研发的，采用云计算、互（物）联网、大数据、人工智能等现代信息技术，融合医保、医疗、医药全方位的管理和服务，为各类中小型医疗机构，包括二级及二级以下医院、社区卫生服务中心（站）、乡镇卫生院、门诊部/村卫生室，提供标准化、一体化、集约化的医院信息服务。功能覆盖医疗机构内部日常管理，符合卫健委、医保局多维度管理要求，提高医院竞争能力，促进分级诊疗、签约服务、医共体建设、医保管理等医改工作目标的达成（如下图所示）。

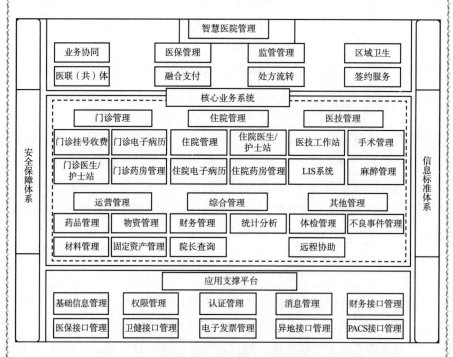

东软云医院管理信息系统架构图

资料来源：根据东软集团网站（https://www.neusoft.com）资料整理。

一、产品优势

（1）一体化临床服务。以患者为中心，集成门诊、住院、电子病历、LIS、PACS、药品耗材、物资管理等系统，实现临床全流程闭环管理，满足不同机构的业务需要。

（2）先进的技术架构。采用微服务架构，符合医保定点信息化管理要求。基于 HSAF 框架，满足可扩展、兼容性强、易维护等智能化管理特性。

（3）智能化医保管理；实现医院与医保业务高度融合；支持融合支付；医保政策云对应，系统自动同步；医保端系统调整，院端不受影响，费用结算精准无误。

（4）便捷的"互联网＋"创新。融入"互联网＋"医疗、医保等创新和惠民功能，提升医院竞争能力，促进医保管理、分级诊疗、处方流转、签约服务等医改目标达成。

（5）高效的业务协同。搭建覆盖县域的医共体、分级诊疗等平台，实现区域间数据共享。推动优质医疗资源上下贯通及协同开展，提升医疗服务行为，惠及民生。

（6）完善的运维服务。安全可信的云端环境，专业的服务团队，经济实惠的服务套餐。

二、主要功能

（1）门诊管理。以院内管理、临床业务为中心，集病历书写、处方管理、入院申请、医技申请与结果查询、患者基本情况查询于一体的综合门诊全业务，实现从诊前、诊中、诊后的全流程智能管理。

（2）住院管理。以医嘱处理和结构化病历为主线，实现患者从入院管理、住院收费、检验、治疗、出院结算等诊疗服务的医疗闭环管理，使患者在住院期间享受完善贴心的医疗服务。

（3）医技管理。专为检验科设定的，具备医技人员对检验项目的检验与管理的过程。通过医技工作站实现申请查询、费用确认、工作日志、费用查询、终端划价等功能。

（4）运营管理。支持医院对药库、物资和设备的信息管理。满足医院智能化管理药品流转和医疗设备管理等方面的需求，为医院实现管理科学化、规范化、精细化提供科学的管理支撑。

（5）综合管理。支持医院的内部管理与事务处理业务，具有财务管理、院长查询、统计数据分析等功能，辅助医院规范管理、有效监管和科学决策，提高了医院的工作效率和运营效益。

（6）其他管理。实现体检流程信息化，通过数据分析的统计与评判，建立体检相关的体检档案；面向医院提供医疗质量相关事件的精细化管理，为医院等级评审及 JCI 认证提供有力保障。

三、应用场景

（1）中小医疗机构。面向二级及二级以下医院、社区卫生服务中心（站）、乡镇卫生院、门诊部/村卫生室等机构提供完整的医院业务流程云服务，有效提高医院工作效率和差异化市场竞争能力，满足医保、卫健委等部门管理要求，助力"互联网+医疗健康"政策落地。

（2）县域医共体。以县级医院为龙头，整合县乡医疗卫生资源，为县医院、乡镇卫生院、村卫生室提供一体化全方位服务，通过开展远程会诊、双向转诊、处方流转等服务，实现院间的业务协同。推动构建分级诊疗、合理诊治和有序就医新秩序，提升患者的就医体验。

资料来源：东软集团网站 https：//www.neusoft.com。

思政课堂

《"十四五"全民健康信息化规划》发布

为贯彻落实党中央、国务院的决策部署，统筹推动全民健康信息化建设，进一步推进新一代信息技术与卫生健康行业深度融合，将数字技术与系统思维贯穿到健康中国、数字中国建设的全过程，充分发挥信息化在卫生健康工作中的支撑引领作用，国家卫生健康委联合国家中医药局和国家疾控局根据全民健康信息化工作面临的新形势新任务，坚持"统筹集约、共建共享，服务导向、业务驱动，开放融合、创新发展，规范有序、安全可控"的基本原则，以引领支撑卫生健康事业高质量发展为主题，编制印发《"十四五"全民健康信息化规划》（简称《规划》）。

一、总体考虑

（一）顺应发展趋势，突出规划引领。在考虑当前信息化工作实际的同时，为未来数字健康发展预留空间，与"十四五"国家信息化规划、国民健康规划与卫生服务体系规划等政策文件充分做好衔接，统筹处理好继承与发展的关系，既做好顶层设计，又充分总结地方经验，既充分考虑当前全民健康信息化建设基础，明确信息技术运用的"路线图"和"任务书"，重在补短板、强基础，又着力促进新兴信息技术与卫生健康行业深度融合，力求锻长板、谋突破。

（二）强化系统思维，进行整体布局。对照"十四五"国家相关规划等政策文件，紧紧把握信息化为业务赋能的定位，提出"十四五"期间全民健康信息化的发展目标，力求形成以数据资源为关键要素，以引领支撑卫生健康事业高质量发展为主题，以数字化、网络化、智能化促进行业转型升级，重塑管理服务模式的体系框架。此外，《规划》内容不仅涉及国家卫生健康委员会职责，还兼顾了国家中医药局与国家疾控局的相关业务，并统筹处理好规划司与委内其他业务司局的关系，做到职责明晰、分工明确、各司其职、形成合力。

（三）明确落地措施，力求发挥实效。为把《规划》落细落实，在确保安全的前提下，聚焦信息化建设过程中存在的重点难点问题，坚持问题导向、需求导向和应用导向，通过实施全民健康信息新基建、数字化智能化升级改造等一系列重大工程与开展互通共享三年攻坚、健康中国建设等一系列优先行动，为信息化任务落地落实提供强有力抓手。

二、主要内容

《规划》共五个章节，主要内容如下。

（一）现状与形势。系统梳理了"十三五"以来全民健康信息化的建设成效和存在问题，全面分析了"十四五"时期全民健康信息化面临的现状和形势。

（二）总体思路。明确了"十四五"期间全民健康信息化建设的指导思想，强调要坚持"统筹集约、共建共享，服务导向、业务驱动，开放融合、创新发展，规范有序、安全可控"的基本原则，提出了2025年的发展目标。

（三）主要任务。包括8个方面主要任务。一是集约建设信息化基础设施支撑体系。二是健全全民健康信息化标准体系。三是深化"互联网＋医疗健康"服务体系。四是完善健康医疗大数据资源要素体系。五是推进数字健康融合创新发展体系。六是拓展基层信息化保障服务体系。七是强化卫生健康统计调查分析应用体系。八是夯实网络与数据安全保障体系。

（四）优先行动。包括8个优先行动。一是互通共享三年攻坚行动。二是健康中国建设（行动）支撑行动。三是智慧医院建设示范行动。四是重点人群智能服务行动。五是药品供应保障智慧监测应对行动。六是数字公共卫生能力提升行动。七是"互联网＋中医药健康服务"行动。八是数据安全能力提升行动。

（五）组织实施。提出从5个方面保障规划落地实施。一是加强组织领导，强化统筹协调。二是完善规章制度，健全政策体系。三是加强队伍建设，强化人才支撑。四是严格监督评估，强化任务落实。五是深化国际交流，实现共赢发展。

三、下一步工作

国家卫生健康委、国家中医药局和国家疾控局将把《规划》纳入健康中国建设和卫生健康事业发展总体规划统一部署、统筹安排、整体推进，着力解决全民健康信息化发展过程中出现的实际问题，加快推动全民健康信息化建设。通过系列举措，重塑管理服务模式，实现政府决策科学化、社会治理精准化、公共服务高效化，为防范化解重大疫情和突发公共卫生风险、实施健康中国战略、积极应对人口老龄化战略、构建优质高效的医疗卫生服务体系提供强力支撑。

（资料来源：《〈"十四五"全民健康信息化规划〉解读》，中国政府网，网址：http：//www.nhc.gov.cn/guihuaxxs/s3585u/202211/53394efd4c4c46d9b5c4099bceab662e.shtml。）

本 章 小 结

本章围绕健康信息资源规划的内涵、发展、理论、方法、步骤及典型实例进行了全面探讨。信息资源规划是信息资源管理的首要环节，对信息资源的有效管理至关重要。健康信息资源规划涵盖了从信息的采集、处理、存储、传输到配置和利用的全过程，涉及医疗卫生管理和服务的所有信息要素。健康信息资源规划可以分为宏观层面的规划和微观层面的规划。宏观层面的规划关注信息资源的总体结构和共享机制，微观层面的规划则专注于具体业务的信息需求。随着信息技术的发展，实践中逐渐发展出了数据管理理论和战略规划基本理论，这些理论成为健康信息资源规划的指导理论。健康信息资源规划不仅吸收了信息工程的核心思想，采用了信息工程的技术方法，还融入了主流总体企业架构的思想。本章介绍了企业常用的信息资源规划方法，深入分析了信息资源规划的主要步骤。最后，通过东软云医院管理信息系统的典型实例，展示了现代信息技术在健康信息资源规划中的实际应用。

本章参考文献

［1］马费成，赖茂生.信息资源管理.第2版［M］.北京：高等教育出版社，2014.

［2］高复先.信息资源规划：信息化建设基础工程［M］.北京：清华大学出版社，2002.

［3］贾卫，张强.美国国防部信息资源管理规划与法规［M］.北京：金城出版社有限公司，2020.

［4］孟群.卫生信息资源规划［M］.北京：人民卫生出版社，2014.

［5］柯新生.企业信息资源规划理论与方法研究［M］.北京：电子工业出版社，2013.

［6］裴雷.政府信息资源整体规划理论与方法［M］.武汉：武汉大学出版社，2013.

［7］赵捷.企业总体架构：企业信息战略规划，治理和信息系统总体架构设计［M］.北京：电子工业出版社，2006.

［8］King W R. Strategic Planning for Management Information Systems［J］. MIS Quarterly, 1978（1）.

［9］Martin J. Information Engineering：Introduction［M］. Prentice Hall PTR, 1989.

［10］Martin J. Information Engineering, Design & Construction：Book 3［M］. Prentice-Hall, Inc. , 1990.

［11］Kleinrock L. Martin J. Excerpts From An Information-Systems Manifesto［J］. Commun ACM, 1985（3）.

［12］Zachman J A. A Framework for Information Systems Architecture［J］. IBM Systems Journal, 1987（3）.

［13］Sowa J F, Zachman J A. Extending and Formalizing the Framework for Information Systems Architecture［J］. IBM Systems Journal, 1992（3）.

［14］Zachman J A. Concepts of the Framework for Enterprise Architecture［J］. IBM Systems Journal, 1987（3）.

［15］Zani W M. Real-time Information Systems：A Comparative Economic Analysis［J］. Management Science, 1970（6）.

思　考　题

1. 什么是健康信息资源规划？为什么它对于健康信息管理至关重要？
2. 健康信息资源规划在我国经历了哪些阶段？各有什么特点？
3. 健康信息资源规划有哪些基本理论？
4. 健康信息资源规划有哪些常用方法？各自的特点是什么？
5. 复述健康信息资源规划的主要步骤。

第四章

健康信息资源管理技术基础

内容提要： 健康信息资源管理技术的应用，可以实现健康信息的快速传递和共享，可以高效地收集、整理、存储和共享健康信息，满足个人、医疗机构、政府等不同层面的需求。健康信息资源管理技术的应用，可以提升医疗服务的质量和效率。实现医疗资源的优化配置和跨地域的医疗服务。标准化是实现不同医疗机构、系统间数据无缝对接的基础。安全技术可有效保障健康信息系统的稳定运行。健康信息资源管理技术的标准化与安全在提升医疗服务质量、保护患者隐私、防范网络攻击、支持科研与创新等方面具有极其重要的意义。本章将以健康信息资源管理技术为基础，深入探讨健康信息资源标准化技术与安全技术。

本章重点： 健康信息采集的技术；健康信息传输的技术；健康信息存储的技术；健康信息资源标准化规范；信息安全的内涵；信息加密的原理。

第一节 信息资源技术概述

一、健康信息采集技术

（一）采集工具

健康信息采集工具用于跟踪和监控个人的健康状况，帮助医生和个人做出更好的健康决策。以下是一些常见的健康信息采集工具。

1. 可穿戴设备

智能手表与健身追踪器等可穿戴设备，能够持续监控心率、步数、卡路里消耗、睡眠质量、血氧水平等。一些智能手表具备心电图功能，能够实时监控心脏的电活动，帮助识别心律不齐等问题。

2. 移动应用

一是健康监控应用，这些应用通过手机传感器或与穿戴设备连接，采集健康数据，包括步数、活动时间、饮食摄入等；二是心理健康应用，这些应用通过监控情绪和行为模式，帮助用户管理压力和焦虑。

3. 远程医疗设备

远程医疗设备可以用于血糖监测和血压检测。血糖监测仪通过将传感器贴在皮肤上，实时监控血糖水平，数据通过移动应用同步到手机。智能血压计可以连接到手机应用程序并记录血压数据，帮助患者和医生跟踪血压变化。

4. 医院和诊所的健康信息系统

一是电子病历记录系统，用于存储和管理患者的医疗记录、处方、测试结果等。这些系统能够整合医院和诊所的患者健康数据，供医生和医护人员实时访问；二是医疗监护系统，用于实时采集患者的血压、心率、呼吸率、血氧饱和度等关键生命体征数据。

5. 家庭健康监控设备

一是智能体重秤，不仅能记录体重，还能监控体脂率、BMI 等数据，并通过应用程序提供趋势分析；二是智能温度计，可测量体温并将数据上传到应用程序中，帮助跟踪发热症状。

6. 基因和微生物组分析工具

一是基因检测套件，通过收集唾液样本，提供遗传信息分析，帮助用户了解潜在的健康风险；二是微生物组分析工具，通过检测肠道菌群，提供饮食和健康建议。

7. 生物传感器

连续监测传感器（如心脏起搏器和植入式血糖监测设备），可以连续采集患者的生理数据，并实时发送给医疗团队，主要用于慢性疾病患者的监控，如心脏病、糖尿病等。

（二）采集技术

健康信息采集技术主要用于监测和记录人体的各类生理和健康数据，以便进行分析和诊断。以下是一些常见的健康信息采集技术应用。

1. 生物传感技术

该技术主要应用于可穿戴设备中的传感器和植入式传感器。可穿戴设备中的传感器可监测心率、呼吸频率、体温、血压和血氧饱和度等生理参数，广泛应用于智能手表和健身追踪器（如心率传感器、加速度计、血氧传感器等）。植入式传感器（如植入式心脏监测器、血糖监测器）用于监测慢性病患者的健康数据，能够实时追踪患者的生理状态并进行远程数据传输。

2. 光学与成像技术

该技术主要应用于光学传感器和医学成像。光学传感器（如光电容积描记技术）利用光线穿透皮肤来测量血流量和心率，是许多可穿戴设备的核心技术。医学成像技术包括磁共振成像（Magnetic Resonance Imaging，MRI）、计算机断层扫描（Computed Tomography，CT）和超声波，通过获取详细的图像信息来诊断各种疾病。

3. 非侵入性生物识别技术

该技术主要应用于面部识别与体温监测、声音和呼吸模式监测。面部识别与体温监测用于非接触式健康监测，特别是在疫情期间，广泛应用于公共场所的体温筛查。声音和呼吸模式监测使用声学传感器监控呼吸频率、声音和睡眠状况，帮助检测睡眠呼吸暂停等问题。

4. 基因和分子检测技术

一是基因测序技术，如下一代基因测序（Next-Generation Sequencing，NGS），通过 DNA 测序来检测遗传疾病、癌症风险等。二是聚合酶链式反应（Polymerase Chain Reaction，PCR）技术，用于检测病毒感染，如 COVID-19 测试，通过检测 DNA 或 RNA 分子来识别病原体。

5. 远程监控和数据传输技术

该技术主要应用于远程健康监控系统和无线健康监测设备。远程健康监控系统利用物联网技术和云计算，将患者的生理数据实时传输给医生，便于远程诊断和监控，如连续血糖监测设备和远程心脏监护设备。无线健康监测设备通过蓝牙、Wi-Fi 或 5G 技术，实时传输健康数据，便于远程医疗和个性化健康管理。

6. 环境传感器技术

环境传感器技术的应用主要体现在空气质量传感器上。空气质量传感器可监测环境中的污染物，如 PM2.5、二氧化碳、挥发性有机化合物等，帮助识别潜在的健康风险，尤其针对患有呼吸系统疾病的人群。

7. 大数据和人工智能

一是数据挖掘和分析技术，该技术通过大数据分析采集到的健康信息，用于预测疾病趋势、识别健康风险和优化医疗资源。二是人工智能算法（如机器学习），用于从大规模的健康数据中提取有用的特征，帮助医生进行疾病诊断和治疗。

二、健康信息传输技术

（一）传输基本内容

信息传输是指通过信息通道传输用户所需的信息，这个过程包括信息的传送和接收。信息传输技术是用于管理和处理信息所采用的各种技术的总称，它主要是应用计算机科学和通信技术来设计、开发、安装和实施健康信息系统及应用软件，它也常被称为信息和通信技术。

（二）传输原则

（1）快速原则。为确保信息时效性，必须以最快速度完成信息在时空上的传输。只有遵守快速原则，才能最大限度地发挥信息的使用价值，否则信息就会失去其存在的意义。

（2）低耗原则。遵守低耗原则有助于保证信息使用的普及和推广。

（3）量大原则。量大原则要求信息传递的负载量要尽可能大。只有遵守量大原则，才能加快信息传输的速度。

（4）质高原则。质高原则要求信息传输的质量要高，不能在传递过程中出现信息失真、畸变等现象，保证信息的可靠性。如果在信息传输过程中出现各种不正常情况，将不仅达不到信息使用者的预期目的，而且容易将信息需求者的决策引向歧途。

（5）保密原则。保密原则要求信息传输要做到保密，信息的传递者要根据信息内容的秘密程度以及保密的有关规定，选择恰当的传递方式，严格控制传递范围，采取必要的保密措施，以确保信息传输的安全。

（三）传输过程

信息传输包括信息的传送和接收，一般包括三个基本程序。（1）完成信息检索。信息检索是前提，只有获取检索到的信息以后才能够有效地传递信息。从某种程度上说，信息检索的质量决定着信息传递的质量。（2）选择信息传递工具。信息传递的时效性要求信息的传递者根据实际需要选择合适的信息传递工具，一般要求选择速度快、安全系数高的传递工具。（3）接收使用信息。接收使用信息是信息传输的最后一环。信息的使用者接收到正确的信息以后，就可以直接使用这些信息了。

（四）传输工具

在信息传输过程中，选择合适的信息传递工具很重要。以下列举的是常用的十种信息传递工具。（1）语言。作为人类特有的信息传递工具，人们利用语言按照一定的规则完成意见表达、思想交流等目的。（2）报纸杂志。通过阅读报纸杂志，可将大量的信息从信源传递到信宿。（3）图书。通过购买和阅读图书，人们可以从中获得大量有用的信息。（4）广播电视。广播是指利用无线电台或者有线电台对外发送大量信息的设施；电视是指利用无线电波传送物体运动影像的设施。（5）电报电话。电报是指利用电能传递文字、照片、图表的一种装置；电话是指利用电能使处于两地的人们能够相互交谈的设施。（6）计算机网络。计算机网络是指由计算机组成的通信网络，利用它可以从某一位置向另一位置传送大量的信息。（7）通信卫星。通信卫星是指专门用于在国际国内传递信息的人造卫星。（8）激光通信。激光通信是指利用激光负载信息并传送到远方的一种通信工具，它具有通信容量大、保密性强等优点。（9）光纤通信。光纤通信是指利用具有特殊光学性能的玻璃细丝导光的原理而实现的一种通信工具，它具有通信容量大、速度快、费用低等优点。（10）电传。电传是一种新型的信息传递工具，它是指利用光电效应，通过有线或者无线装置向远方传递文件、照片、图表、书信等真迹的一种装置。

三、健康信息存储技术

（一）基本内容

健康信息存储是指根据确定的用户信息需求，将采集的有用健康信息保存起来以备将来使用。健康信息存储需要解决的主要问题是确定存储健康信息的种类，以及确定健康信息存储时间、存储方式、存储介质与设备等。

健康信息存储的意义：（1）有利于增大健康信息资源的拥有量；（2）有利于集中管理健康信息资源；（3）有利于开发高层次的健康信息资源；（4）有利于充分利用健康信息资源，提高管理工作效率。

健康信息资源存储主要有四方面的作用。（1）便于检索。将加工处理后的健康信息资源存储起来，形成健康信息资源库，就为用户从中检索所需信息提供了极大的方便。（2）利于共享。将健康信息资源集中存储到健康信息资源库中，为用户共享使用其中的信息内容提供了便利，人们还可以反复使用，提高了健康信息资源的利用率。（3）延长寿命。健康信息资源存储还可以有效地延长健康信息资源的使用寿命，提高健康信息资源的使用效益。（4）方便管理。将健康信息资源集中存储到健康信息资源库中，就可以采用先进的数据库管理技术定期对其中的信息内容进行更新和删除，剔除其中已经失效老化的信息内容。

（二）基本原则

（1）统一性。统一性原则是指健康信息资源的存储形式应该在全国甚至全世界范围内保持一致，这就要求健康信息资源存储时需要遵守相关的国家标准或者国际标准。

（2）便利性。便利性原则是指健康信息资源的存储形式要以方便用户检索为前提，否则会影响用户使用该健康信息资源。

（3）有序性。有序性原则是指健康信息资源存储时要按一定规律进行排列，以方便用户检索。

（4）先进性。先进性原则是指健康信息资源的存储形式应该尽量采用计算机以及其他新兴材料作为健康信息资源存储的载体。

除了遵循以上基本原则外，健康信息资源存储要尽可能做到全面、系统，存储的健康信息资源要新颖，存储过程中要尽量降低费用，以便最大限度地提高效益，还要建设和管理好与健康信息资源存储相关的设备和设施。

（三）存储类型

信息存储按载体的形式可划分为七种类型。

（1）人脑载体存储。在文字产生之前，人类只能依靠人脑的记忆功能来存储信息，人脑是一种初始的载体存储形式，但受限于记忆力，信息存储有限。

（2）语言载体存储。语言是人们交流思想的工具，也是人类最早的信息资源存储形式之一，人们将自己的思想注入语言中，并通过语言的方式表达出来，传递给对方，以实现信息交流、沟通思想的预期目的。

（3）文字载体存储。文字既可作为信息表现方式，也能存储信息资源，记录文字信息的材料由最初的石头、龟甲、兽骨发展到后来的简牍、丝帛、纸张等。

（4）书刊载体存储。书刊的出现要晚于文字，但它是一种更有效的信息资源存储方式，其特点是信息存储容量大，并且高度集中。

（5）电磁波载体存储。电磁波是一种通信的手段，也是一种信息的载体，其形式包括电报、电话、电传等。

（6）计算机载体存储。计算机载体存储的特点是：传递速度快，存储容量大，联网后处理信息的范围极大。

（7）新材料载体存储。随着科学技术的发展，人类发明了许多可以用作信息字眼载体的新兴材料载体，包括磁性载体（如磁带、磁盘等）、晶体载体（如集成电路等）、光电载体（如光盘等）、生物载体（如蛋白质等）。这些新兴材料载体的共同特点是体积小、容量大、效率高，可以更有效地用来存储各种信息资源。

（四）存储技术

传统的健康信息资源存储技术主要是纸张印刷存储技术，而现代健康信息资源存储技术主要包括缩微存储技术、声像存储技术、计算机存储技术以及光存储技术，因其存储容量大、密度高、成本低、存取迅速等优点获得广泛应用。

1. 纸张印刷存储技术

纸张印刷存储是指将带有文字、图像信息的印版表面涂上油墨类的物质，用一定的压力印到纸张表面，用以保留和传递信息。由于纸张上的信息直观易读，因此纸张是人们常用的信息载体，但其缺点在于存储信息的密度低，体积过大，占用空间太多且不易保存。

2. 缩微存储技术

缩微存储技术主要是利用摄影技术将印刷品上的内容缩微拍摄到胶片上，冲洗成缩微胶片后予以存储。缩微摄影机主要有旋转式、平台式、步进式等 3 种；有银盐、总氮、微泡 3 种材料的胶片；有卷式（16 毫米和 35 毫米）、片式（148 毫米 × 105 毫米标准尺寸）等规格的缩微胶片。

缩微存储技术主要有以下五个优点。（1）存储信息密度高，相当于纸张存储的 2%。（2）方法简单、成本低、比较经济。相同的一份资料，制作成缩微胶片，其价格相当于纸张印刷品成本的 1/10～1/15、磁盘的 1/100～1/1 000、光盘的 1/10～1/100，并可节省邮寄费用。（3）保存期长，通常环境中保存期长达 50 年，在标准条件下可保存几百年。（4）缩微品忠于原件，不易出错。同其他存储方式（如磁盘、光盘等）相比，误码率为零。（5）采用缩微技术能将非统一规格的原始文件规范化、标准化，便于管理。缩微技术还可以与计算机技术、通信技术结合使用，实现自动化信息检索。缩微存储技术的不足之处是必须借助缩微胶片阅读机或缩微阅读复印机才能阅读，以及缩微胶片的保存条件非常严格。

缩微存储技术主要有五种。

（1）计算机输出缩微胶片。计算机输出缩微胶片（Computer Output Microfilm，COM）通常将计算机内的数据通过 COM 设备转换成人可阅读的缩微影像，并直接输出到缩微胶片上。

（2）计算机辅助缩微检索系统。计算机辅助缩微检索系统是指将计算机检索技术、缩微胶片和纸质资料的特点融为一体的自动化检索系统。计算机与缩微胶片自动检索机直接连接，用户只需将检索指令输入计算机，就可在输出装置上获得检索结果。

（3）计算机输入缩微胶片。计算机输入缩微胶片（Computer Input Microfilm，CIM）装置能将缩微胶片的信息通过计算机和扫描器转换成计算机可处理的二进制信息，输入到计算机中。CIM 具有经济性、耐久性、体积小、存取信息性能好等优点，因此应用范围日益扩大。

（4）激光全息照片。激光全息缩微片是指将印刷品内容的缩微影像，经由激光光束干涉，将干涉条纹存储在胶片上来实现密度极高的信息存储（105mm × 148mm 的全息平片上可存储 16 开本大小的资料 12040 页）。存储密度高、抗干扰能力强、显示复制设备较简单是其主要的优点。全息存储技术也存在着一些不足之处，例如对影调连续变化的原件记录效果差，不易表现被摄物的色彩，与计算机联机使用比较复杂，在阅读用单色激光显示的再现影像时视感较差等。

（5）缩微传真。缩微传真技术是将缩微照相与传真融为一体的技术，它为数字扫描和缩微图像传输创造了条件。缩微传真系统通过电话线、卫星和微波，将缩微信息传至传真接收器内，接收器收到信号后将信息转换成普通的字符，再将这些字符打印或显示出来。

3. 声像存储技术

声像存储技术是指将信息通过录音或录像等方式记录存储的一种信息存储技术，它包括幻灯片存储技术、录音存储技术、录像存储技术和电影存储技术等。

（1）幻灯片存储技术。常见的幻灯片都是利用摄影胶片摄制而成的：胶片曝光、显影、定影、冲印。其摄制完成后，分张剪下，加装片框。幻灯片可以是彩色或黑白的；可以是单片或卷片；可以是微缩胶片或立体单片。幻灯片内容的显示一般需要幻灯放映机。

（2）录音存储技术。录音是指将声音存储起来的过程。丹麦人波尔森于1988年制成第一台录音机，之后录音磁带发展经历了钢丝、钢带、纸基磁带、塑料基磁带、聚酯基磁带和二氧化铬磁带的过程。录音磁带有普通磁带、LH磁带（低噪声输出磁带）、钴磁带和二氧化铬磁带、铁铬磁带、金属磁带等。

（3）录像存储技术。录像是指将图像信息存储起来的过程。录像与录音原理基本相同，是将图像信号变成光信号，再将光信号变成电信号，然后将电信号变成磁信号，通过磁头对磁带的扫描，以剩磁方式储存在磁带上。放像时，以扫描方式使磁带上的剩磁场在磁头线圈中感应出电信号来重现图像。

（4）电影存储技术。在照相存储技术的基础上，电影存储技术是实现了信息的动态存储，并且同时伴有声音的录制，实现了声像的合二为一。电影存储技术的主要优点有存储信息的动态性、声像合一性、保存的长期性、再现技术的简单性等，但是使用的设备价格昂贵，技术环节较多。

4. 计算机存储技术

计算机的辅助存储器主要为磁表面存储器，磁表面存储器是指将磁性材料沉积在存储介质基体上形成记录介质，并用磁头去读写记录介质的存储器。计算机中使用的磁表面存储器主要有磁带和磁盘。磁带的表面涂有磁性薄层，当脉冲电流送入磁头时，正对磁头的磁性薄层就被磁化，被磁化和未被磁化的两种状态分别代表"1"和"0"，就可存储数据。

磁带存储系统是所有存储媒体中单位存储信息成本最低、容量最大、标准化程度最高的常用存储介质之一。它互换性好、易于保存，由于采用了具有高纠错能力的编码技术和即写即读的通道技术，磁带存储的可靠性和读写速度大大提高。根据读写磁带的工作原理可分为螺旋扫描技术、线性记录（数据流）技术、数字线性磁带技术以及比较先进的线性开放式磁带技术。

（1）螺旋扫描读写技术。采用这种读写技术在同样磁带面积上可以获得更多的数据通道，充分利用了磁带的有效存储空间，因而拥有较高的数据存取密度。

（2）线性记录读写技术。以线性记录方式读写磁带上数据的磁带读写技术与录音机基本相同，平行于磁头的高速运动磁带掠过静止的磁头，进行数据记录或读出操作。这种技术虽使驱动系统设计简单，但读写速度较低，由于数据在磁带上的记录轨迹与磁带两边平行，数据存储利用率也较低。为了有效提高磁带的利用率和读写速度，人们研制出了多磁头平行读写方式，提高了磁带的记录密度和传输速率，不过驱动器的设计变得极为复杂，成本也随之增加。

（3）数字线性磁带技术。数字线性磁带技术（Digital Linear Tape Technology，DLT）是一种先进的存储技术标准，包括1/2英寸磁带、线性记录方式、专利磁带导入装置和特殊磁带盒等关键技术。利用DLT技术的磁带机，在带长为1 828英尺、带宽为1/2英寸的磁带上具有128个磁道，使单磁带未压缩容量可高达20GB，压缩后容量可增加一倍。

（4）线性开放式磁带技术。线性开放式磁带技术（Linear Tape-open Technology，LTO）是由IBM、HP、Seagate三大存储设备制造公司共同支持的高新磁带处理技术，它可以极大地提高磁带备份数据量。LTO磁带可将磁带的容量提高到100GB，如果经过压缩可达到200GB。LTO技术不仅可以增加磁带的信道密度，还能在磁头和伺服结构方面进行全面改进，LTO技术采用了先进的磁道伺服跟踪系统来有效地监视和控制磁头的精确定位，防止相邻磁道的误写问题，达到提高磁道密度的目的。

磁带根据读写磁带的工作原理，可以分为六种规格。其中两种采用螺旋扫描读写方式的是面向工作组级的DAT（4毫米）磁带机和面向部门级的8毫米磁带机，另外四种则是选用数据流存储技术设计的设备，它们分别是采用单磁头读写方式、磁带宽度为1/4英寸、面向低端应用的Travan和DC系列，以及采用多磁头读写方式、磁带宽度均为1/2英寸、面向高端应用的DLT和IBM的3480/3490/3590系列等。

磁盘又可进一步细分为硬磁盘（硬盘）和软磁盘（软盘）两种。硬盘是一种表面涂有磁性物质的铝合金圆盘，多块圆盘用旋转轴装在一起就构成了磁盘组。磁盘组中的每个盘片表面都配置磁头，当磁盘高速旋转时，距离盘片几分之一微米的磁头作径向运动，使磁头直接"访问"盘片上的任意点进行数据存取操作。将磁盘和磁头密封起来就产生了温氏硬盘，温盘不受外界尘粒、杂质的污损。随着磁盘技术的发展，其各项性能都会有更大的提高。软盘从1972年开始使用，由涂有氧化铁的聚酯薄膜制成，封装在纸封套或塑料封套内，留出一槽口供磁头存取数据。软盘体积较小、重量轻，便于携带和保存，存取灵活，可反复使用和多机使用，但是存储密度低，存储速度和数据传输率相对较低。

5. 光存储技术

光存储技术是一种利用激光在光学介质上读写数据的存储技术。它在数据存储历史中占据了重要地位，从 CD 到高密度 Blu-ray 光盘，光存储技术在容量、速度和应用领域上不断进步。

（1）光存储技术的基本原理。光存储技术依赖激光在光学介质上刻录或读取数据。光盘表面由一层反射材料和一层可刻录材料组成。激光束聚焦在光盘表面，通过改变激光的强度或持续时间，在光盘上形成微小的凹坑（pits）和平坦区域（lands），这些微结构代表二进制的 0 和 1。读写过程：写入数据时，强激光束在光盘表面刻录数据，通过加热材料改变其反射性，形成凹坑。读取数据时，较弱的激光束扫描光盘表面，根据反射光的变化来读取数据。凹坑反射的光强度与平坦区域不同，光传感器根据这些变化将其解码为数字信号。

（2）光存储介质的种类。一是 CD（Compact Disc），容量通常为 700MB，主要用于音乐、软件、早期的数据存储。二是 DVD（Digital Versatile Disc），单层为 4.7GB，双层可达 8.5GB，主要用于电影业、软件分发、大容量数据存储。三是 Blu-ray Disc（BD），单层为 25GB，双层为 50GB，最高达 100GB（BD-XL 格式），主要应用于高清电影、4K 视频存储、大型游戏和数据备份。

（3）光存储技术的发展与演进。光存储技术经历了几代的发展，每一代都提升了存储密度和数据传输速度。一是波长缩短：从 CD 的 780 纳米（红外光），到 DVD 的 650 纳米（红光），再到 Blu-ray 的 405 纳米（蓝光），每次波长的缩短都显著提高了数据存储密度，因为更短的波长可以在相同面积上存储更多的数据。二是多层存储：从单层到双层甚至三层和四层（如 BD-XL），多层存储进一步提高了光盘的总存储容量。三是数据压缩：在 DVD 和 Blu-ray 中，使用了更高效的视频和音频压缩技术（如 MPEG-2、H.264），这使得在同样的存储空间内可以保存更多或更高质量的内容。

（4）全息存储技术。全息存储是光存储技术的一个重要方向，它利用光的干涉和衍射在三维空间中存储数据。全息存储使用激光束将数据编码成干涉图样，然后以三维方式记录在光学介质中。读取数据时，参考光束与存储的全息图相互作用，生成原始数据的再现。全息存储理论上可以大幅提高存储密度，因为它在整个介质体积（而不仅仅是表面）中存储数据。存取速度也可能大幅提高，因为可以一次读取大量数据。尽管全息存储技术仍在开发中，尚未广泛商用，但它在未来有望在需要大容量和高速存取的应用中发挥重要作用。

（5）光存储技术的优缺点。

光存储技术的优点主要有三点。一是可长时间保存。光盘在适当存储条件下可以保存几十年，适合长时间的数据存档。二是抗磁性干扰。光存储介质不受磁场影响，比磁性存储介质更稳定。三是便于携带。光盘体积小、易于携带和分发。

光存储技术的缺点也主要有三点。一是存储容量有限。与现代固态存储设备

（如 SSD）相比，光盘的存储容量较低。二是数据传输速度较慢。光驱的读写速度比现代硬盘和固态硬盘慢。三是耐用性有限。光盘容易受到刮擦、污垢和环境变化（如阳光暴晒）的影响，从而导致数据丢失或损坏。

（6）光存储技术的应用场景。一是消费电子，如音乐、电影、游戏和软件的分发，尤其是在蓝光光盘上存储高清和 4K 视频内容。二是数据备份与归档。由于光盘可长期保存，许多企业和个人使用光盘进行数据备份和档案保存。三是教育与培训。光盘仍然在教育和培训领域中广泛使用，用于分发课程内容和教学材料。四是专业应用，包括医学影像存储、法律档案保存等需要长时间保存且相对稳定的数据存储领域。

（7）光存储技术的未来发展。随着数据存储需求的增长和技术的进步，光存储技术的应用领域正在不断拓展。一是高密度光存储，提高存储密度的新方法一直在探索中，如使用多层、多光谱和多角度存储技术。二是全息存储，全息存储技术可能成为下一代光存储技术的核心，为大容量数据存储提供解决方案。三是存档和备份市场。尽管其他存储技术（如 SSD 和云存储）在消费市场上占据主导地位，但光存储仍将在长期数据存档和备份市场中保持重要地位。光存储技术在经历了数十年的发展后，依然在特定领域中发挥着重要作用，未来的技术进步可能会带来更高的存储密度、更快的读取速度以及更广泛的应用场景。

四、健康信息处理技术

（一）基本内容

信息处理是指对信息进行分析、组织、存储、提取利用等加工处理。它是在对采集来的大量原始信息进行筛选和判别、分类和排序、计算和研究、著录和标引、编目和组织的基础上，产生二次信息的活动过程。只有在对信息进行适当处理上，才能产生新的、高质量的、方便用户使用、用以指导决策的有效信息或知识。从广义来说，凡是对数据本身所施加的操作过程，统称为数据处理或信息加工。本章所说的信息处理是狭义的，即对数据或信息进行算术运算、逻辑推理、建立模型、求解处理等。

信息处理的内容一般包括三个方面：（1）信息的筛选和判别。在大量的原始信息中，通过认真的筛选和判别，去除一些假信息和伪信息；（2）信息的分类和排序。收集来的信息是初始、凌乱和孤立的，只有把这些信息进行分类和排序，才能存储、检索、传递和使用；（3）信息的分析和研究。对分类排序后的信息进行分析比较、研究计算，可以使信息更具有使用价值乃至形成新信息。

（二）信息处理过程

信息处理过程一般要经过信息选择、预处理、数据约简与转换、信息分析与处理、评估与维护五个环节（见图4-1），该过程有时是复杂的、艰难的和循环重复的。

1. 信息选择

信息选择的任务主要是从已有信息（如数据库、数据仓库中的信息）选择相关数据，创建一个目标数据集。

2. 预处理

从不同环境收集而成的目标数据集可能存在许多不确定性内容，这些内容主要表现在三个方面：字段标记错误、有特殊语义的数据值、空值。字段标记错误往往是操作员在数据录入时输入错误或受某种外界因素干扰产生的，这些错误数据称为"噪声"。噪声数据有时与系统中的一些小概率数据（统称为"异常数据"）难以区别，甄别异常数据、剔除噪声是预处理的任务之一，也是难点之一（如图4-1所示）。

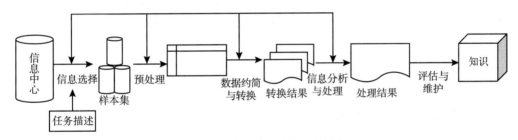

图4-1　信息处理的多阶段模型

资料来源：吴忠，朱君璇. 信息资源管理［M］. 北京：清华大学出版社，2011.

在信息处理中有时会发现属性之间的关系在几乎所有的情况下均是正确的，但在许多种情况有几条记录却不支持期望的模式，这种结果是由于某些具有特殊语义取值的字段导致的。还有一些数据由于录入者认为其不重要或不知道而没有输入，从而引起某些属性值未知，此类值称为空值。空值处理是预处理的任务之一。

3. 数据约简与转换

数据约简是指通过某种方法降低算法的搜索空间。数据约简常分为垂直约简和水平约简。垂直约简是指使用降维或变换方法减少变量（在健康信息系统中常以属性表示）数目，而水平约简是指通过对对象的分析（包括离散化、泛化等），合并具有相同属性值的对象，减少对象数目。

不同信息分析与处理方法有不同的输入要求，数据转换就是对数据进行编码，使其成为分析和处理所要求的格式。

4. 信息分析与处理

信息分析与处理就是应用相关算法从预处理过的数据中寻找隐含的对信息利用（预测、决策等）有价值的模式。

5. 评估与维护

信息处理的主要目的是支持预测和决策，因此必须确定处理结果的可信度，对结果进行必要的筛选和维护。

此外，有时还需要过程改进与结果整合环节。信息处理是一个反复进行的复杂过程，改进信息处理过程使最终结果满足要求，可以从以下三个方面加以改进：（1）重新定义数据集；（2）改进信息处理方法；（3）重新定义约束或算法参数。结果整合是为应用做准备，工作内容包括：（1）结果输出，即把处理结果以文件、报表或其他形式呈现给用户；（2）一致性检查，即确信处理结果与以前的处理结果或领域知识不抵触。

信息处理要注意以下两点：（1）信息处理要善于运用创造性思维，对信息内容进行定性分析和定量分析，从中找出本质的、规律性的东西。如果只局限于情况介绍、数据罗列，这种信息处理的作用很小；（2）在信息处理过程中，要实事求是地对信息进行加工整理，切忌主观臆断，把不同时间、不同空间、不同性质的信息硬性拼凑，造成信息失真。

（三）信息处理方式

从不同的角度，信息处理方式有各种不同的划分。

1. 按处理功能的深浅不同划分

按处理功能的深浅不同，信息处理方式可分为预处理、业务处理和决策处理三种方式。第一种是对信息简单整理，处理出的是预信息；第二种是对信息进行分析，综合出辅助决策的信息；第三种是对信息进行统计推断，可以产生决策信息。

数据加工处理以后成为预信息或统计信息，统计信息再经过处理才成为对决策有用的信息。这种转换均需要时间，因而不可避免地产生时间延迟，这也是信息加工的一个重要特征——滞后性。信息的滞后性与信息的时效性是有矛盾的，信息工作者要正确认识信息的滞后性，尽量减少以至消除滞后性对时效性的制约和影响。

2. 按处理的响应时间不同划分

按处理的响应时间的不同，信息处理方式可分为两种类型。（1）将送过来的数据立即进行处理，即时做出响应的"实时处理型"。一般实时处理系统只允许处理已确定的工作，仅限于面向常规的作业业务，这是为了保证响应的及时性。（2）数据存储达到一定数量或时间后再集中处理为"批处理型"。这种处理方式适用于以下两种统计分析业务：如果不收集一定数量的数据，就没有什么处理意义和效果，或者没有必要急于得到处理结果。

3. 按系统与用户之间的距离不同划分

按系统与用户之间距离的远近不同，信息处理方式可分为远程处理方式和局域处理方式。远程处理方式是指用户不必去信息中心，而通过通信线路使用远处的计算机进行处理的方式。实际上，远程处理方式是一种远距离的联机处理方式，因为除了终端和通信控制器以外，它与批处理型方式完全一样。与远程处理方式相反，局域处理方式是指在计算机所在地使用计算机的方式。事实上，只有在区分远程处理方式和局域处理方式的场合，才较多地使用这个概念，即在计算机网络中分布在各处的计算机各自进行处理的方式就叫作局域处理方式。

4. 按企事业单位的管理和计算机配置不同划分

按企事业单位的管理和计算机配置不同，信息处理方式可分为集中式和分布式。集中式是将计算机放在单位机关等指定地方，由中心计算机集中承担处理功能和处理量；分布式是以统一的规划为基础，将适当规模的计算机系统安装在单位机关及其下属单位，分别承担处理功能和处理量。在选择是集中式还是分布式的时候，要考虑企业的各种内部条件和外部条件。

5. 按是否运用计算机划分

传统的信息处理主要是通过人脑进行，随后才相继出现了手工设备和计算机。也就是说进行信息处理一般有手工加工和计算机加工两种方式。手工管理方式不仅烦琐、容易出错，而且加工过程需要很长时间，已经远远不能满足需要。计算机、人工智能等技术的不断发展和应用，大大缩短了信息处理时间，满足了管理者的决策需求，同时人们也从烦琐的手工管理方式中摆脱出来。

计算机信息加工就是利用计算机进行数据处理，在处理过程中，大量采用各种数学模型，而且这些模型的算法往往是相当复杂的，常常包含大量的迭代和循环。

传统的信息处理，多数是靠管理者的经验来加工信息，需要的少数运算也仅限于简单的算术运算和简单的统计加工。数理统计中的许多方法、运筹学中的许多方法随着管理现代化的进展，已进入经济管理领域。现代统计学方法与信息处理的关系日益密切，作为信息处理的一个基本工具，现代统计学方法将发挥越来越重要的作用。

（四）信息处理方法

针对不同的处理目标，支持信息处理的方法概括起来可分为五大类：统计学习方法、机器学习方法、不确定性理论、可视化技术和数据库技术。其中，统计学习方法包括相关分析、回归分析、主成分分析、聚类分析、时间序列分析、判别分析等；机器学习方法包括规则归纳、案例学习方法、遗传算法、免疫算法、蚁群算法、决策树方法等；不确定性理论包括贝叶斯网络、模糊逻辑、粗糙集理论、证据理论、灰色理论、可拓理论等；可视化技术包括数据可视化、交互式可视化、信息图表、3D可视化和可视化分析等，通过图形化手段更直观地展现数据的特征和趋势，帮助用户理解和分析数据；数据库技术包括面向数据集方法、面向属性归纳、数据库统计、数据挖掘技术、数据仓库技术、联机分析技术等。

选择何种信息处理方法取决于问题本身，但实践证明判断这些方法的优劣是困难的，且处理结果对数据集的依赖程度很高。在实际应用中，信息处理往往是集成多种方法来实现的。

第二节　健康信息资源标准化技术

一、标准与标准化

标准是对重复性交易和概念的统一规定。它基于科学、技术和实践经验的综合结果，由有关缔约方通过协商拟定，经有关公认机构批准，并以特定文件形式公布，作为共同遵守的指导方针和基础。其目的是促进最佳公共利益，在一定范围内的最佳秩序。所以标准是一种特殊的文件。这类文件具有以下特点：（1）经权威机构批准；（2）根据科学、技术和经验的成果；（3）它是在考虑到有关各方利益的基础上以协商一致方式制定的；（4）可以重复使用，并得到普遍应用；（5）可供公众查阅。

标准化是人类以制定标准和实施标准为主要内容的活动和过程。标准化的任务是制定标准，组织标准的实施，并监督标准的实施。统一、简洁、协调、优化是标准化的基本原则。标准化工作是一个不断循环、螺旋上升的过程。随着每一个周期的完成，标准化水平和标准化效益都在提高。标准化对信息技术管理具有重要意义。标准化是信息技术有效管理的前提之一，通过标准的制定和实施，可以引导和规范人类活动，更大范围地共享信息技术成果，减少信息活动和信息技术发展的混乱，实现标准化、系列化、统一化，提高工作效率。

二、健康信息资源标准化概述

健康信息资源标准，即在综合科学、技术和实践经验的基础上，对健康信息资源的内容和形式作出统一规定，经主管机构批准并与有关各方协商后，以特定形式出版，作为健康信息资源收集、整理、加工、储存、制定和使用的共同准则和基础。

健康信息资源标准化是指在健康信息资源的收集、整理、加工、储存、开发利用过程中，通过标准的制定、发布和实施，规范健康信息资源的内容和形式，最大限度地发挥健康信息资源的效用。

健康信息资源标准化是健康信息系统建设的基本前提：健康信息资源标准化是健康信息系统建设的基础，对外也可以开放对接、联网、融入整个社会系统。从内部来看，由于健康信息系统的建设涉及组织的各个方面和部门，通常是按照职能、目标、任务需要和资金等多维发展的情况分别进行的，这必须是健康信息资源标准化的前提。通过对健康信息标准化，可以将各子系统的功能要素组合成一个整体，实现健康信息的交换和兼容。从外部来看，任何组织都不可避免地与其他组织和个人联系在一起，这就要求各组织的健康信息系统必须相互联系，健康信息资源的标准化可以为信息的无障碍流动和交流提供基础，打破单位之间的"系统壁垒"。

随着信息技术的迅速发展和健康信息系统的广泛应用，健康信息资源的开发利用已逐步渗透到社会的各个领域，健康信息资源的积累呈现出爆炸性的增长趋势，这种增长来自社会各个部门的大量健康信息资源，最终将形成一个统一的健康信息资源网络，服务于整个社会。在这种情况下，没有形成统一的标准和规范，根本就是不可行的。为了提高健康信息的使用价值，必须严格推行和实施相关标准，运用科学的方法，使信息更加一致，从而提高健康信息资源的再利用和可维护性，降低维护和使用成本。健康信息的标准化、标准化、准确性、完整性和一致性将提高健康信息资源的可重用性和可维护性，降低维护和使用成本。

健康信息资源标准化是为了提高健康信息系统的效率，保证健康信息系统的对象是信息，留下全面、完整的信息。首先，健康信息系统的基础数据是人文数据、财务数据和物质数据。其中许多是可以重用的共同数据，这些数据的标准化将促进兼容性和交换，并提高整个社会健康信息系统的综合效益。其次，通过健康信息资源的标准化，也有利于信息类型的标准化和信息类型的收集，为健康信息系统的运行服务提供足够的信息支持，提高健康信息系统应用的效果。国内外的实践表明，许多健康信息系统采用的应用模型在理论上是正确的，但系统用户不能提供完整的信息，不能达到预期的目的。最后，要有完整而全面的信息，还要对其进行处理，包括分析、综合等。只有标准化的信息才能使这项工作顺利进行，否则健康信息系统必须花费大量的时间进行数据转换。

信息技术标准化组织信息技术标准的制定由相应的权威和有影响的组织完成。目前，与信息技术相关的标准化组织很多，其中影响力最大的是标准化组织有国际电工委员会（International Electrotechnical Commission，IEC）、ISO、美国电气和电子工程师学会（Institute of Electrical and Electronic Engineers，IEEE）、欧洲计算机制造商协会（European Computer Manufacturers Association，ECMA）、国际电报和电话咨询委员会（Consultative Committee International Telegraph and Telephone，CCITT），其中 ISO 和 IEC 共同创建了联合技术委员会 JTC－1（又称为信息技术委员会），JTC－1 下属的 ISO/TC97、1EC. TC47B 也是重要的信息技术标准化组织。

（一）信息技术委员会的机构设置

（1）特别小组。该小组包括软件系统小组、登录授权小组、工作程序小组和战略计划小组 4 个特别小组。

（2）应用元素组。该小组包括信息处理系统词汇、软件开发和文件编制、数据元表示法和语言 4 个分组。

（3）设备和媒体组。该小组包括数字数据互换用软件媒体、标记和文件结构、识别和信贷卡和数字数据光盘 4 个分组。

（4）系统集组。该小组包括系统间的远程通信和信息交换、设备互联、文本和办公系统、信息检索、传输和管理 5 个分组。

（5）系统支持组。该小组包括字符集和信息编码、数据加密技术、计算机图形学、微处理器系统和信息技术设备 4 个分组。

（二）我国的信息技术标准化组织

我国的信息技术标准化包括以下内容：信息技术术语标准化；信息分类编码标准化；中文信息处理技术标准化；存储媒体标准化；软件工程标准化；数据库标准化；网络通信标准化；电子数据交换（Electronic Data Interchange，EDI）标准化；办公自动化标准化；识别卡标准化；家庭健康信息系统标准化；健康信息系统设备标准化；工业自动化标准化；信息安全标准化；信息技术测试与评估标准化等。

（三）我国主要健康信息标准介绍

《电子病历基本架构与数据标准》是由卫生部及国家中医药管理局联合发起的，旨在推进以医院管理和电子病历为重点的医院信息化建设，以配合公立医院改革试点工作。该标准规定了电子病历的基本内容，包括病历概要、门（急）诊病历记录、住院病历记录、健康体检记录、转诊记录、法定医学证明及报告、医疗机构信息等七个业务域的活动记录。另外，电子病历中须包括患者在医疗机构历次就诊所发生的医疗费用摘要信息等医疗费用记录。

《WS/T 500－2016 电子病历共享文档规范》详细定义了电子病历共享文档的规范。该规范由卫生行业标准制定组织发布，适用于医疗机构之间共享电子病历文档的规范和参考。该规范主要针对电子病历共享文档的元数据、文档结构、交换格式和信息模型等方面进行规定。其中，元数据包括患者个人信息、就诊记录、诊断、治疗方案、手术记录、检查报告、医嘱等信息；文档结构包括文档头、文档体和文档尾等部分；交换格式则要求采用 XML 或 JSON 格式进行交换；信息模型则规定了不同类型电子病历文档的信息组织方式。总之，WS/T 500 - 2016 电子病历共享文档规范旨在促进医疗机构之间的信息共享和交流，提高医疗质量和效率。

虽然已有 ICD - 11 版本，但是 ICD - 10 是目前主流应用的版本。ICD - 10 标准是国际疾病分类标准第十版，是国际通用的疾病分类系统，包含了近 26 000 条疾病记录，涵盖了医院所有科目的各种疾病。它对疾病进行了详细的分类和描述，包括疾病的病因、病理生理学、临床表现、诊断方法、治疗方法和预后等方面。ICD - 10 标准的分类方法是基于疾病的临床表现、病因、病理生理学和诊断方法进行分类，按照字母和数字的混合编码方式进行编码，以便更好地管理和统计疾病信息。ICD - 10 标准被广泛应用于医疗管理、疾病统计、保险赔付等领域，成为全球公认的疾病分类标准。

ICD - 10 疾病分类标准是国际通用的疾病分类系统，其编码规则采用的是字母数字编码形式，通常采用 3 位代码、4 位代码或 6 位代码。ICD - 10 标准的编码规则如下：第一，采用 3 位数编码数确定核心分类，即类目；第二，采用 4 位数编码数确定亚目；第三，采用 5 位数编码数确定细目。其中，前三位数编码泛指 ICD 编码，代表类目；前四位数编码代表亚目；前五位数编码代表细目。例如，"S82.01"中的"S82"代表"颅骨和面骨骨折"，"S82.0"代表"颅骨穹窿骨折"，"S82.01"代表"颅骨穹窿开放性骨折"。

ICD - 10 标准的疾病分类是基于疾病的四个主要特征，即病因、部位、病理、临床表现（包括症状、体征、分期、分型、性别、年龄、急慢性、发病时间等）。该标准将疾病分为 22 个章节，每个章节再分为节和小节。对于每个疾病，标准提供了详细的疾病描述和诊断依据，以便更好地管理和统计疾病信息。

总之，ICD - 10 疾病分类标准和编码规则是国际通用的疾病分类标准，广泛应用于医疗管理、疾病统计、保险赔付等领域。

DICOM（Digital Imaging and Communications in Medicine）是医疗图像信息标准的国际标准。它定义了满足临床需要的可用于数据交换的医学图像格式，被广泛用于放射、成像的诊疗诊断设备。DICOM 标准的图像，每一张都带有除像素（体素）信息之外的大量信息，包括 Patient、Study、Series、Image 等四个主要信息元素。

DICOM 格式的医学图像信息，不仅包含图像的像素信息，还包含病人信息、检查信息、扫描序列和参数、医生的处理意见、设备信息以及其他一些附加信息。这些信息的详细程度和丰富度，远超过了一些国家的标准。因此，基于 DICOM 标准的医疗图像信息，能够实现医学图像的数字化存储、传输、显示和后处理，以及多学科的图像融合和数据共享，提高医疗诊断的准确性和效率。

三、常用健康信息资源标准规范

简化、统一、协调、最优化被认为是实施标准化的基本原理。

1. 简化原理

简化是复杂性的对立面，它是人类工作的目标，但简化是一把双刃剑。它可能对执行者有利，也可能适得其反。为了指导合理简化，从标准化实践的经验中总结出原则，标准化对象具有相同的功能，当多样性的发展超出了必要的范围时，就要消除冗余、可替代和低功能的环节，保持其简洁合理的组成，使整体功能达到最佳。

2. 统一原理

人类活动最早的规范是从统一开始的，但世界是复杂的，许多对象是统一的，关系是复杂的，统一是困难的。经验教训的统一原则是，就标准化对象的形式、功能或其他技术特征确立的一致性应等同于在特定时间和特定条件下被替代对象的功能。

3. 协调原理

任何标准都是标准体系中的一个功能单元，它不仅受制于标准体系，而且影响着标准体系的功能。因此，新标准的每一次发展或修订都必须协调一致。协调的目标是优化系统的功能。那么，如何协调使系统最优化呢？根据生物学家路德维希·冯·贝塔郎菲（Ludwig von Bertalanffy）在 1947 年提出的系统理论的一般原理，可以推导出以下协调原则：在一个标准系统中，只有当各个标准的功能相互协调时，才能实现整个系统的最佳功能。

4. 最优化原理

标准化的最终目标是获得最佳效果。标准化活动的结果能否实现这一目标取决于一系列工作的质量。标准化活动应始终贯穿"最优"思想。然而，在标准化的初始阶段，标准的起草者和审批者往往根据当地的经验作出决策，往往不做方案比较，即使比较非常粗略。因此优化原则要求根据具体目标，在有限的条件下，对标准体系的构成要素及其关系进行选择、设计或调整，以达到最佳效果。

简化、统一、协调、最优化是不可分割的辩证过程。在标准化过程中，必须从头到尾进行简化、统一和协调，从各种可行方案中选择或确定最优方案。在标准化活动中，无论是标准体系的简化、要素的协调、关系的协调，都必须达到一个共同的目标，使整个体系的功能达到最佳。

第三节　健康信息资源安全技术

一、信息安全的内涵

在网络大环境下，健康信息管理系统在满足人们健康需求的同时，也面临着网络上各种因素的安全威胁，存在很多隐患，这些隐患随时有可能造成电子信息档案的丢失或者外泄，所以说在健康信息管理系统中，安全建设不容忽视。

在计算机健康信息系统中，用户健康信息以电子文档的形式存在，网络可以将这些电子信息传输到各个角落。然而电子信息与以往的纸质文档信息存储不同，缺乏固定载体，而且信息高度集中，对计算机软件和网络具有高度的依赖性。

计算机网络是一个极其复杂的环境，网络环境的威胁既有外界的因素也有内部的威胁，包括认为的误操作、病毒、黑客的供给。比如病毒会使计算机大面积瘫痪，数据可能面临流失的风险，这些都给健康信息资源技术带来了很大的危害，也对信息安全产生了极大的危害。

信息安全涉及计算机科学、网络技术、通信技术、密码技术、信息安全技术、数学等多种学科，广义上讲，信息安全是指信息资产不因偶然的或故意的原因，被非授权泄露或信息内容不被辨识控制。

信息安全的实现目标包括七个方面：（1）真实性：指对信息的来源进行判断，能对伪造来源的信息予以鉴别；（2）保密性：指信息不泄露给非授权的用户、实体或者过程；（3）完整性：指数据未经授权不能进行改变，信息在存储或传输过程中保持不被修改、破坏和丢失；（4）可用性：指保证合法用户对信息和资源的使用不会被不正当地拒绝；（5）不可抵赖性：指证实行为或事件已经发生，以保证事件或行为不能抵赖；（6）可控性：指对信息的传播及内容具有控制能力，访问控制属于可控性；（7）可审查性：指对出现的信息安全问题提供调查的依据和手段。

二、信息加密技术

研究信息加密和解密的学科称为密码学，密码学是信息加密技术的核心。随着时代的变更，科技的发展，网络时代的逐步成熟，密码学得到了广泛的应用。

密码技术也称加密技术，是保护网络信息传输安全的实现手段，是保障信息安全的核心技术，它为信息提供了有力的安全保护。

（一）加密原理

加密技术的基本思想就是伪装信息，使非法接入者无法获取真正正确的信息。

伪装前的原始信息称作明文，经伪装的信息称作密文，伪装的过程称作加密。其中，加密在加密密钥的控制下进行，用于对信息进行加密的一组数学变换称为加密算法。发信端将明文数据加密成为密文，然后将密文数据通过数据传送给收信端或归档保存。授权的接收方收到密文数据后，进行与加密相逆的变换操作，解除密文信息的伪装恢复出明文，这一过程称为解密。同样，解密也是在解密密钥控制下进行，用于解密的一组数学变换称为解密算法。

借助加密手段，信息以密文的方式归档存储在计算机中，或通过数据通信网进行传输，因此即使发生非法截取数据或因系统故障和操作人员误操作而造成数据泄露，未授权者也不能理解数据的真正含义，从而达到了信息保密的目的。同理，未授权者也不能伪造合理的密文数据达到篡改信息的目的，进而确保了数据的真实性。

加密算法就其发展而言，共经历了对称密钥密码（单钥密码体制）、公开密钥密码（双钥密码体制）发展阶段。这些算法按密钥管理方式的不同可以分为对称密钥密码体制和非对称密钥密码体制。

（二）对称密钥密码体制

对称密钥密码体制是由传统的简单替换发展而来的。传统密码体制所用的加密密钥和解密密钥相同，或实质上等同（即从一个可以推出另外一个），称为对称密钥。对称密钥密码体制不仅可用于数据加密，也可用于消息的认证。

按加密模式不同，对称算法又可分为序列密码和分组密码两大类。序列密码每次加密一位或一字节的明文，称为流密码。序列密码是手工密码和机械密码时代的主流方式。分组密码将明文分成固定长度的组，用同一密钥和算法对每块加密，输出的也是固定长度的密文。

1. 对称密钥加密过程

（1）在发送方和接收方之间首先产生一个密钥 K。这个密钥只有发送方和接收方知道，并且双方都为此密钥保密。

（2）发送方有消息要传递给接收方。我们把这个要传递的原始消息称为明文。发送方用密钥 K 对此明文进行加密，加密之后的消息称为密文，然后再将这个密文传输到网络中去。因为没有任何第三人知道密钥，因此，即便这个密文在网络传输的过程中被监听、窃取，攻击者也会因为没有密钥而得不到明文的内容。

（3）接收方得到这个密文后，同样用密钥 K 进行解密，得到明文。

2. 对称密钥加密的特点

（1）对称密钥提供了一种加密数据信息的方法。

（2）对称密钥技术的最大优势在于无论是加密还是解密，其运算速度都非常快，而且可以对大数据量进行加密。

（3）对称密钥技术要求通信双方事先交换或产生密钥。

（4）当系统多用户的时候，例如，在网上购物的环境中，需要与成千上万的购物者进行交易，若采用对称密钥加密技术，则商户需要管理成千上万的密钥分别与不同的对象通信。除了存储开销外密钥的管理和分发几乎是一个不可能解决的问题。

（三）非对称密钥密码体制

在密码学方面的一个巨大进步是非对称密钥加密（又称为公开密钥加密）系统的出现。非对称密钥加密是指使用一对密钥来分别完成加密和解密的操作。一个密钥公开发布，可以让所有人都知道，称为公开密钥；另外一个由用户自己保管，称为私有密钥（私钥）。数据发送方用公开密钥去加密，而数据接收者则用私有密钥去解密。通过数学手段保证加密过程是一个不可逆过程，即用公钥加密的信息只能是用与该公钥配套的私钥才能解密。

1. 非对称加密过程

1975 年惠特菲尔德·迪菲（Whitefield Diffie）和马丁·赫尔曼（Marti Hellman）提出了公开的密钥密码技术的概念，称为 Diffie-Hellman 技术。从此，公钥加密算法便产生了。

2. 非对称密钥加密算法

自非对称密钥加密问世以来，学者们提出了许多种加密方法，它们的安全性都是基于复杂的数学难题。根据所基于的数学难题来分类，三个系统目前被认为是安全和有效的，即大整数因子分解系统、椭圆曲线离散对数系统和离散对数系统。

RSA 算法是一种非对称加密算法，由罗纳多·瑞维斯特（Ronald L. Rivest）、艾迪·夏弥尔（Adi Shamir）和里奥纳多·艾德拉曼（Leonard Max Adleman）联合推出。它的安全性是基于大整数的因数分解问题，而大整数因数分解问题是数学上的著名难题，因此可以确保 RSA 算法的安全性。RSA 系统是公钥系统中最具有典型意义的方法，大多数使用公钥密码进行加密和数字签名的产品和标准使用的都是 RSA 算法。

3. 公开密钥加密技术的特点

（1）公开密钥（一对相关的私钥和公钥）的生成非常简单。

（2）知道公钥的任何人不可能计算出私钥。

（3）知道公钥和密文的任何人不可能计算出原始消息。

（4）两种相对应的密钥中的任何一个都可以用来加密，另一个则用来解密。

（5）用公开密钥算法对明文进行加密和解密的运算速度非常慢，不适合用来对大量数据进行加密。

（6）公开密钥算法解决了密钥的发布问题和管理问题。

从对称密钥加密和公开密钥加密的特点可以看出，这两种加密方法在加密的数据量和加密的运算速度上分别有明显的不足，单独使用任何一种加密技术都不尽如人意。因此，这两种加密技术常常组合起来使用。

三、认证技术

数据加密是密码技术应用的重要领域，在认证技术中，密码技术也同样发挥出色，但它们的应用目的不同。加密是为了隐蔽消息的内容，而认证的目的有三个：一是消息完整性认证，即验证信息在传送或存储过程中是否流失；二是身份认证，即验证消息的收发方是否持有正确的身份认证符，如口令或密钥等；三是消息的序号和操作时间（时间性）等的认证，其目的是防止消息重放或延迟等攻击。认证技术是防止不法分子对信息系统进行主动攻击的一种重要技术。

（一）数字签名技术

数字签名就是信息发送方使用公开密钥算法技术，产生别人无法伪造的一段数字串。发送方用自己的私有密钥加密数据传给接收方，接收方用发送方的公钥解开数据后，就可以确定消息来自谁，同时也是对发送方发送信息的真实性的一个证明。发送方对所发信息不能抵赖。

（二）身份认证技术

身份认证，是指被认证方在没有泄露自己身份信息的前提下，能够以电子的方式来证明自己的身份，其本质就是被认证方拥有一些秘密信息。除被认证方自己外，任何第三方无法伪造，被认证方能够使认证方相信他确实拥有那些秘密，则他的身份就得到了认证。这里要做到：在被认证方向认证方证明自己身份的过程中，网络监听者当时或以后无法冒充被认证方；认证方以后也不能冒充。身份认证的目的是验证信息收发方是否持有合法的身份认证符（口令、密钥和实物证件等）。

（三）信息认证技术

信息认证是指通过对信息或相关信息进行加密或签名变换进行的认证，目的是防止传输和存储的信息被有意或无意地篡改。信息认证所用的摘要算法与一般的对称或非对称加密算法不同，它并不用于防止信息被窃取，而是用于证明原文的完整性和准确性。也就是说，信息认证主要用于防止信息被篡改。

四、防火墙技术

（一）防火墙的工作原理

如果一个内部网络连接了 Internet，用户就可以同外部网络进行通信；同样，外部网络也可以访问内部网络并与之交互。出于安全考虑，一般在内部网络和 Internet 之间放入一个中介系统，竖起一道安全屏障，用来阻止外部的非法访问和侵入，使所有的外流信息和内流信息都通过这道屏障的审核，这种中介系统就叫作"防火墙"。

防火墙按照事先规定好的配置和规则，监测并过滤所有通向外部网和从外部网传来的信息，只允许授权的数据通过。防火墙还应该能够记录有关的连接来源，服务器提供的通信量以及试图闯入者的任何企图，以方便管理员的监测和跟踪，并且防火墙本身也必须能免于渗透。

（二）防火墙的类型

防火墙主要包括三种类型：包过滤防火墙、代理服务器防火墙和应用层网关防火墙。

包过滤防火墙主要有两种实现方式：基于路由器的防火墙和基于独立运行软件的防火墙。对于路由器的防火墙，包是网络上信息流动的单位。在网上传输的文件一般在发出端被划分成一串数据包，通过网上的中间站点，最终传到目的地，然后这些包中的数据又重新组成原来的文件。每个包有两个部分：数据部分和包头。包头中含有源地址和目标地址的信息。包过滤防火墙通过设定某些规则来允许和拒绝数据包的通过，它的作用相当于一个过关。

包过滤路由器首先检查要通过的数据包是否符合其设定的某条过滤规则。过滤规则可以提供给 IP 转发过程的包头信息。包头信息中包括 IP 源地址、IP 目的地址、协议（TCP、UDP、ICMP 或 IP Tunnel）、TCP/UDP 目的端口、ICMP 消息类型、数据包输入/输出接口等。如果规则允许该数据包通过且数据包的出入接口相匹配，则该数据包通过，并根据路由表中的信息被转发。如果规则拒绝该数据包，即使出入接口匹配，该数据包也会被丢弃。如果没有匹配规则，则包过滤路由器根据用户配置的默认参数决定是转发还是丢弃该数据包。

五、计算机病毒防范技术

（一）计算机病毒的定义

计算机病毒（Computer Virus）在《中华人民共和国计算机信息系统安全保护条

例》中被明确定义为："指编制或者在 C 计算机程序中插入的破坏计算机功能或者破坏数据，影响计算机使用并且能够自我复制的一组计算机指令或者程序代码。"

（二）计算机病毒的特征

1. 传染性

计算机病毒是一段人为编制的计算机程序代码，这段程序代码一旦进入计算机并得以执行，它会搜寻其他符合其传染条件的程序或存储介质，确定目标后再将自身代码插入其中，达到自我繁殖的目的。计算机病毒通过各种渠道从已被感染的计算机扩散到未被感染的计算机，在某些情况下造成被感染的计算机工作失常甚至瘫痪。

2. 未经授权而执行

一般正常的程序是由用户调用，再由系统分配资源，完成用户交给的任务。其目的对用户来说是可见的、透明的。而病毒具有正常程序的一切特性，它隐藏在正常程序中，当用户调用正常程序时它窃取到系统的控制权，先于正常程序执行。病毒的动作、目的对用户来说是未知的，是未经用户允许的。

3. 隐蔽性

病毒一般是具有很高编程技巧，短小精悍的程序，通常附在正常程序中或磁盘较隐蔽的地方，也有个别的以隐含文件形式出现，其目的是不让用户发现它的存在。计算机病毒程序取得系统控制权后，它可以在很短的时间里传染大量程序。正是由于隐蔽性，计算机病毒得以在用户没有察觉的情况下扩散到上百万台计算机中。

4. 潜伏性

大部分的病毒感染系统之后一般不会马上发作，它可长期隐藏在系统中，只有在满足其特定条件时才启动其破坏模块。

5. 破坏性

任何病毒只要侵入系统，都会对系统及应用程序产生程度不同的影响。轻者可降低计算机的工作效率，占用系统资源；重者可导致系统崩溃。

6. 不可预见性

从对病毒的检测方面来看，病毒还具有不可预见性。不同种类的病毒，它们的代码千差万别。

（三）计算机病毒的检测方法

在与病毒的对抗中，及早发现病毒很重要。早发现、早处理，可以减少损失。检测病毒方法有特征代码法、校验和法、行为监测法和软件模拟法，这些方法依据的原理不同，实现时所需开销不同，检测范围也不同，各有所长。

1. 特征代码法

特征代码法是使用最为普遍的病毒检测方法。国外专家认为该方法是检测已知病毒的最简单、开销最小的方法。特征代码查毒就是检查文件中是否含有病毒数据库中的病毒特征代码。采用病毒特征代码法的检测工具，必须不断更新版本，否则检测工具便会老化，逐渐失去实用价值。病毒特征代码法对从未见过的新病毒，无法检测。

2. 校验和法

将正常文件的内容，计算其校验和写入文件中保存，定期检查文件的校验和与原来保存的校验和是否一致，可以发现文件是否感染病毒，这种方法叫作校验和法，它既可发现已知病毒，又可发现未知病毒。校验和法的优点是方法简单，能发现未知病毒，即便被查的文件有细微变化也能发现。其缺点是对文件内容的变化过于敏感，会误报警，不能识别病毒名称，不能对付隐蔽型病毒。

3. 行为监测法

行为监测法是利用病毒的特有行为特征来监测病毒的方法。通过对病毒多年的观察、研究，有一些行为是病毒的共同行为，而且比较特殊。当程序运行时，监视其行为，如果发现了病毒行为，便立即报警。行为监测法的长处是可发现未知病毒，可相当准确地预报未知的多数病毒。行为监测法的短处是可能误报警、不能识别病毒名称、实现时有一定的难度。

4. 软件模拟法

后来演绎为虚拟机查毒技术、启发式查毒技术，是相对成熟的技术。

思政课堂

中 国 超 算

又一次，中国超算应用团队站在了国际计算应用领域的最高领奖台。

当地时间 11 月 18 日下午，超级计算应用领域国际最高奖项——2021 年度"戈登·贝尔"奖的谜底在美国密苏里州圣路易斯举行的全球超级计算大会上揭晓，之江实验室牵头的中国超算应用团队，凭借新一代神威超级计算机研发的量子计算模拟器——"超大规模量子随机电路实时模拟"（SWQSIM）获此殊荣。这是继 2016 年、2017 年、2020 年之后，中国团队再次在超级计算应用领域登顶。

"造强用弱"局面开始扭转

在互联网上，许多从事超算工作的专业人士，试着用自己的理解来向公众简单通俗地描述这项工作的重要性。这项研究是没有"实体"的，展示出来的只是一个软件，所以它很难像火箭发射或者航天员出舱那样，很直观地展现成就。然而在专业人士看来，它展现了中国在超算应用这个世界前沿科技领域，攀上了一个令人瞩目的高峰。

中国科学院计算技术研究所副所长、研究员包云岗第一时间发文表示祝贺，他说："超大规模量子随机电路实时模拟应用的获奖，不仅具有科学上的重大意义，同时也展示了中国超级计算机的实力。"

中国科学院院士、南方科技大学量子科学与工程研究院院长俞大鹏表示："该团队在算法和超算架构结合中取得了重要突破，不仅为超算界，也为量子计算界带来巨大贡献。"

中国科学院物理所固态量子信息与计算实验室主任、研究员范桁认为："世界最大规模量子随机电路模拟，代表了最先进的量子计算模拟水平，为量子计算机和经典计算机创造了纪录。"

"戈登·贝尔"奖的高峰，曾被美国和日本牢牢占据长达30年。这个设立于1987年的奖项，主要颁发给高性能计算应用领域最杰出的成就，通常会由当年TOP500排行名列前茅的计算机系统应用获得，美国"泰坦"超级电脑、日本"京"超级计算机上的应用软件都曾获得此奖。

2016年，中国在"戈登·贝尔"奖上破冰，随后又在2017年、2020年获此殊荣。

2021年，在争夺"戈登·贝尔"奖的6个最后项目里，有一半来自中国，另一半来自美国和日本。除获奖团队应用外，另外两项中国的应用分别是"千万核可扩展第一性原理拉曼光谱模拟"和"多架构大规模并行保辛结构电磁全动理学等离子体模拟"。

包云岗表示，连续获奖，意味着中国以前在超算领域"造强用弱"的局面开始扭转。

打破"量子霸权"

如果用严谨的语言描述，此次获奖项目是一长串的表述——使用新一代神威超级计算机，实现随机量子电路的实时模拟。

据获奖团队首席专家、之江实验室智能超算研究中心研究员刘鑫介绍，在这项工作中，研究人员引入了一个系统的设计过程，涵盖了模拟所需的基础算法、并行算法和系统级优化方法。他们基于新一代神威超级计算机，提出近似最优的张量网络并行切分和收缩方法及混合精度算法，可高效扩展至数千万核并行规模，并提供每秒4.4百亿亿次的持续计算性能，是超算领域全世界目前已知的最高混合精度浮点计算性能。

"量子计算是后摩尔时代计算的重要增效途径，是解决大规模科学计算应用的重要手段。量子模拟器作为经典计算和量子计算的桥梁，基于经典计算机实现量子计算的模拟，对下提供量子计算机的正确性验证，对上辅助用户开展量子算法设计，是当前带噪声的量子计算机研发过程中不可或缺的工具。"刘鑫说。

中国团队获奖后，有关该团队打破"量子霸权"神话的消息刷屏。那么，什么是"量子霸权"？

"量子霸权"是一个科学术语，与国际政治无关。它指的是量子计算机在某个问题上远远超过现有的计算机，这个词由美国物理学家约翰·裴士基（John Preskill）在 2012 年提出。由于"霸权"这个词让许多人观感不适，科学家更愿意把它称为"量子优越性"。

2019 年 10 月，谷歌在国际学术期刊《自然》上发表一篇文章，宣称其率先实现了"量子霸权"：谷歌公司研发的"悬铃木"量子计算原型机，可以在 200 秒内完成百万量子采样，而美国最快的"顶点"超级计算机需要一万年才能模拟完成——时间上的差异高达 10 亿倍。

这一次，中国超算应用团队证明，谷歌公司 2019 年演示的随机量子电路采样任务，基于新一代神威超算也可以在短时间内完成，打破了谷歌的"量子霸权"。

具体来看，中国的量子模拟器 SWQSIM 可以在 304 秒以内，得到百万更高保真度的关联样本，在一星期内得到同样数量的无关联样本。该软件还可在 60 小时内完成比"悬铃木"复杂 1 000 多倍的量子电路模拟，实现 100～400 比特量子电路算法的单振幅和多振幅模拟，为未来量子计算的发展提供模拟支撑。

刘鑫介绍，最开始，研究团队想用全振幅模拟的方法来设计模拟器，但这对内存的需求太大了，后来他们将设计思路调整为基于张量网络收缩方法的单振幅模拟，即牺牲一部分时间复杂度，找到一条空间复杂度可以接受的近似最优路径。开始的性能结果并不理想，后来团队通过改进方法，计算速度提升了 100 多倍。

这个高平衡度的最优解法，曾让团队困扰了很久，连续组织了 3 次算法攻关。刘鑫记得，在每周举行的例会上，大家曾激烈地讨论甚至争论，都觉得自己是对的。最后，一位团队成员的提议让大家觉得眼前一亮，于是按照这个方向去实验和改进，最后获得了理想的结果。

获奖的喜讯传来后，团队成员吃了一顿丰盛的晚餐，庆祝之余，每个人都表达了从事这个工作以来的收获和体会，长达 3 小时的聚餐，大家回忆了研发过程中的种种故事，包括那些"吵到谁也不想理谁"的学术交锋。

探索未知本身就是幸福

11 月 15 日，中国获奖团队参加了著名量子信息科学家、美国得克萨斯大学奥斯汀分校计算机科学教授斯科特·阿伦森（Scott Aaronson）的特邀组会，并做报告，后者表示："这是一项非常有意思的工作，非常愿意看到经典计算和量子计算的融合发展。"

这项工作所有的研究开始于 2020 年新冠疫情时期，当时团队里绝大部分人"还从未做过量子计算"，最初的工作从调研国际相关研究开始。

论文共同通信作者、清华大学地球系统科学系教授、国家超级计算无锡中心副主任付昊桓介绍，在传统超算上实现这样一个复杂度极高的问题，触发了团队在算法、并行方法、优化方法等各个方面的创新。

"当然，我们更看重的，是真正建立了最先进的量子计算机和最先进的超算之间的桥梁，让它们可以相互促进、相互协同、相互融合。"付昊桓说。

2021 年 7 月初，团队的研究成果被国际计算机学会通知入围"戈登·贝尔"奖后，团队决定对计算性能做进一步优化，主要针对谷歌"量子霸权"随机电路的模拟算法进行优化提升。付昊桓说，团队成员每天进行几次讨论碰撞，灵感在流动，思路在涌现，每一天的进展迅速，历经三周高强度联合攻关，达到预期的目标，并最终在论文中呈现出良好的效果。

获奖当晚，团队只派了一个代表观看直播，其他成员都淡定地睡觉去了。北京时间 11 月 19 日凌晨 3 时，当听到团队论文的第一个英文单词"Closing"从评奖委员会主席马克·帕森斯（Mark Parsons）口中说出时，这名团队代表立刻确认了心中那个最好的结果——获奖了！

一位获奖团队核心成员发了一条朋友圈：感谢大家的信任和伙伴们的支持，一路上的探索和灵感激发碰撞，过程虽艰辛，但探索未知本身就是幸福。

获奖并不是研究的终点，算法优化仍在持续。刘鑫向中青报·中青网记者表示，团队发现算法的优化仍有很大空间，"至少还有两个数量级以上的优化空间"。

（资料来源：环球网 2021 年 12 月 2 日发布，转自《中国青年报》2021 年 12 月 2 日第 3 版。）

本 章 小 结

第四章主要介绍了健康信息资源管理技术的基础知识。第一节详细介绍了每种技术的具体内容，包括它们的作用和应用场景。第二节主要介绍了健康信息资源标准化技术，首先解释了标准和标准化的基本概念，然后讨论了健康信息资源标准化的重要性，最后列出了几种常用的健康信息资源标准规范。第三节主要介绍了健康信息资源安全技术，首先解释了信息安全的内涵，然后介绍了信息加密技术、认证技术、防火墙技术和计算机病毒防范技术等具体的安全技术。

本章参考文献

［1］北京协和医院世界卫生组织疾病分类合作中心．疾病和有关健康问题的国际统计分类：ICD－10［M］．北京：人民卫生出版社，2008.

［2］步山岳，张有东，张伟，杨松．计算机信息安全技术［M］．北京：高等教育出版社，2016.

［3］戴维斯，拉库尔．医疗健康信息技术［M］．北京：清华大学出版社，2013.

［4］赖茂生．信息资源管理教程［M］．北京：清华大学出版社，2006.

［5］李颖洁．现代通信原理：信息传输的相关技术［M］．北京：科学出版社，2007.

［6］李忠武，段寿建．信息处理技术［M］．杭州：浙江大学出版社，2013.

［7］刘洋．信息存储技术原理分析［M］．北京：经济管理出版社，2014.

［8］马费成．信息资源开发与管理［M］．北京：电子工业出版社，2009.

［9］马费成．信息管理学基础［M］．武汉：武汉大学出版社，2005.

［10］孟广均等．信息资源管理导论［M］．北京：科学出版社，2008.

［11］孟群，王才有．医疗健康信息互联互通标准化成熟度测评指南［M］．北京：人民卫生出版社，2016.

［12］辰兆琳，王月娟，杨丽娜．《电子病历共享文档规范》实施对医疗档案管理的影响［J］．医学信息学杂志，2018（12）.

［13］赵士洁．卫生部—中医药管理局印发《电子病历基本架构与数据标准（试行）》通知［J］．中国数字医学，2010（2）.

思　考　题

1. 健康信息采集的工具有哪些？

2. 请列举两个健康信息存储技术。

3. 请描述健康信息处理技术的过程。

4. 什么是健康信息资源标准化？

第五章

健康信息系统管理

内容提要：本章简述健康信息系统概念与作用，阐述了健康信息系统的类型与结构，介绍了国内外健康信息系统的发展状况与趋势；重点阐述健康信息系统平台构建与开发，以及与健康信息系统开发有关的信息技术。

本章重点：健康信息系统概念；健康信息系统平台构建与开发；与健康信息系统开发有关的信息技术。

第一节　健康信息系统概述

一、健康信息系统的概念与作用

（一）健康信息系统的概念

广义健康信息系统是一个由人、硬件、软件和广义健康信息或数据资源组成的应用系统，作用是及时、正确地收集、加工、存储、传递和提供广义健康信息，实现组织中各项活动的管理、调节和控制，用于国家或全民健康信息服务或战略。

任何能对广义健康信息进行获取、加工、存储、传递的系统都可称为健康信息系统。但是，随着科学技术的进步，健康信息的处理越来越依赖于通信、计算机等现代化手段，使得以计算机为基础的健康信息系统得到了快速发展，极大地提高了人类开发利用健康信息资源的能力。因此，当前所说的健康信息系统多是指基于计算机、通信网络等现代化的工具和手段，以广义健康信息处理为主要目的的人机交互系统。

健康信息系统的应用十分广泛，不同应用领域的健康信息系统千差万别，但从基本组成上来说又是共同的。一般来说，一个健康信息系统是由基础设施层、数据处理层、应用层和用户接口层四个层次组成。基础设施层包括计算机设备、操作系统、网络设备、通信线路等，它们构成了健康信息系统的支撑环境。数据处理层包括对信息进行采集、存储、传输和管理等，是健康信息系统发挥作用的基础，其核心是数据库管理系统（Database Management System，DBMS）。应用层直接与具体的业务工作相关联，包括统计、分析、报表、规划、决策等一系列功能，其具体表现形式是各种应用系统或应用模块。用户接口层是指系统与用户交互的界面。数据的输入和输出、对信息系统的控制，都是通过界面来完成的，用户界面在信息系统中占有十分重要的地位。

除以上组成部分以外，健康信息系统还有一个最重要的组成要素，就是健康信息系统的各级使用者。任何一个健康信息系统的功能及其实现都是围绕用户的需求而进行的，不能满足用户需求的健康信息系统，不能算作一个成功的健康信息系统。同时，信息用户在整个健康信息系统运行过程中，起到了明确需求、协调资源、分配资源和控制流程的重要作用，对健康信息系统功能的发挥有着决定性的影响。

狭义健康信息系统，多指医疗卫生信息系统，用先进的信息化技术搭建一个科学、全面、规范的智能化客户信息平台，将参与体检的全部人群纳入健康管理系统进行管理和服务，记录全部的健康数据和服务过程。是记录每个人从出生到死亡的所有生命体征的变化，以及自身所从事过的与健康相关的一切行为与事件的档案系统。具体的内容主要包括每个人的生活习惯、以往病史、诊治情况、家族病史、现病史、体检结果及疾病的发生、发展、治疗和转归的过程等。

狭义健康信息系统以人的健康为中心，以生命阶段、健康和疾病问题、卫生服务活动（或干预措施）作为三个纬度构建的一个逻辑架构，用于全面、有效、多视角地描述健康档案的组成结构以及复杂信息间的内在联系。通过一定的时序性、层次性和逻辑性，将人一生中面临的健康和疾病问题、针对性的卫生服务活动（或干预措施）以及所记录的相关信息有机地关联起来，并对所记录的海量信息进行科学分类和抽象描述，使之系统化、条理化和结构化。

（二）健康信息系统的作用

健康信息系统的作用包括：（1）汇总健康信息管理和健康档案管理，聚合健康信息并优化整理，减少健康管理服务人员工作量；（2）建立客户和健康管理服务人员的沟通和互动渠道，提升健康管理的客户黏性，增强健康管理的驱动力；（3）基于健康大数据，通过智能化慢性病风险评估，对慢性病等级进行评价和健康预警；（4）通过健康处方库、健康干预方案库、健康随访库完成健康干预和干预效果评价，将健康管理标准化，降低服务人员学习难度和门槛；（5）基于各类知识库，通过信息智能化，解决健康管理中的客户教育、客户维护等问题；（6）基于现有 IT、人工智能、大数据技术，将健康管理逐步智能化，提升服务效率和服务能力；（7）基于健康系统的平台整合能力，将所有优质的健康服务、健康专家整合到平台中来，提升健康管理机构的服务内容和服务能力。

总体而言，健康信息系统为健康管理各环节的连续性服务提供支持；为健康管理服务团队采取个体化干预提供依据；为动态监测重点疾病人群健康指针提升效率。

（三）健康信息系统的特点

1. 面向健康信息管理决策

健康信息系统是管理学和决策理论发展后的一个重要工具。它为健康信息管理和决策提供支持，能够根据需要及时提供健康信息，帮助决策者做出决策。

2. 综合性

健康信息系统是一个全面管理组织或群体健康信息的综合系统。组织在建设健康信息系统时，可以根据需求逐步应用各个领域的子系统，然后进行整合，最终实现综合管理的目标。综合健康信息系统的意义在于提供更高层次的健康管理信息，支持健康管理决策。

3. 人机系统

管理信息系统的目的是辅助决策，而决策只能由人来做，因此健康信息系统必然是一个人机结合的系统。在这个系统中，各级管理人员既是使用者，也是组成部分。因此，在开发健康信息系统时，要正确界定人和计算机的角色和作用，充分发挥各自的优势，以实现系统的最佳性能。

4. 现代管理方法和手段相结合的系统

在实践中，人们发现，仅仅依靠计算机技术提高处理速度，而不采用先进的管理方法，健康信息系统的作用非常有限。这样做只是用计算机模拟原来的手工管理系统，最多只是减轻了管理人员的工作负担。要充分发挥健康信息系统在管理中的作用，必须将先进的管理手段和方法结合起来。在开发健康信息系统时，必须融入现代化的管理思想和方法。

5. 多学科交叉的边缘科学

健康信息系统作为一门新兴学科，产生较晚，其理论体系尚在发展和完善中。早期的研究者从计算机科学、应用数学、管理理论、决策理论、运筹学、生物学和医学等相关学科中抽取相应理论，构成了健康信息系统的理论基础，形成了一门具有鲜明特色的边缘科学。

6. 种类繁多的信息系统

由于功能和用途不同，健康信息系统分为医疗健康信息系统、移动健康信息系统、护理管理健康信息系统、慢性病防治一体化信息管理平台、居民健康信息系统、基于云平台的远程医疗信息系统、创新型智慧医疗信息系统等。

二、健康信息系统的类型与结构

（一）健康信息系统的类型

健康信息系统作为一种医疗健康领域信息系统，主要包含医疗服务、公共卫生服务和健康监测服务，其类型可以根据不同的分类标准进行划分。

（1）按照行政级别划分，可以分为国家健康信息系统、省市级健康信息系统、县区健康信息系统等。国家健康信息系统是由各区域健康信息系统综合而成，一般不会独立开发国家健康信息系统，但可以针对某一特定领域研制和实施国家级系统。

（2）按照医疗卫生健康机构的类型划分，可以分为居民健康信息系统、医院信息系统、卫生监督信息系统、妇幼保健信息系统、社区健康信息系统、卫生电子政务信息系统、公共卫生信息系统、医疗保险信息系统等。

健康信息系统的分类多种多样，各种系统根据医疗机构的需求和技术发展不断演进。选择合适的系统有助于提高医疗服务的效率和质量。

（二）健康信息系统的结构

健康信息系统的结构是指系统内部各组成部分所构成的框架，可以从不同的角度来观察医疗卫生健康信息系统的结构形式。健康信息管理系统最重要的几种结构是：概念结构、层次结构、功能结构、软件结构和硬件结构。

1. 健康信息系统的概念结构

健康信息系统从概念上来看是由信息源、信息处理器、信息用户和信息管理者等四大部分组成，它们之间的关系如图 5-1 所示。

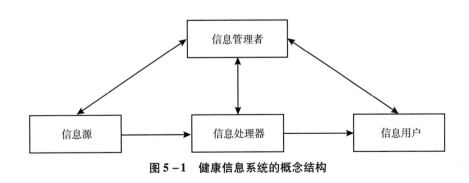

图 5-1　健康信息系统的概念结构

信息源是信息的产生地，包括组织内部和外界环境中的信息。这些信息通过信息处理器的传输、加工和存储，为各类管理人员和信息用户提供服务。信息处理活动由信息管理者管理和控制。信息管理者和信息用户根据管理决策的需求收集信息，并负责数据的组织与管理、信息的加工和传输等信息系统的分析、设计与实现。在健康信息系统正式运行过程中，信息管理者负责系统的运行与协调。国内医疗卫生机构基本上都设立了信息管理部门，并配备了信息主管人员，这反映了对信息资源、信息系统开发和运行规律的重视。

2. 健康信息系统的层次结构

健康信息系统依据组织层次分为战略决策信息子系统、管理控制信息子系统和业务处理信息子系统。健康信息系统的层次结构如图 5-2 所示。

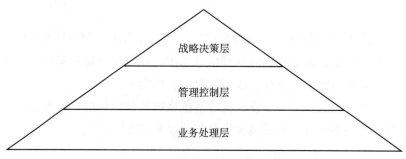

图 5-2　健康信息系统的层次结构

（1）业务处理信息子系统。业务处理层面向当前的具体业务，主要解决结构化的问题，确保业务按照确定的流程顺利运行。该层的信息系统通常称为事务处理系统，其功能是及时准确地处理大量的作业信息，控制作业的正常运行，并为管理控制层及相关各方提供信息服务。事务处理系统的基本过程，包括数据输入、处理、维护、查询和利用等信息活动。

（2）管理控制信息子系统。在组织中，管理控制层是连接决策层和执行层的桥梁，承担着双重责任：执行决策层下达的任务，并指导和监督执行层的日常活动。管理控制层通常解决许多半结构化和结构化的问题。半结构化问题主要涉及执行决策层的各种活动，根据组织的整体目标和长期规划制定中、短期活动计划及发展项目。结构化问题则主要是指导和监督执行层的各种活动，确保它们按照既定方向进行，并纠正执行中出现的问题。

（3）战略决策信息子系统。战略层要总揽全局，把握形势，确定组织发展的目标并为组织发展作出各种战略决策，健康信息系统的作用就是向决策者提供全面的内外环境的信息和方法，协助他们完成管理决策活动。现实中，支持管理决策的信息系统有决策支持系统和专家系统。

3. 健康信息系统的功能结构

健康信息系统的功能结构从技术上看可以表示为图 5－3 的形式。所以，在开发信息系统时必须考虑这些具体功能的实现，有时还必须考虑细节，如信息的检索有精确检索和模糊检索；信息的统计有时要考虑按常规时间段，如月、季统计，有时还要考虑按非常规时间段统计，如上月 8 日到本月 8 日的统计等。信息的存储既要考虑实时存储，又要考虑定期转存；信息的增加有时还要考虑让系统自动记录增加的时间点，以便对系统的操作进行追踪。

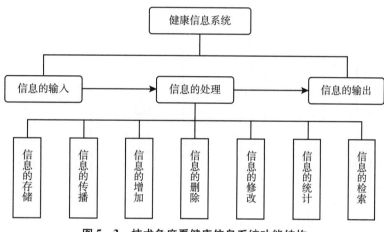

图 5－3　技术角度看健康信息系统功能结构

从信息用户的角度看，特定的健康信息系统应该支持特定的医疗卫生健康机构在不同层次上的各种功能。各种功能之间又有各种信息联系，构成一个有机的整体及系统的业务功能结构，如图 5－4 所示。

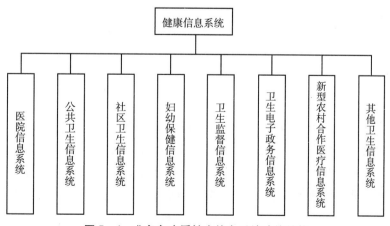

图 5－4　业务角度看健康信息系统功能结构

图 5 – 5 所示的医院信息系统的结构，划分为八个子系统，除了完成各自的特定功能外，这八个子系统又有着大量的信息交换关系。其子系统之间的主要数据交换关系构成子系统之间的信息流，使医院中的各类信息得到充分共享，从而为医院的临床业务活动和管理、决策活动提供支持。

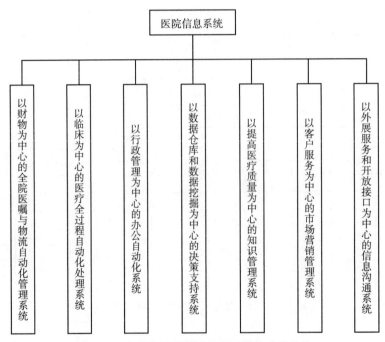

图 5 – 5　业务角度看医院信息系统的功能结构

通过从技术角度和业务角度分析健康信息系统的功能结构，我们应该知道，健康信息系统的实现不是一朝一夕的事情，必须经过长期的努力才能得以实现。因此，在健康信息系统的建设过程中必须首先进行总体规划，划分出子系统，分清各自的边界，规划出各子系统的功能及其相互之间的联系，然后再逐步予以实现。其中特别要重视子系统之间的联系，只有这样才能实现信息的共享，发挥信息资源的重要作用。

4. 健康信息系统的软件结构

健康信息管理系统是通过计算机、网络设备和软件等软硬件协同作用完成一定目标的系统。软件在健康信息系统中的组织或联系称为健康信息系统的软件结构。信息系统开发与应用中使用到的软件有操作系统、数据库管理系统、程序设计语言、网络软件、项目管理软件、应用软件以及其他工具软件等（如图 5 – 6 所示）。

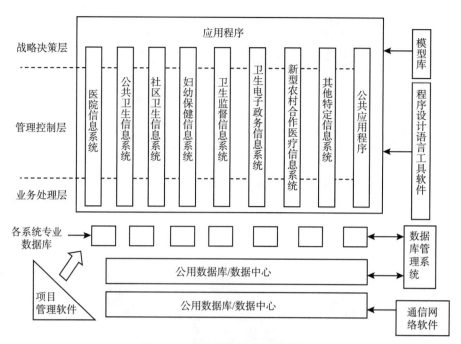

图 5 - 6　健康信息系统的软件结构

5. 健康信息系统的硬件结构

健康信息系统的硬件结构，是指系统的硬件、软件、数据等资源在空间的分布情况，或者说避开系统各部分的实际工作和软件结构，只抽象地考察其硬件系统的拓扑结构。健康信息系统的物理结构一般分为三种类型，即集中式、分布—集中式和分布式（如图 5 - 7 所示）。这三种结构是随信息技术的发展而产生的，随着信息技术的发展，它们至今还在不断变化。

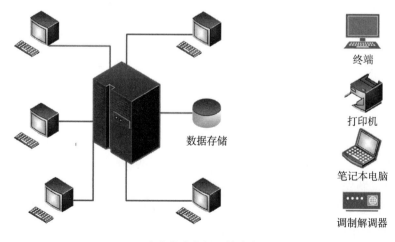

（a）集中式主机-终端式

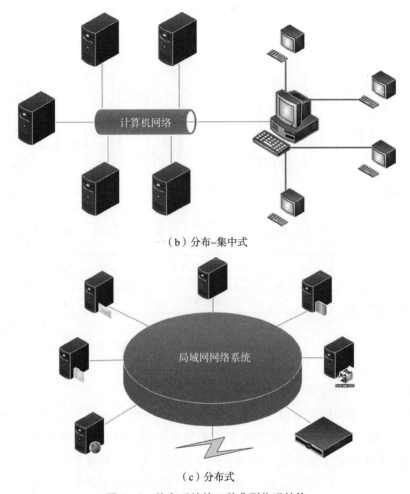

（b）分布–集中式

（c）分布式

图 5－7　信息系统的三种典型物理结构

资料来源：金新政. 卫生信息系统（第 2 版）［M］. 北京：人民卫生出版社，2014：18.

三、健康信息系统的发展状况与趋势

（一）国外健康信息系统现状

1. 美国

健康信息化始于医疗信息化，美国医疗信息化是从 1996 年美国国家生命与健康委员会（National Committee on Vital and Health Statistics，NCVHS）被赋予医疗信息标准化建设的新使命为开端；1996～2004 年，美国的医疗信息化处于探索阶段；根本性的转折点在 2004 年 4 月 27 日，这天美国布什总统发布第 13335 号总统令，明确要求 10 年内在全美实现电子病历；2009 年美国 13507 号总统令《卫生信息技术促进经济和临床健康法案》（HITECH 法案）发布，将医疗信息化作为美国医疗改革的一部分；2010 年，美国出台《患者保护与平价医疗法案》，随后出台"联邦医保及联邦医助电子健康档案（Electronic Health Record，EHR）奖励计划"；2015 年美国在全国范围内展开医疗服务信息化建设；2016 年，美国医疗信息化本土标准制定完成。

2018 年以来，Google 跟美国的医疗中心合作，为几百万名社区患者建立电子档案，医生可以远程监控；微软也推出了一个新的医疗信息化服务平台，帮助医生、患者和患者家属实时了解患者的最新状况；英特尔推出了数字化医疗平台，通过 IT 手段帮助医生与患者建立互动；IBM 公司也在这方面有很大的努力。

2. 日本

日本民间的医疗信息化从 20 世纪 60 年代开始，而官方的医疗信息化是从 1995 年开始的。在日本的整个医疗信息化过程中，日本医疗信息化的发展得到了政府的大力支持，并由政府积极组织研究和开发，日本从小诊所到大医院都在构建电子病历。

日本将重心放在电子保健记录及远程医疗建设上。通过电子保健记录，个人可将医疗机构获取的保健信息提交给医务人员，从而减少误诊的概率；同时，基于历史诊断记录可避免不必要的检查；并且，通过处方的电子交付以及配药信息的电子化，可对处方信息或配药信息进行跟踪反馈，从而可实现更加安全、便利和高质量的医疗服务。

针对某些区域医生短缺等医疗问题，日本推行区域性的医疗机构合作，通过远程医疗方案使偏远地区的患者在家里便可以享受到高质量的医疗服务。同时，日本政府加大了医疗机构数字化基础设施建设，使诊断更加高效，从而减轻医务工作者的负担，完善医院的经营管理。随着人工智能领域的发展，日本准备应用 AI 来支持健康医疗的发展。

3. 欧洲

欧洲医疗信息化战略围绕着以下主题取得了长足发展：电子病历、通信架构和网络、标准化、安全和隐私。出于其他方面考虑，有部分欧洲国家（瑞典、挪威、德国、丹麦、法国、冰岛、卢森堡、英国）确定将医疗信息化作为卫生领域的国家战略。

在英国，有超过 90% 的医生都使用计算机，而被医生应用的软件中，有 98% 主要用来对患者进行登记，94% 用来重复开处方，29% 用于保存全部的临床记录，14% 在办公室实现了无纸办公。这为远程医疗的实现奠定了良好的 IT 基础。截至 2017 年，英国医疗体系已经完成信息化建设，国民健康数据全部联网，并由国家进行管理，数据安全性高。

德国的远程医疗系统自 21 世纪初就进入普及阶段。2018 年以来，各医疗系统中包括医院和各社区之间的合作通过远程医疗网络更是得到了加强。

（二）我国健康信息系统现状及趋势

近十几年，在信息技术飞速发展的过程中，我国医疗健康信息化建设经历了从无到有，从局部到全局，从医疗向预防等各个业务领域不断渗透的过程，健康信息化逐渐成为医疗卫生服务体系不可或缺的部分。

2016年10月25日，为推进健康中国建设，提高人民健康水平，中共中央、国务院印发了《"健康中国2030"规划纲要》，2017年根据该纲要以及《国家信息化发展战略纲要》《促进大数据发展行动纲要》《国务院办公厅关于促进和规范健康医疗大数据应用发展的指导意见》《"十三五"国家信息化规划》《"十三五"卫生与健康规划》等文件精神，原国家卫生计生委编制并印发了《"十三五"全国人口健康信息化发展规划》，标志着我国健康信息化进入了新阶段，即以人口健康信息平台建设和健康医疗大数据的应用为核心的发展阶段。

《"健康中国2030"规划纲要》是推进健康中国建设的宏伟蓝图和行动纲领，共包括八篇二十九章，其中第二十四章为建设健康信息化服务体系，给出了我国健康信息化建设的规划纲要，主要包括完善人口健康信息服务体系建设和推进健康医疗大数据应用。

2017年2月，原国家卫生计生委印发了《"十三五"全国人口健康信息化发展规划》。该规划指出，人口健康信息化和健康医疗大数据是国家信息化建设及战略资源的重要内容，是深化医药卫生体制改革、建设健康中国的重要支撑。

《健康中国行动（2019—2030年）》《全民健身计划（2021—2025年）》等规划的出台，意味着国家将国民健康水平提升列入国家战略层面。卫生健康信息化技术作为在全民身体素质增强道路中的一大辅助手段，具有良好的发展前景。

中国卫生健康信息化是一个涉及多个行业且较为复杂的产业，建设中会存在一定壁垒和建设难题。随着其技术的不断发展，中国卫生健康信息化总体向着以下三大趋势不断发展：（1）精细化、一体化、便捷化；（2）个性化、智能化；（3）在数据安全的前提下实现卫生健康数据开放共享。

区域公共卫生服务信息系统是区域公共卫生服务管理的数字化平台系统，是以居民健康档案信息系统为核心，以基于电子病历的社区医生工作站系统为枢纽，以全科诊疗、收费管理、药房（品）管理等为主要的功能模块，满足居民健康档案管理、经济管理、监督管理和公共卫生信息服务管理等基本需求。

国际数据公司（International Data Corporation，IDC）研究结果显示，2023年中国医疗软件市场总体市场规模为206.0亿元，比上一年增长5.3%。预计到2028年总市场规模将达到357.5亿元。未来几年中，不仅医疗软件保持稳定高速增长，而且医疗大数据、医疗AI应用以及医疗物联网等应用市场规模将保持高速的增长。

第二节　健康信息系统平台构建与开发

2022 年 11 月 7 日，国家卫生健康委、国家中医药局、国家疾控局联合发布《"十四五"全民健康信息化规划》。该规划部署了八大主要任务、五项重点工程及八大优先行动，要求坚持"统筹集约、共建共享，服务导向、业务驱动，开放融合、创新发展，规范有序、安全可控"的基本原则，以引领支撑卫生健康事业高质量发展为主题，促进全民健康信息服务体系化、集约化、精细化发展，到 2025 年推动形成卫生健康行业机构数字化、资源网络化、服务智能化、监管一体化的全民健康信息服务体系。

一、健康信息平台

（一）健康信息平台概述

健康信息平台建设是国家公共卫生健康建设的重要组成部分。健康信息平台涉及公共卫生和医疗服务两个领域。

1. 公共卫生信息平台

公共卫生信息平台是以整体人群信息为中心的信息系统，涉及人群健康状态变化、健康相关行为、健康影响因素以及措施干预效果等有关信息。其主要工作是对公共卫生信息进行管理，完善疾病监测网络体系、疾病预防控制体系和医疗救治体系，提升公共卫生信息处理能力，尤其是对突发公共卫生事件的应急处理能力。

2. 医疗服务信息平台

医疗服务信息平台是以病人信息为中心的信息系统，涉及病人症状、医学图像、生化指标、生理指标、诊断结果、治疗计划以及病历记录等有关信息。其主要工作是对病人的医疗卫生信息进行管理，改造和规范医疗卫生服务流程，降低医疗成本，提高管理效率，提高医疗效果，提升医疗卫生服务水平。

随着卫生信息工作的开展，公共卫生和医疗服务二者之间的联系越来越紧密。例如，疾病监测工作需要从医院信息系统中自动获取数据；临床医生也需要掌握整体人群信息，利用流行病学开展临床治疗业务的研究。

公共卫生和医疗服务信息相结合产生了电子健康档案。电子健康档案收集了全生命周期的健康数据，包括出生登记、计划免疫、儿童保健、健康体检、病历资料、健康状态、行为习惯和死亡记录，甚至人的基因和遗传信息等。

健康信息平台的建设和开发是一项复杂的系统工程，它依托国家公众多媒体宽带网和卫星通信技术，建设覆盖全国的健康信息系统，实现卫生信息资源的高度共享，从而提高国家卫生服务和卫生决策的综合水平。

（二）国家公共卫生信息平台组成

国家公共卫生信息平台主要是对全国范围内的各种公共卫生信息（包括医疗服务信息）进行管理的平台。该平台建设的总体目标包括三个方面。

第一，综合运用计算机技术、网络技术和通信技术，构建覆盖各级卫生行政部门、疾病预防控制中心（Center for Disease Control and Prevention，CDC）、卫生监督中心、各级各类医疗卫生机构的高效、快速、通畅的信息网络系统，网络触角延伸到城市社区和农村卫生室。

第二，加强法治建设，规范和完善公共卫生信息的收集、整理、分析，提高信息质量。

第三，建立中央、省、地（市）三级突发公共卫生事件预警和应急指挥系统平台，提高医疗救治、公共卫生管理、科学决策以及突发公共卫生事件的应急指挥能力。

国家公共卫生信息平台是由公共卫生信息系统、纵向网络和横向网络组成的一体化信息网络体系，如图5-8所示。

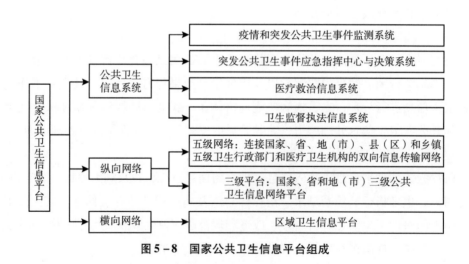

图5-8 国家公共卫生信息平台组成

公共卫生信息系统包括疫情和突发公共卫生事件监测系统、突发公共卫生事件应急指挥中心与决策系统、医疗救治信息系统以及卫生监督执法信息系统。

国家公共卫生信息平台的纵向网络是由五级网络和三级平台构成。五级网络是指依托国家公用数据网，综合运用计算机技术、网络技术和通信技术，建立连接国家、省、地（市）、县（区）和乡镇五级卫生行政部门和医疗卫生机构的双向信息传输网络，形成国家公共卫生信息虚拟专网。三级平台是指在国家、省和地（市）建立的三级公共卫生信息网络平台，实现纵向到底。

区域卫生信息平台是国家公共卫生信息平台横向网络建设的重要组成部分。区域卫生信息平台是指按照区域卫生规划要求和属地管理原则，在地（市）建立区域公共卫生信息网络平台的基础上，形成区域内各级卫生行政部门和各级各类医疗卫生机构有效的网络连接，达到横向到边。

（三）公共卫生信息系统组成

国家公共卫生信息系统是在省级、地（市）级、县（区）级和乡镇级公共卫生信息系统基础上开发的一体化国家公共卫生信息平台。

国家公共卫生信息系统是由一个网络平台和三大数据库构成的信息系统。一个网络平台是指国家综合公共卫生信息网络平台，作为国家突发公共卫生应急指挥中心与决策系统的重要组成部分。三大数据库是指中国疾病预防控制中心建立的全国疫情与突发公共卫生事件报告与监测数据库，监督中心建立全国卫生监督执法数据库，以及统计信息中心建立的全国卫生资源和医疗救治信息数据库。

（四）区域健康信息平台组成

区域健康信息系统包括电子政务、医保互通（医院与医疗保险机构）、社区服务、网络转诊、居民健康档案、远程医疗、网络健康教育与咨询，以及农村合作医疗等，实现预防保健、医疗服务和卫生管理一体化的信息化应用系统。

区域健康信息平台是以区域卫生信息网络为基础构建的区域健康信息系统，如图5-9所示。

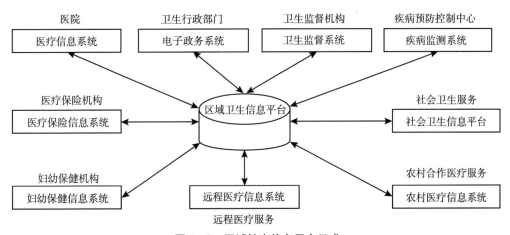

图5-9 区域健康信息平台组成

二、健康信息系统的开发战略和顶层设计

本节以电子病历标准化建设路径为例，描述健康信息系统开发战略和顶层设计框架。

电子病历是指医务人员在医疗活动过程中，使用信息系统生成的文字、符号、图表、图形、数字、影像等数字化信息，并能实现存储、管理、传输和重现的医疗记录，是病历的一种记录形式。电子病历标准化是医院信息互联互通的基础，也是充分发挥电子病历"数据价值"的必要条件。

"十二五"以来，卫生健康行业以标准研制和应用管理为工作重点，不断加强信息标准化建设，逐步建立起了一套符合中国国情、满足医改需要、结合国际标准、多维度多视角的卫生健康信息标准体系。电子病历标准化作为卫生健康信息标准体系的重要组成部分，其建设路径可总结为数据标准化、文档标准化、交互标准化、技术标准化和测评标准化等5个步骤。

（一）数据标准化

数据标准化过程对电子病历数据元的标识符、名称、定义、数据类型、表示格式以及数据元值的允许值进行规范。数据集标准和值域标准都属于此类，主要包括：

（1）WS 363 – 2011 卫生信息数据元目录第 1～17 部分；

（2）WS 445 – 2014 电子病历基本数据集第 1～17 部分；

（3）WS 538 – 2017 医学数字影像通信基本数据集；

（4）WS 364 – 2011 卫生信息数据元值域代码第 1～17 部分；

（5）GB/T 14396 – 2016 疾病分类与代码；

（6）T/CHIA 001 – 2017 手术、操作分类与代码。

（二）文档标准化

文档标准化过程对调阅与共享电子病历基本数据时使用的文档架构和涉及的具体业务内容进行规范。共享文档规范属于此类，包括：

（1）WS/T 482 – 2016 卫生信息共享文档编制规范；

（2）WS/T 500 – 2016 电子病历共享文档规范第 1～53 部分。

（三）交互标准化

交互标准化过程对调阅与共享电子病历基本数据时的交换机制、接口方式和消息格式等进行规范。交互规范属于此类，主要包括：

（1）20160125 医院信息平台交互规范第 1～11 部分；

（2）WS/T 544－2017 医学数字影像中文封装与通信规范。

（四）技术标准化

技术标准化过程对调阅与共享电子病历基本数据时起支撑作用的信息系统架构、基本功能、资源管理、基础设置、系统性能等进行规范。技术规范属于此类，主要包括：

（1）WS/T 447－2014 基于电子病历的医院信息平台技术规范；

（2）WS/T 448－2014 基于健康档案的区域卫生信息平台技术规范。

（五）测评标准化

测评标准化过程通过对电子病历数据产生、获取、处理、存储、传输、使用全流程进行标准符合性测试，对信息标准实际应用效果进行综合评价，一方面推进信息标准落地应用，另一方面对信息标准内容及质量进行实践校验和完善提升。标准符合性测试规范和测评方案属于此类，主要包括：

（1）WS/T 501－2016 电子病历与医院信息平台标准符合性测试规范；

（2）WS/T 502－2016 电子健康档案与区域卫生信息平台标准符合性测试规范；

（3）WS/T 548－2017 医学数字影像通信（DICOM）中文标准符合性测试规范；

（4）医院信息互联互通标准化成熟度测评方案（2020 年版）；

（5）区域全民健康信息互联互通标准化成熟度测评方案（2020 年版）。

在国家卫生健康信息化"46312－2"顶层设计框架下，遵循上述国家行业（团体）标准和 DICOM 等国际标准，不断推进基于医疗卫生机构的信息共享和业务协同应用。

按照新时代卫生健康工作要求，信息标准工作将继续以人民健康为中心，以《"十四五"卫生健康标准化工作规划》为统领，健全卫生健康信息标准体系，完善6 类信息标准的制定，聚焦以电子病历为核心的医院信息化和以居民电子健康档案为核心的区域全民健康信息化等两大重点业务标准，推进新兴信息技术与卫生健康行业融合性标准的供给，加强互联互通标准化成熟度测评，促进信息共享互认和互联互通，支撑卫生健康事业创新发展。

三、健康信息系统的构建技术

信息技术已经在我国医疗卫生领域得到了广泛应用，促进了我国卫生信息化的建设。

（一）计算机网络技术

计算机网络技术是密切结合计算机技术和通信技术的一门综合性技术，它推动了各行各业的信息化建设。计算机网络技术已经在我国医疗卫生信息化建设中得到了广泛应用，例如卫生政务信息网络、公共卫生信息网络、医疗服务信息网络、卫生监督信息网络、远程医疗服务网络等。

（二）数据库技术

数据库技术是作为数据处理中的一门新技术发展起来的，它是计算机科学技术中发展最快的领域之一，也是应用最广的技术之一，已成为计算机信息系统与应用系统的核心技术和重要基础。

信息资源已成为我国各级医疗卫生机构的重要财富和资源。数据库的建设规模、数据库信息量的大小和使用频度已成为衡量我国医疗卫生信息化程度的重要标志，数据库技术也是开发和应用健康信息系统的核心与基础。

我国正在着重建设一批卫生信息资源数据库群，包括卫生技术标准类数据库群、医疗类数据库群、医学教育类数据库群、医学科技类数据库群、疾病监测防疫类数据库群、妇女儿童类数据库群、食品卫生类数据库群、卫生统计信息类数据库群、卫生政策管理类数据库群、卫生经济类数据库群、卫生机构类数据库群、卫生人员类（含专家库）数据库群等。

数据库技术与计算机网络技术的结合又使人们对卫生健康信息的利用突破了时间和空间的限制，使其成为健康信息平台的重要支撑，从而在卫生健康信息领域得到蓬勃的发展和迅速的推广应用。

（三）软件工程技术

软件工程是研究计算机软件开发和软件管理的一门工程学科，是计算机科学技术领域中的一个重要分支。健康信息系统作为一种综合集成的、复杂的数据库应用系统软件，涉及面广，工作量大，其开发质量的好坏和开发效率的高低直接影响到各机构卫生信息化工作的顺利进行。

为了保证健康信息系统的开发质量和开发效率，减少软件运行、维护和管理的困难，必须用科学正确的软件工程技术和方法来对整个软件生存周期进行指导，这在健康信息平台开发实践中有着非常重要的作用。

（四）数据仓库技术

数据仓库在提高决策支持水平、信息质量和应变能力等方面具有重要意义。数据仓库是在操作型数据库的基础上对数据的进一步集成和分析提出了更明确的目标和解决方案，这对于信息技术领域发展中的全面而长远的规划尤其重要，能够加快信息技术实施速度并少走弯路，避免时间、人力和资源的浪费及重复建设，给用户带来巨大的竞争优势。数据仓库技术应用于健康信息系统，可以集成所有医疗机构不同结构且丰富的业务数据，从而构成中央式的卫生信息平台，并实现对卫生决策分析的支持，为卫生战略决策提供科学依据。

（五）医疗信息整合技术

医疗信息整合（Integrated Healthcare Enterprise，IHE），又称医疗企业整合或医疗信息集成，是为实现医疗信息全面集成而制定的一种信息交换和共享的框架，以促进现有的健康第七层（Health Level 7，HL7）、DICOM 等医疗信息标准在临床护理治疗中的协同使用。

DICOM 标准是由美国放射学会（American College of Radiology，ACR）和国家电器制造商协会（National Electrical Manufacturers Association，NEMA）为主制定的用于数字化医学影像显示、传输与存储的标准，是医学图像和相关信息的国际标准（ISO 12052）。它定义了质量能满足临床需要的可用于数据交换的医学图像格式。DICOM 被广泛应用于放射医疗、心血管成像以及放射诊疗诊断设备（X 射线、CT、核磁共振、超声等），并且在眼科和牙科等其他医学领域得到越来越深入广泛的应用。在数以万计的在用医学成像设备中，DICOM 是部署最为广泛的医疗信息标准之一。自从 1985 年 DICOM 标准第一版发布以来，DICOM 给放射学实践带来了革命性的改变，X 光胶片被全数字化的工作流程所代替。

（六）区块链与人工智能技术

1. 区块链技术

区块链技术（Blockchain Technology）是一种去中心化的分布式账本技术，它可以记录交易信息，防止数据被篡改和伪造。区块链技术的发展历史可以追溯到 2008 年中本聪发表了一篇比特币论文，而一个集群分布式数据储存、点对点传输、共识机制、加密算法的计算机技术区块链也就此诞生了。区块链技术的发展经历了三个阶段。第一个阶段是 2009 ~ 2014 年，以区块链技术研发的比特币经过市场验证，证明了区块链技术在互联网信息领域的稳定性和安全性。第二个阶段是 2014 ~ 2019 年，以区块链技术研发的以太坊智能合约开始应用到金融领域。第三个阶段是 2020 年后，金融先行后会促进实体产业发展。

区块链技术在医疗健康领域的应用主要涉及患者 ID 认证、电子病历、临床研发、药物溯源、医疗保险理赔等方面。区块链技术对解决医疗信息孤岛、提高医疗服务质量、确保医疗数据的安全共享提出了有效的解决思路。在区块链技术赋能下，可以真正构建属于居民个人的健康档案系统，将各大医疗机构的医疗信息，特别是病历信息整合上链，从而形成每个患者的健康档案。

2. 人工智能技术

人工智能（Artificial Intelligence，AI）是计算机科学的一个分支，它研究如何让计算机去模拟、延伸和扩展人的智能。AI 的研究内容包括机器学习、深度学习、自然语言处理、计算机视觉等多个领域。人工智能的应用非常广泛，涉及医疗、金融、制造、交通、教育等各个领域。

在医疗领域，人工智能可以用于辅助医生进行疾病诊断和治疗方案的制定。通过分析大量的医学数据和病例，人工智能可以帮助医生更准确地判断病情，并提供个性化的治疗建议。此外，人工智能还可以用于药物研发和基因组学研究，加速新药的开发和疾病的治疗进程。

（七）云计算与大数据技术

云计算与大数据技术是当前信息技术领域中的两大热点，它们在许多行业和领域都发挥着重要作用。

1. 云计算与大数据概念

云计算是一种通过网络连接的分布式计算方式，能够处理大量数据，并且可以迅速提供计算结果。它允许用户通过网络获取计算资源，而无须关心底层硬件和复杂的配置过程。大数据技术涉及处理和分析巨量数据集的技术和方法，通常包括数据挖掘、分布式文件系统、分布式数据库等。

2. 云计算与大数据技术发展历史

云计算的概念最早起源于 20 世纪 60 年代，但直到 90 年代末和 21 世纪初，随着互联网技术的发展，云计算才开始商业化并普及。大数据作为一个概念是在 21 世纪初提出的，特别是随着社交媒体、移动设备和物联网的发展，数据量急剧增加，促进了大数据技术的发展。云计算和大数据技术的融合为两者的发展带来了新的机遇，使数据处理更加高效，同时开辟了新的商业应用。

3. 云计算与大数据技术卫生健康信息化应用

（1）电子病历系统：云端存储使医生能随时访问患者信息，实现医疗信息共享。

（2）大数据分析：分析医疗数据以预测疫情趋势、优化资源配置。

（3）人工智能辅助诊断：利用 AI 技术帮助更准确地诊断疾病。

（4）远程医疗服务：通过云技术提供远程地区的医疗服务。

（5）健康管理平台：实时监测和分析个人健康数据，提供个性化建议。

（6）医疗研究：加快研究数据的获取和分析速度，支持虚拟临床试验。

（7）公共卫生应急响应：快速收集和分析疫情信息，制定防控措施。

云计算和大数据技术在提高医疗服务质量、降低成本以及促进创新方面扮演了关键角色。未来这些技术的发展将进一步推动卫生健康信息化向智能化、个性化和高效化方向发展。

四、健康信息系统的开发方法

健康信息系统的开发方法不仅包括医疗卫生领域多部门多层次的信息收集、处理和分析，还包括其他相关领域的信息共享及综合利用。因此，健康信息系统的开发要以系统的综合规划为前提，通过组织、分析、设计和应用来实现一个符合相应部门或层次需要的开放性信息平台。

从技术层面来看，健康信息系统本身就是一种管理信息系统，管理信息系统的开发方法也适用于健康信息系统。

（一）健康信息系统的开发方式、原则和策略

1. 健康信息系统的开发方式

健康信息系统的开发是一个复杂的系统工程，它结合了医疗卫生领域的需求与管理信息系统的开发。开发方式包括用户自主开发、委托专业单位开发、联合开发和利用现成的行业通用软件包开发。

2. 健康信息系统开发的基本原则

健康信息系统开发遵循适应性、效益性、系统性、规范化和循环发展与逐步递进的原则。这些原则要求在系统开发过程中关注用户需求、经济效益、整体规划、规范遵循和持续发展，以实现医疗卫生领域内的信息共享与综合利用，提高信息管理的效率。

3. 健康信息系统的开发策略

健康信息系统的开发策略包括"自下而上""自上而下"和"自上而下规划，自下而上实现"的策略。每种策略都有其适用场景和特点，应根据实际需求和技术条件灵活选择。

（二）结构化系统开发方法

1. 结构化系统开发方法的基本思想

结构化系统开发方法基于数据流的用户需求分析方法，起始于20世纪70年代末期，旨在解决软件开发中的"软件危机"。该方法通过分阶段、模块化的方式自顶向下对系统进行分析与设计。

2. 结构化开发方法遵循的原则

结构化开发方法强调用户至上、分阶段开发、文档驱动、按模块组织和考虑系统变化的原则。

3. 系统开发的生命周期

结构化系统开发方法将整个开发过程分为系统规划、系统分析、系统设计、系统实施和系统运行与维护五个主要阶段。

4. 结构化系统开发方法的优缺点

结构化系统开发方法的优点包括提高系统的可靠性和可维护性、降低开发成本和风险、提高团队协作效率以及有利于需求变更的管理。缺点包括过度强调文档作用、难以适应复杂多变的需求以及可能导致设计与实现之间的脱节。

（三）原型方法

1. 原型法基本思想

原型法是一种在信息系统开发中常用的方法，该方法基于生命周期法并有所改进。原型法的核心思想是通过快速构建和测试系统原型，使用户能够直观地体验系统功能，从而更准确地提出需求。

2. 原型法的开发过程

（1）明确用户基本信息需求：了解用户的基本需求，如功能、输入输出、界面等。

（2）开发初始原型系统：根据用户需求，迅速建立一个功能简单的交互式运行系统。

（3）使用和评价原型系统：用户亲自使用原型系统，提出反馈意见，进一步确定需求。

（4）修改和完善原型系统：根据用户意见修改原型，循环往复直到用户满意。

3. 原型法的开发环境

原型法需要一个强大的软件支持环境，包括联机的屏幕活动、数据库的交互作用及数据操作、系统的工作模型等。这些工具可以帮助快速生成、测试和修改原型系统。

4. 原型法开发系统的特点

（1）用户主导：用户全程参与系统开发，确保系统满足实际需求。

（2）快速原型：通过快速构建和测试原型，缩短开发周期。

（3）需求明确：用户通过实际操作原型系统，更准确地提出需求。

（4）灵活适应：原型法适用于管理体制和组织结构不稳定、有变化的系统。

（5）高效开发：利用先进的软件工具，提高开发效率。

（6）风险降低：通过早期发现和解决问题，降低实施风险。

5. 原型法的优缺点

原型法是一种有效的信息系统开发方法，通过快速构建和测试原型系统，使用户能够更直观地了解系统功能和界面设计，从而提高系统的实用性和用户满意度。然而，原型法也存在一些局限性，需要在实际应用中加以注意和克服。（1）优点：符合认识规律；改进交流方式；降低开发风险；提高工作效率；增强系统适应性。（2）局限性：需要较高开发工具支持；开发过程复杂难以量化分析；可能导致需求不明确或过于依赖原型。

（四）面向对象的开发方法

1. 面向对象方法简介

面向对象方法（Object-oriented Method，OOM）是一种用于软件开发的系统化方法论，从 20 世纪 80 年代开始发展，随着面向对象编程语言（如 Smalltalk、C ++ 、Java 等）的发展而逐渐成熟及广泛应用。该方法主张从客观事物出发构造系统，模拟人类思维来理解和描述事物。它强调系统映射到问题域，即对象及其关系反映实际事物及其关系。与传统方法不同，面向对象方法以对象为基础进行系统分析和设计，更符合人们的思维习惯，是一种综合性的开发方法。

2. 面向对象方法的基本思想

面向对象方法的基本思想是模拟人类思维方式，使软件开发接近人类认识和解决问题的方式。面向对象方法认为客观世界由对象组成，每种对象有内部状态和运动规律，对象间相互作用和联系构成系统。通过抽象出对象和处理对象关系，解决问题。该方法以数据或信息为主线，将数据和处理相结合，对象作为数据和操作的统一体，主动执行操作和处理现有数据。面向对象方法是一种新的思维方法，能客观描述对象结构和行为，使软件直接描述现实世界，具有模块化、可重用、可维护性等特点。

3. 面向对象方法的基本概念

（1）对象和类。对象是客观存在的任何事物，具有静态属性和动态行为。类是对具有相似性质的一组对象的抽象，定义相同属性和操作。类是对象的抽象，对象是类的实例。在医院信息系统中，医生类包括共同属性和操作，如姓名、科室等，而不同类型的医生则是该类的实例，具有特殊性。

（2）封装性、继承性和多态性。面向对象方法的三大基本特征是封装性、继承性和多态性。封装性将对象属性和操作包装起来，通过提供的操作访问或修改属性。对象实现数据抽象，隐藏内部实现细节。继承性允许类继承其他类的属性和操作，实现代码重用。多态性指不同对象对同一消息产生不同的行为，增加系统的灵活性和可扩展性。

4. 面向对象方法的开发过程

面向对象开发过程采用喷泉模型（如图 5 - 10 所示），强调用户需求为动力，对象为驱动。该模型认为开发过程自下而上包括分析、设计、实现、维护和演化等阶段，各阶段相互重叠、多次反复，无特定次序，可交互进行。喷泉模型优势在于迭代和无间隙，提高开发效率，但不利于项目管理。

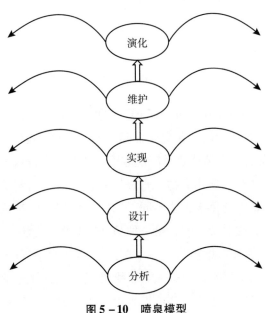

图5-10 喷泉模型

面向对象方法开发的主要阶段包括：（1）系统调查和需求分析：深入了解用户问题和需求，建立用户需求陈述文档；（2）面向对象分析（Object-oriented Analysis, OOA）：抽取和整理用户需求，建立问题域精确模型，确保需求陈述准确完整；（3）面向对象设计（Object-oriented Design, OOD）：对分析结果进行抽象、归类、整理，确定范式，包括主体部件和数据管理部件设计；（4）程序实现：使用面向对象编程语言将范式映射为应用软件，实现预定功能，包括可视化设计和代码设计；（5）系统维护与演化：交付使用后进入维护阶段，面向对象的维护效率较高。系统演化是整体概念，通过不断改进推动系统发展。

5. 面向对象的分析

面向对象分析旨在从实际问题中抽象出对象及其相关元素，以生成一个规格说明。这种分析直接从问题空间映射到模型，有助于更直观、准确地理解问题。

（1）三种面向对象分析模型。面向对象分析模型由对象模型、动态模型和功能模型构成。对象模型是核心，负责识别对象、关系和服务，描述需求，以及进行需求评审。动态模型处理对象之间的交互和时序问题。功能模型描述系统功能，为后续过程奠定基础。

（2）对象模型的五个层次。面向对象分析通常包含五个层次，这些层次帮助分析人员从不同的抽象程度理解和建模系统。问题领域层次专注于理解和定义系统的业务背景和环境。这个层次的重点是识别出系统所处的领域、业务规则以及关键的概念和实体。需求层次侧重于识别和描述系统的功能需求和非功能需求，定义系统需要提供的服务和行为。对象层次关注系统中的具体对象和类，定义系统中的主要实体及其属性和行为。动态行为层次描述系统中对象之间的交互和系统的动态行为，关注系统在运行时的行为和状态变化。系统架构层次聚焦于系统的总体结构和组件之间的关系，定义系统的模块划分和高层设计。

6. 面向对象的设计

面向对象设计是确定问题解决方案的过程。面向对象开发过程为喷泉模型，分析与设计阶段界限模糊，信息自然过渡，有利于确保对象模型一致性。

面向对象分析建模问题空间，设计建模实现空间，主要目的是建立对象类数据结构和操作算法，包括系统架构和对象类设计。

（1）系统架构设计。系统架构设计决定子系统组织和协调方式，按功能职责划分，分为用户界面层、业务层和数据访问层。用户界面层处理输入数据，向业务处理发送请求；业务层处理业务逻辑、验证权限、发送数据持久化请求，并返回结果；数据访问层处理数据持久化和事务。

（2）对象类设计。对象类设计扩展和重构分析模型，转换为可实现的对象类和关系，包括静态和动态结构设计。静态设计扩展和重构问题模型，利用继承提高复用度。动态设计根据静态结构扩充动态行为模型，转换为对象操作，权衡计算复杂度、代码清晰度和性能。

（3）面向对象的统一建模语言 UML（Unified Modeling Language）。统一建模语言（UML）是广泛使用的面向对象建模工具，包括语义和表示法两部分。UML 语义提供一致的定义性说明，消除因人而异的表示方法影响。UML 表示法定义图形符号和文字语法，为系统建模提供标准。

7. 面向对象程序设计和面向对象编程语言

在前面得到的各种不同的面向对象模型的基础上，选择一个合适的支持面向对象技术的编程语言实现系统的功能。面向对象程序的质量基本上由面向对象设计的质量决定，但是，所采用的程序语言的特点和程序设计风格也将对程序质量、可重用性及可维护性产生深远影响。

（1）面向对象编程语言。面向对象编程语言具有对象生成、消息传递、类和继承等机制，如 C ++ 、Java 等。这些语言强调分类与状态变换，通过建立对象间联系引发状态转换实现计算任务。语言分为纯面向对象（如 Smalltalk、Java）和混合型（如 C ++ 、VB），前者侧重研究和原型实现，后者则注重速度和传统程序员的接受度。

（2）程序设计风格。良好的程序设计风格对面向对象实现尤为重要，有助于提高程序质量和重用性。新准则包括提高软件可重用性、减小方法规模、保持一致性、避免全局信息、利用继承机制等。

（3）设计模型转换为代码。Rational Rose 等工具可将 UML 模型转化为实际代码，支持多种语言。基本步骤包括检查模型、组件生成、类到组件映射、设置生成属性、选择生成内容，最后生成代码。虽然模型无法生成全部代码，但工具能自动生成大部分，开发人员仍需编码和设计界面。

8. 面向对象方法的特点

面向对象方法以对象为基础，通过特定软件工具实现从对象描述到软件结构的转换。这种方法符合人们对事物的认知和分析解决问题的思维，解决了传统开发方法中客观世界描述与软件结构的不一致问题，缩短了开发周期，简化了从分析设计到软件模块结构的转换过程。它摒弃了传统的程序设计方法，引入了对象、消息和继承性等概念。对象间通过消息互动，子类可以继承父类的属性、操作和规则。这种方法使程序易于扩展和灵活，同时对象的模块性也便于软件维护。然而，面向对象方法也有局限性，如需要强大的软件支持环境，以及可能在系统划分上导致结构不合理和关系失调。因此，应根据具体需求结合其他方法使用，以充分发挥其优势。

9. 面向对象方法的未来展望

随着技术的不断发展和软件需求的不断变化，面向对象方法也在不断演进和完善。未来，我们可以期待以下几个方面的发展。

（1）更加灵活和可扩展的类模型。随着软件系统的规模不断增大和复杂性不断增加，需要更加灵活和可扩展的类模型来支持系统的演进和维护。未来的面向对象方法可能会引入更多的动态性和灵活性来支持这一需求。

（2）与其他编程范式的融合。面向对象方法并不是万能的，有时需要结合其他编程范式（如函数式编程、响应式编程等）来更好地解决问题。未来的面向对象方法可能会更加注重与其他编程范式的融合和协同工作。

（3）更好地支持并发和分布式系统。随着并发和分布式系统的普及，面向对象方法需要更好地支持这些场景。未来的面向对象方法可能会引入更多的并发和分布式编程模型来满足这一需求。

（五）计算机辅助开发方法和软件包开发方法

1. CASE 方法的基本思想

计算机辅助开发方法（Computer Aided Software Engineering，CASE）是一种计算机辅助软件开发环境，旨在加速软件开发过程，提高生产率并保证软件质量。它通过集成多种工具来覆盖软件开发的各个阶段，使开发过程更加规范、有效和易于维护。CASE 工具并不形成新的开发方法，而是将现有的开发方法和过程进行自动化处理。系统开发的核心是从现实世界到可运行系统的转换，CASE 方法和工具通过模型建立这一桥梁来实现这一转换。CASE 环境可应用于多种开发方法，如结构化方法、原型法和面向对象方法，提供全面的开发环境。CASE 的辅助作用主要体现为方便、快捷地生成各类图表、程序和文档。

2. CASE 分类

CASE 工具主要用于辅助软件开发的各个阶段，包括需求分析、设计、生产和维护。根据软件开发生命周期的过程，CASE 工具可分为三类：（1）系统需求分析工具，用于定义需求规格并表达逻辑模型；（2）系统设计工具，用于根据需求进行系统设计并生成设计说明书；（3）软件生产与维护工具，用于最后的软件设计、编程、测试和维护工作。这些工具可能具备单独功能或集成部分功能，并需要统一的接口以实现数据传递和连接系统开发和维护的各个步骤。

3. CASE 与信息系统开发方法的关系

CASE 是支持各种信息系统开发方法和技术的一种技术平台或工具。它提供描述信息系统状况及其开发过程的概念模式，协助开发人员认识系统工作的环境与要求，并管理系统开发过程。同时，CASE 还提供存储和管理相关信息的机制与手段，支持信息系统开发过程中的各个环节。CASE 与信息系统开发方法紧密相关，共同推动软件开发的进步。

4. CASE 体系

CASE 工具由多个部分组成，通常根据软件开发的不同阶段，将其分为上游CASE、下游 CASE 和整体的项目管理 CASE 产品。

（1）上游 CASE 负责自动进行应用的计划、设计和分析，帮助用户定义需求，生成需求说明，并完成与应用开发相关的所有计划工作，如系统规划、系统分析和系统设计。上游 CASE 主要完成系统的分析与设计工作，因此也被称为分析与设计工作台。它还可以作为通用的图表编辑系统使用，处理大多数通用方法的图表类型。所有工具信息都通过一个共享的信息仓库集成，并可以通过信息仓库的信息交换接口与其他工具进行信息共享与交换。图表编辑工具用于创建各种图表，设计、分析与验证工具用于进行设计分析、数据库建模，报告错误和异常情况等。数据字典用于维护系统分析与设计时所用的实体信息。其他工具则从中央信息仓库中查询或获取相关数据进行处理和转换。

（2）下游 CASE 负责自动进行应用系统的编程、测试和维护工作，包括系统实施、系统运行、系统维护等各个阶段。它主要包括程序设计工作台和测试工作台。程序设计工作台由一组支持程序开发过程的工具组成，如语言编译器、结构化编辑器等。测试工作台应用于软件开发和维护阶段的测试工作，必须是开放式的系统，以适应软件组织的需要。它可能包含的工具有测试管理器、测试数据生成器等。

（3）项目管理 CASE 主要包括软件的配置管理、版本管理、开发过程管理等工具，贯穿于整个系统开发生命周期。

5. 购置软件包的选择

软件包是用来完成特定任务的程序或程序组，包括应用软件包和系统软件包。应用软件包与特定应用领域相关，可以是通用的或定制的。在选择软件包之前，需要对其进行全面评审，主要标准包括四个方面。

（1）功能及适应性：考虑软件包是否满足用户需求，包括二次开发能力和可扩展性。还需考虑开发商是否愿意提供软件修改支持。

（2）资源需求及数据库特征：评审软件包所需的软硬件资源，包括操作系统、数据库平台、计算机及内外存储需求；还需考虑数据库或文件设计能否支持用户需求。

（3）安装、维护及用户友好性：评估软件包的安装方便性以及与现行系统的对接；评价开发商对系统修改、升级的支持，系统易修改程度，内部人员需求，源代码质量和维护文档等；还需考虑用户操作易用性和培训需求。

（4）开发商资质及费用：考虑开发商在应用领域的经验、销售和财务记录、支持手段、用户改进建议响应和用户小组交流等；综合考虑软件包购买费用、维护费用、培训、操作和硬件损耗等总费用。

6. 使用软件包进行系统开发的过程

软件包开发系统的过程旨在满足用户需求，包括系统分析、系统设计、安装编程与测试以及运行维护四个主要阶段。

（1）系统分析阶段。此阶段的关键是获取并分析用户需求，确定合适的软件包提供商和软件包。对于医疗卫生领域的软件包，需考虑其行业背景和成熟度。

（2）系统设计阶段。在此阶段，将用户需求与软件包对接，对需求进行分类和对接。培训软件包应用的技术人才，进行系统的物理设计，并重新组织、规划和设计软件包的功能接口以满足实际需求。

（3）系统安装、编程与测试阶段。此阶段包括安装软件包、修改软件包、进行界面和程序设计、整体系统测试、生成相关文档，以及终端用户培训。

（4）运行与维护阶段。系统提交运行后进入维护阶段，此阶段主要工作包括发现并纠正系统问题，以及及时更新升级软件包和现有系统。

7. CASE 的发展趋势

CASE 工具的主要发展趋势是集成化和提高互操作性。集成化主要体现在集成化的 CASE 环境，这种环境由多种工具和集成机制组成，可分为用户界面层、工具管理服务层、对象管理层和共享中心库层。其中，用户界面层主要提供人机交互，工具管理服务层负责协调工具间的信息流，对象管理层完成集成服务和配置管理功能，共享中心库层则负责与 CASE 数据库交互。随着软件开发速度和效率要求的提高，CASE 工具成为软件开发的必备平台，各种类型和层次的 CASE 工具需要进行数据交流与共享。

思政课堂

7 天建成一座小汤山医院
——重大传染病应对中见证中国力量

2003 年，非典型肺炎暴发。4 月下旬，总后卫生部奉命紧急在北京小汤山组建 1 000 张床位的非典专科医院，并建设和应用医院信息系统。在小汤山医院建设与使用过程中，医院信息系统的建设为优质高效完成救治任务并保障医务人员"零感染、零死亡"发挥了重要作用。

总后卫生部组织军队技术骨干和北京天健公司的工程队伍，在 72 小时内短时间、高质量地完成了医院信息化建设。小汤山医院信息系统搭建的总体思路是以解放军 306 医院信息系统的数据中心为原型，直接复制其大量数据字典等后台信息，删除其数据库中原有患者数据；拷贝军队系统专门诊治非典患者的 309 医院已建立的专科病历应用模板等，再根据小汤山医院的编制与人员补充初始化信息，并结合该院不开展门诊业务等特殊需求，调整后构建了小汤山医院信息系统服务器数据中心体系。

小汤山医院信息系统的应用规模包括网络服务器 3 台、交换机 15 台、终端机 157 台、打印机 100 台及部分其他设备。运行的医院信息系统 18 个子系统应用软件覆盖了各临床科室、辅诊科室和管理科室（没有门诊科室），包括了医生工作站、护士工作站、病案管理、药品管理、卫生经济、卫生统计、联机检验、医学影像等应用。医院接收病人后，各种医疗文书网上生成与传输共享，化验、医学影像等检验检查结果和报告能在各临床医生工作站网上浏览、共享，药品、医疗耗材管控有序，医疗统计完整、及时、准确，地方医疗保险接口顺畅、稳定，初步形成电子病历，医疗信息的高度共享减少了医疗文书纸张的手工传递，对防止医务人员感染 SARS 病毒具有特殊的积极作用。病房视频监控系统为患者安全与行政管控提供了有力手段，系统生成并完整保存了 680 多名非典病人的电子化病历资料和病人信息数据库，并移交北京市有关部门，为今后非典病人救治的临床工作和科学研究提供了宝贵资料。

小汤山非典医院信息建设工作背景特殊、环境艰苦，时间紧、任务重、工作标准高，对信息工作的组织协调、技术建设都有很高的要求，对医院信息系统功能的适应性、系统的稳定性和系统初始化的便利性都是一个检验，对卫生信息化建设更是一次前所未有的挑战。

医院信息系统在小汤山医院抗击非典一线的建设与应用，完成了当时很多人认为似乎不可能完成的任务，在关键时刻用特殊的表现证明了卫生信息化的重要性与作用，产生了重要的社会影响。小汤山医院信息系统的建设与应用，为我国卫生系统今后处理应急反应事件积累了经验，其部分作业方法也可在常规的医院信息系统建设中作为借鉴。7 天建成一座小汤山医院的中国速度充分彰显了社会主义的制度优势，应对重大疫情的中国力量不仅给了国人安全感，也给全世界应对重大事件作出了榜样。

（资料来源：北京小汤山非典医院信息系统建设启示［EB/OL］. HIT 专家网，网址：https：//www. hit180. com/30768. html。）

本 章 小 结

本章主要讲述健康信息系统概念、健康信息系统平台构建以及具体健康信息应用系统。第一节简要介绍了健康信息系统的概念、作用和特点；其次介绍了健康信息系统类型和结构；最后介绍了国内外健康信息系统发展历史、状况和趋势，着重介绍我国健康信息化发展状况和政策。第二节首先介绍健康信息系统平台概述，着重介绍国家卫生信息化平台、公共卫生信息化平台和区域卫生信息化平台；其次以电子病历标准化建设路径为例，描述健康信息系统开发战略和顶层设计框架；再次介绍健康信息系统的构建技术，如计算机网络技术、数据库技术、软件工程技术、数据仓库技术、医疗信息整合技术、区块链与人工智能技术和云计算与大数据技术；最后详细介绍健康信息系统开发的方法，包括健康信息系统的开发方式、原则和策略，结构化开发方法、原型方法、面向对象的开发方法和计算机辅助开发方法。

本 章 参 考 文 献

［1］曹杰，李琼. 信息资源管理［M］. 北京：科学出版社，2022.

［2］胡西厚. 卫生信息管理学（第 2 版）［M］. 北京：人民卫生出版社，2013.

［3］黄梯云，李一军. 管理信息系统（第 7 版）［M］. 北京：高等教育出版社，2019.

［4］金新政. 卫生信息系统（第 2 版）［M］. 北京：人民卫生出版社，2014.

［5］赖茂生. 信息资源管理教程［M］. 北京：清华大学出版社，2006.

［6］李旭芳，朱君璇. 信息资源管理（第 2 版）［M］. 北京：清华大学出版社，2022.

［7］刘云．医院信息系统［M］．南京：东南大学出版社，2021.

［8］刘智勇．卫生信息学教程［M］．武汉：华中科技大学出版社，2021.

［9］罗爱静．卫生信息管理学（第4版）［M］．北京：人民卫生出版社，2017.

［10］马费成，赖茂生．信息资源管理（第3版）［M］．北京：高等教育出版社，2018.

［11］梅挺．健康信息管理［M］．北京：人民卫生出版社，2020.

［12］邱均平，沙勇忠．信息资源管理学［M］．北京：科学出版社，2011.

［13］王明时．医院信息系统［M］．北京：科学出版社，2008.

［14］吴忠，朱君璇．信息资源管理［M］．北京：清华大学出版社，2011.

［15］薛华成．管理信息系统（第7版）［M］．北京：清华大学出版社，2022.

［16］杨富华，陈澜祯．数字化医院信息系统教程（第2版）［M］．北京：科学出版社，2021.

［17］张凯．信息资源管理（第4版）［M］．北京：清华大学出版社，2020.

［18］赵文龙，陆斌杰．卫生信息管理学［M］．北京：科学出版社，2018.

思 考 题

1. 谈谈人工智能时代的卫生信息管理工作需要掌握哪些知识和技能。

2. 阐述系统的观点和系统方法论在健康信息系统开发中的作用。

3. 健康信息系统的结构划分依据是什么？具体有哪些典型结构？

4. 查阅资料了解当前我国健康信息系统的发展现状及存在的问题，谈谈自己的观点。

5. 国家公共卫生信息平台由哪几部分组成？国家公共健康信息系统由哪几部分组成？区域卫生信息平台由哪些构成？

6. 简述数据仓库系统的体系结构。

7. 传统的卫生决策支持系统包括哪些？简述新型的卫生决策支持系统体系结构。

8. 简述健康信息系统的开发方式，并说明各种开发方式的适用环境。

9. 简要分析"瀑布模型"与"喷泉模型"的特点，并比较各自在系统分析阶段的主要任务和目标。

10. 设计一个小型社区居民健康档案系统，健康档案的内容主要包括个人基本信息、健康体检记录、重点人群健康管理及其他卫生服务记录，要求能实现输入、输出、查询、修改、删除、统计等基本功能。分别应用结构化的开发方法、面向对象开发方法和CASE方法进行系统的规划、分析与设计（不要求实施）。

第六章

健康信息资源开发与利用

内容提要：健康信息资源的开发与利用具有重要的社会和经济意义。本章首先介绍了健康信息资源开发与利用的原则，健康信息资源开发的内涵和内容、健康信息资源开发的模式。其次介绍了健康信息资源利用的需求分析、健康信息资源利用的策略和模式。最后介绍了健康信息资源开发应用领域的一个典型应用——病案信息资源管理。

本章重点：健康信息资源开发与应用的内涵；健康信息资源开发的模式；健康信息资源利用的模式。

第一节　健康信息资源开发与利用概述

随着信息技术的不断更新，全球进入了数字化、网络化、多媒体化和全球化的信息时代。信息资源已成为国家重要的战略资源，其开发利用可以带来巨大的经济、文化、社会和生态效益。为优化信息资源配置、促进产业发展、推动开发利用并提升管理水平，我国出台了一系列信息资源管理政策。其中，《关于加强信息资源开发利用工作的若干意见》是我国信息资源管理的重要政策成果，涵盖了信息资源管理的多个领域和内容，将信息资源的开发和利用提升到前所未有的战略高度。

信息资源开发利用是指根据社会需求，对信息资源进行采集、处理、存储、传播、服务、交换、共享和应用的过程。开发利用的方式和目的多种多样。例如，可以对信息内容进行加工以提高其效用，也可以改变信息的载体形式以拓展信息的采集和传播渠道，从而提高信息的可获得性和可共享性。

健康信息资源开发利用是指以公众受益和社会效益为原则，对健康信息资源进行采集、处理、存储、传播、服务、交换、共享和应用，以支持政府决策并向公众提供健康相关的信息服务。在我国，医药学领域的各个学协会在政府资助下，开展了大量健康信息资源的公益性开发工作。例如，中华预防医学会发布了常见多发传染病的防治知识视频；中国药学会建立了安全用药常识知识库；中国医学科学院医学信息研究所开发了公益性健康知识服务平台，并自建了健康信息资源库。

我国信息资源具有以下优势：历史悠久、人口众多、地域广阔、物种丰富、经济活动总量大，这些都是信息资源生成的有利条件。其中最具价值和特色的信息资源包括：中国文化资源（历史文化、民族文化、语言文化、宗教文化等）、中文信息资源、中国的统计信息资源、中国的市场信息资源以及生物（物种和基因）信息资源。然而，我国信息资源也存在一些劣势：在科技领域，缺乏原创性和高水平的成果，自主知识产权产品与实际需求存在较大差距。从开发利用角度看，劣势主要表现在对信息资源开发利用的重要性和长期性认识不足，现有信息资源的共享性差，重复采购和处理现象严重，造成资源浪费。此外，信息资源开发利用方式单一，主要依靠政府投入，对信息资源的知识产权和安全问题存在误区。《关于加强信息资源开发利用工作的若干意见》中明确了信息资源开发中的统筹协调、需求导向、创新开放、确保安全四项主要原则，在这些原则指导下，我们可以进一步明确健康信息资源开发与利用的基本原则。

（一）经济性原则

健康信息资源的开发应充分发挥市场机制和社会需求的导向作用，尊重市场规律，按照市场需求决定生产的产品和规模。在市场框架内，利用市场自动调节机制，通过优胜劣汰促进开发者从经济效益和社会效益出发，努力使二者趋于最大化，并在一定范围内实现平衡。（1）从开发者角度出发，运用经济学的投入产出模型和信息经济学原理评估健康信息资源的价值及其预期经济收益。若资源开发价值高，开发活动需提高产出投入比，以增加开发者的净收益。（2）从社会利用角度来看，健康信息资源开发需兼顾其社会效益。在保证经济收益的同时，提升资源开发的社会总收益。社会收益有时无法用经济效益衡量，而是多种社会效应的综合。因此，开发活动应提高用户的直接收益，并降低其获取和利用信息时的非物质性消耗（如时间）。（3）从社会经济角度出发，健康信息资源开发应实现经济效益与社会效益的平衡与统一。由于健康信息资源具有可共享性，开发成果常具有公共物品或准公共物品特性，导致显著的正外部性。根据经济学原理，具有正外部性的商品一般由私人提供不足，为确保健康信息资源的充足供应，实现开发者私人经济效益与社会总效益的平衡与统一，政府应大力支持和资助健康信息资源开发活动。

（二）全局性原则

健康信息资源开发应从国家战略高度进行全局考虑，既引入市场竞争机制，实现资源的最佳配置，又通过政府宏观调控，避免低层次重复和资源浪费。（1）开发内容的全局性。健康信息资源开发具有多样性，需同时进行各类软件和硬件的开发工作，以及各种层次、类型的工作。每个环节均不可偏废，需全面考虑相关问题，确保开发工作的全面性和协调性。（2）开发过程的全局性。开发过程中，各时期、各地区、各单位需统一标准、互联互通、相互兼容。详细调查信息资源性质、存储格式、开发目标等，协调各行业、各部门间的工作。为实现最大共享效率，各信息资源开发者需协调设计和行动，特别是在信息基础网络建设上，统筹规划，联合建设，互联互通，避免重复建设。

（三）实用性原则

健康信息资源开发应立足现实，从实际需求出发，避免浪费。根据国家、地区、系统及各机构的信息资源实际情况，结合人力、物力、财力、技术、设施、政策、环境等条件，采取多种方式最大限度地开发现有资源，确保其充分利用。被开发的健康信息资源应具有价值，预期成果应具有现实意义。开发成果应能够被实际利用，即使方法和技术先进，但若不能在实际中发挥作用，则不可取。例如，政府信息资源的网上开发具有现实意义，而在管理水平和效率较低的企业急于采用最新技术开发信息资源，可能导致资源浪费和闲置。

实用性原则要求我们立足当前，着眼未来，根据时代和社会需求，在一定条件范围内积极引进新技术和方法，加快信息资源开发速度，扩大开发规模，提高开发层次，促进开发工作的良性循环。

（四）用户导向原则

健康信息资源开发应以用户为中心，这是市场经济环境下所有经济活动的关键思想，也是开发成功的决定因素。（1）从用户最迫切需求做起。健康信息资源开发应优先满足用户最迫切、最急需的领域。信息需求规律表明，大部分用户需求集中在常用信息资源中，少部分用户需求在不太常用资源中，极少部分用户需求在偶然使用的资源中。因此，既要优先开发常用信息资源，又要兼顾不常用信息资源的开发。（2）信息产品要有针对性。开发的信息产品应具有针对性，考虑不同层次、类型用户的需求差异，从多角度满足用户需求。（3）便于用户使用。健康信息资源应便于用户使用，具备明显的使用价值。开发的信息产品和服务不仅要在内容、功能和能力上符合用户需求，还需具备易用性和简便性。开发者应主动考虑用户特征、需求和习惯，开发出有价值、实用的信息产品和服务，避免用户在获取信息时感到麻烦和困扰。

（五）持续发展原则

健康信息资源开发应考虑历史问题、遗留问题、锁定问题、发展战略和技术方向，具有长远眼光，平衡近期利益和远期利益，避免频繁波动和技术无法兼容等问题。（1）优先开发特色信息资源。应优先开发具有独特风格和优势的健康信息资源，这些特色可能是行业、专业、类型或文种的独特性，应注意充分发挥其优势。（2）坚持开发重点。在开发项目选择上应有所为有所不为，针对自身重点和特色，尽快实现标准化、规范化和制度化。（3）积累与创新并举。健康信息资源开发应在方式、方法和技术手段上兼顾继承与创新，找到适合自身的可持续发展路径，实现信息资源的价值积累和增值。

（六）法治原则

健康信息资源开发应在合法、合理的原则下进行，既促进信息资源的最大限度共享，又保护知识产权和保密信息，确保开发活动符合法律和道德规范。（1）树立产权意识。开发健康信息资源时，应尊重和保护知识产权，不损害知识产权所有者的权益。（2）树立保密意识。开发过程中，应保护国家或单位的机密信息，避免泄露。（3）做到精神保护。应开发健康、有益的信息产品和服务，避免给用户和公众带来信息污染和消极影响。（4）保护个人隐私。开发涉及个人私有信息时，应获得当事人的同意，避免因泄漏个人信息而造成不必要的损失。

第二节　健康信息资源开发

一、健康信息资源开发的内涵

信息资源有广义和狭义之分，所以信息资源开发也有广义和狭义之分。乌家培认为，开发狭义的信息资源（即信息内容本身）有两重含义：一是从外延上发掘信息来源，开拓信息渠道，建立信息库存，加速信息流动；二是从内涵上不断重组和加工信息内容本身。利用狭义的信息资源则是在理解原有信息的基础上，扩展联系，挖掘内核，转换思路，进而产生和运用新的信息，使信息内容本身释放潜能，为政府、企业、民众的各类活动服务。

从广义上说，信息资源开发包括信息本体开发、信息技术研究、信息系统建设、信息设备制造，以及信息机构建立、信息规则设定、信息环境维护、信息人员培养等活动。这种定义系统考虑了与以信息资源为核心的开发活动及其联系紧密的其他社会行为，能够揭示信息资源开发过程的系统性、复杂性和交叉性。广义的信息资源开发如图 6-1 所示。

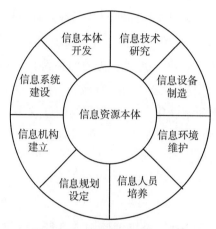

图 6-1 广义的信息资源开发

资料来源：马费成. 信息资源开发与管理［M］. 北京：电子工业出版社，2009.

广义的信息资源开发包括了狭义的信息资源开发的一切相关内容和定义。从系统角度考虑信息资源开发，我们倾向于较为宽泛的信息资源开发概念，即人类通过对信息的搜集、组织、加工、传递使信息价值增值的活动和为了使这一活动得以有效进行而开展的信息系统建设、信息环境维护等活动。

二、健康信息资源开发的内容

在智慧医疗背景下，远程医疗、移动医疗、协同医疗等新的医疗服务模式不断涌现，这些新的医疗服务模式都离不开对个人健康信息的广泛搜集、安全传递和科学利用。个人健康信息是在疾病预防、体检、诊断、治疗等过程中获取的与个人身心健康状况相关的信息，是与特定个人相关联、反映个体特征、具有可识别性的符号系统，由身份信息和健康诊疗信息两部分构成。前者如个人的姓名、出生年月、性别、家庭住址、职业、工作单位、电话号码等；后者如个人的既往病史、家族病史、体检结果、诊查结果、疾病名称、治疗方案、处方内容、护理记录等。除了个人健康信息外，还包括政府机构采集的健康信息、科研机构的医学生物信息、医药企业运营管理信息、医疗传感器信息等。健康信息资源具有如下异构特性：资源来源多样性；知识类型多样性；存储格式具有差异性；资源分散；资源自主性，分属不同机构，功能存在差异。这些多源异构的健康信息是信息资源开发利用的基础。

具体来说，健康信息资源开发的主要内容包括健康信息资源本体开发和健康信息资源应用开发两类。

（一）健康信息资源本体开发

健康信息资源本体开发主要是针对与健康相关的信息本体进行的一系列活动，包括生产、创造、识别、搜集、整理、排序、组织、检索、加工、重组、总结和评论等。这一开发过程的目标是揭示、组织和评价健康信息，为公众、医疗专业人员、研究机构等提供有价值的健康数据和知识，以促进健康管理和医疗服务的提升。

与其他资源相似，健康信息资源也因其开发过程中本体存在方式和表现形态的差异，可以被划分为一次开发、二次开发和三次开发。这三个层次相互衔接、互为支撑，共同构成了健康信息资源开发的完整流程。

1. 健康信息资源的一次开发

在健康领域，一次开发主要涉及对健康相关的原始数据进行采集和初步处理。这些数据可能来自医疗设备、健康监测仪器、公共卫生记录、患者自述等多种来源，包括图形、符号、数字等各种形式的信息元。这些信息元未经加工或明确表达，需要通过试验、调查、观察、记录等手段进行组合、显示和连接，从而转化为可供人们直接利用的基础健康信息资源。

2. 健康信息资源的二次开发

二次开发是对一次开发所获得的基础健康信息进行深入的分析、整理和优化。这一过程包括数据的排序、标引、归类、入库和推荐等步骤，旨在将原始的健康信息条理化、有序化和标准化。通过剔除噪声信息、干扰信息和低价值信息，二次开发能够提炼出更加精准、有价值的健康信息和知识，为医疗决策和健康管理提供科学依据。

3. 健康信息资源的三次开发

三次开发是在二次开发的基础上，进一步运用人类的知识、智慧和技术对健康信息资源进行深度挖掘和创新应用。这包括对健康信息的变形、宣传、推广和传播等活动，旨在实现健康信息的浓缩化和多样化。通过三次开发，健康信息可以更加直观、易懂地呈现给公众，提高人们的健康意识和自我管理能力；同时，也能为医疗机构和研究人员提供更为丰富、深入的数据支持，推动医疗健康领域的持续创新和发展。

健康信息资源本体开发主要是对健康信息本体的生产、创造、识别、搜集、整理、排序、组织、检索、加工、重组、总结和评论等活动。它是以客观信息为对象的行为活动，目的是要揭示信息、组织信息、评价信息，为利用信息做准备。

（二）健康信息资源应用开发

健康信息资源应用开发的核心目标，是探索如何将已有的健康信息知识有效应用于社会实践和医疗健康服务中。这一过程涉及研究信息应用的可能性、潜在问题、实施途径和方法，旨在为健康信息在社会实践和医疗服务中的具体应用建立理论基础、解决技术问题，并制定切实可行的实施方案。简言之，应用开发是围绕如何更有效地利用健康信息资源，以提升信息的准确性、效率和深度的一系列辅助性活动。

以下是一些健康信息资源应用开发的典型实例：（1）利用患者健康数据开发个性化的健康管理方案；（2）整合医疗机构的综合信息，构建智能医疗决策支持系统；（3）借助现代信息技术，打造数字化健康档案管理系统；（4）分析公共卫生数据，评估区域健康水平并建立疾病预防预警机制；（5）基于国际医学研究成果，成立前沿医学研究机构；（6）利用互联网和大数据技术，开展公共卫生监测和疾病防控工作；（7）开发在线健康咨询平台，提供远程医疗服务。

在这一阶段，信息服务扮演着至关重要的角色。信息服务不仅是对已有健康信息资源的高层次开发，更是一种特殊形式的应用开发。其目的并非直接为物质生产提供新的原理或样品，而是将已有的健康信息和加工后的信息产品作为服务内容，为用户提供个性化的健康信息解决方案。这些服务包括但不限于健康咨询、定制化健康管理计划、疾病预防建议等。通过这种方式，信息服务实现了健康信息资源的有效开发和利用，促进了医疗健康服务的整体提升。

三、健康信息资源开发的模式

在开发健康信息资源时，必须与各类用户的需求特点相结合，也必须与健康信息资源本身的类型和特点相结合。因而，存在两类主要健康信息资源开发模式——需求驱动型开发模式和价值驱动型开发模式。

（一）需求驱动型开发模式

需求驱动型开发模式主要以满足特定用户群体的健康信息需求为导向。例如，针对医护人员对最新医学研究的需求，我们可以开发专业的医学数据库和信息检索系统；对于慢性病患者，我们可以设计个性化的健康管理应用，帮助他们更好地监控身体状况和调整治疗方案。在这种模式下，深入了解用户的具体需求和使用习惯是至关重要的，这有助于我们精准定位服务方向，提供符合用户期望的健康信息产品。需求驱动型开发，也称面向信息用户的开发，其核心是服务，主要是健康信息资源拥有机构与健康信息资源需求机构和人员之间进行的交互性行为，这时的开发就是提高健康信息资源拥有机构的服务水平和供给与需求双方的交流效率。

1. 健康信息搜集型开发

健康信息搜集型开发指服务机构（如医院、健康管理中心等）为了开发更加细分的市场、更加有效的业务组合、更加专业的推荐服务等而进行的用户信息搜集工作。这种工作是健康信息资源的一次开发行为，目的是发掘和搜集用户的原始健康数据，为更深层次的分析提供数据基础。例如，医院病人基本资料的搜集、健康管理中心进行的健康问卷调查，以及患者日常生活习惯和健康状况的记录。此类开发专注于搜集用户的健康信息，以便为更深层次的健康数据分析和个性化健康服务提供基础。

2. 健康信息宣传与教导型开发

宣传与教导型开发指健康信息资源的所有者通过各种形式和途径吸引，并向用户传递健康信息资源描述信息或者指导用户如何利用健康信息资源。这是健康信息资源的二次开发行为。具体开发形式包括：（1）普通宣传型，如医院开展的健康讲座、健康宣传日活动，医疗机构发布的新医疗服务通告；（2）网络宣传型，如医院或健康平台将健康知识、健康资讯上网公布，利用社交媒体进行健康知识宣传；（3）广播宣传型，如通过广播、电视、电话、短信等方式提供的健康信息；（4）教导宣传型，如健康教育课程、健康管理培训、互联网健康资源使用培训和健康信息导航。这一类型的开发致力于通过各种渠道和形式，向公众传递准确、科学的健康信息，提升大众的健康意识和自我保健能力。

3. 健康信息代理服务型开发

代理服务型开发指为了使用户更加方便地利用健康信息资源，减少用户在利用健康信息资源过程中的不确定性，提高用户获得健康信息资源的水平，而由更加专业的健康信息服务人员进行的代理检索、搜集和分析等服务，以及用户交互界面设计或者健康信息系统软件的开发等。例如，医疗机构开发面向患者的定制健康管理服务，为患者或用户建立个人健康档案，健康信息经纪人活动，开发新型的健康信息检索软件，以及慢性病管理辅导等。代理服务实质上是服务的一种类型，也可以算作健康信息应用开发，也就是二次开发的类型。

4. 健康信息共建共享型开发

共建共享型开发指为了方便用户集中利用分散的健康信息资源，实现多个健康信息资源拥有者之间的资源共建、共享和互联互通，打破部门、区域和行业的限制，实现健康信息资源一处存储、多处使用，降低信息的冗余和信息孤岛，减少投入，增大效益，发挥健康信息资源最大价值而进行的开发工作。

这种开发工作需要多个拥有可以共享的健康信息资源的部门共同合作。这些健康信息资源可能是不同主题，也可能是相同主题。例如，国家级健康信息平台建立的共享系统，实现了各医院之间的电子病历互通和诊疗信息的共享；国家公共卫生系统开发的全国健康信息管理系统可以集中管理各地的公共卫生数据，并实现了与其他系统单位的数据交换；医疗联盟内的上下游医院为了实现数据自动交换和协同医疗，联合开发电子病历交换系统等。这种类型的开发工作，一方面满足了健康信息资源拥有者自身的使用需求，另一方面也满足了信息用户从健康信息资源拥有者那里获得更多服务的要求。

在进行健康信息资源开发时，必须综合考虑资源的特点和用户的需求方向，并据此制定适当的开发目标和计划。例如，在面对多样化的用户群体时，需要根据不同人群的健康知识水平、信息获取习惯和特定健康问题，定制个性化的健康信息资源。同时，必须注重健康信息资源的准确性、科学性和可操作性，以提高用户的健康素养和健康管理能力。

（二）价值驱动型开发模式

价值驱动型开发模式则侧重于健康信息资源本身的固有价值，通过对健康数据、医学研究成果和临床案例的深入挖掘和分析，提炼出有价值的健康信息资源，以创造出对社会有益的新应用或服务。这种模式注重前瞻性和科学性，旨在为用户提供高质量的健康知识和前沿的医学信息。例如，通过分析最新的医学研究，发布权威的健康指南和预防建议。通过对大规模健康数据的分析，我们可以发现新的疾病关联因素，为疾病预防和治疗提供新思路；或者利用健康数据开发智能预测模型，助力医疗机构提高诊疗效率和准确性。这种模式要求我们具备敏锐的市场洞察力和创新能力，以便将健康信息资源的价值最大化。

1. 翻译与转化型开发

翻译与转化型开发旨在根据用户的需要，将不同类型、不同载体、不同形式、不同语言的健康信息资源进行形式转换，方便用户使用。具体包括五个方面。（1）多语言化：例如，将英文医学文献、研究报告和健康指南翻译成中文，或者将中文资料翻译成其他语言，帮助不同语言背景的用户获取健康信息。（2）多介质化：将口述健康咨询、健康讲座录音、手写病历等信息资源通过录音、拍摄等方式转化为文字记录和视频文件，方便存档和检索。（3）数字化：将纸质健康档案、病历、医学书籍等转换为电子文件，通过网络共享和传输，如将纸质医疗期刊转化为电子期刊，便于在线查阅和利用。（4）多文件类型化：将健康信息从 TXT 文档转换为 Word 或 PDF 文档，以适应不同设备和软件的读取和编辑需求。（5）多媒体化：将健康教育内容以文本、图片、音频、视频等多种形式呈现，例如制作健康知识的视频课程或多媒体健康教育手册。

目的：通过多角度展示和表达健康信息，提供更方便和低成本的利用方式。例如，建立健康信息数据库，将健康信息电子化并上传到网络，使用户可以方便地检索和浏览，提高健康信息资源的利用水平。

2. 翻新与整理型开发

翻新与整理型开发是指对历史积累的健康信息资源进行重新整理和发表，以满足社会各界的需求。具体包括三个方面。(1)古籍文献整理:对古代医学文献进行校注和出版,如《黄帝内经》《本草纲目》等。(2)历史健康数据整理:对过去的健康统计数据、医疗记录进行整理和分析,例如整理历年的疾病发病率数据并出版。(3)健康档案索引:建立健康档案的年度索引和文摘,方便检索和利用。

目的:通过重新认识和整理已经存储的健康信息资源,揭示其内部联系和规律,放大信息资源的价值。例如,对古代医学文献的校注和出版,不仅有助于医学史的研究,还能为现代医学提供宝贵的参考。

3. 转移与移动型开发

转移与移动型开发指将健康信息资源在不同区域、行业、机构之间进行转移和流动,以开辟新的应用领域。具体包括两个方面。(1)网站镜像:在不同地区建立健康信息网站的镜像站点,方便用户访问和利用。(2)信息资源流动:将医院、诊所的健康信息资源转移到社区健康中心,增强基层健康服务能力。

目的:扩大健康信息资源的应用范围,提高资源的利用效率。例如,通过在不同地区建立健康信息网站的镜像站点,使更多用户能够方便地访问和利用健康信息资源。

4. 主题集成型开发

主题集成型开发根据用户特定需求,将分散的健康信息资源重新组合,形成特定的信息系统或信息产品。具体包括两个方面。(1)行业健康信息集成:如收集和整理与某特定疾病(如糖尿病、心脏病)相关的所有信息,建立疾病信息数据库。(2)区域健康信息集成:如收集和整理某一地区的健康统计数据,建立区域健康信息数据库。

目的:通过重新组织和分类分散的健康信息资源,形成新的信息组织结构,实现信息的深度揭示和广度搜集。例如,建立全国性的疾病监测数据库,可以为公共卫生决策提供重要支持。

5. 研究评价型开发

研究评价型开发是通过对某一时期或某一专题的健康信息资源进行归纳整理、系统分析,做出综合叙述和评价建议,预测未来发展趋势。具体包括三个方面。(1)健康综述:对某一疾病或健康问题的现有研究进行综述,提供全面的背景信息和研究现状。(2)健康评价:对某一健康干预措施或政策进行效果评价,提出改进建议。(3)健康预测:根据现有数据和趋势预测未来某一疾病的流行趋势,提供预防和控制建议。

目的:通过对健康信息资源进行研究和评价,形成综述类、述评类和预测类信息产品,为健康研究和决策提供重要参考。例如,编写某一疾病的综合报告,不仅可以为医学研究提供系统的参考资料,还可以为公共卫生政策制定提供依据。

在实际操作中，这两种开发模式并不是孤立的，而是可以相互补充、协同发展的。因此，在进行健康信息资源开发时，我们必须综合考虑资源的特点、用户的需求以及市场的潜在价值，制定出既符合用户需求又能体现资源价值的开发目标和计划。总之，健康信息资源的开发应以用户需求和资源价值为双重驱动，通过科学、系统的方法，整合多方资源，为用户提供全面、准确、权威的健康信息服务。

第三节　健康信息资源利用

健康信息资源在健康管理中起着至关重要的作用，它贯穿了健康管理的全过程。健康信息资源的利用主要分为个体层面和群体层面。在信息技术日新月异的今天，AI、大数据、互联网等技术手段为健康信息资源的有效利用提供了强大的支持。

一、健康信息资源利用的需求分析

随着经济社会的发展，人们对健康的重视程度不断提高，健康信息资源在各个方面发挥着重要作用。利用健康信息资源，可以进行人群健康状态的评价、健康风险的评估、疾病的预期诊断与预后诊断，以及健康教育等健康管理服务。

个人层面健康信息资源可用于三个方面。第一，健康状况分析。通过分析个人健康信息，评价其健康状况和健康危险因素。第二，健康管理计划制订。在分析的基础上，制订有针对性的个人健康管理计划，提出具体的健康改善目标和指导方案，并进行相应的生活方式干预。第三，健康管理效果评价。对亚健康和慢病人群（如高血压、糖尿病等）的健康管理效果进行量化评价。

群体层面健康信息资源的利用，主要目的是通过对群体健康信息进行科学、客观的分析、汇总和评估，做出社区诊断，分析主要健康问题、主要危险因素、主要目标人群，为制订干预计划提供依据。

二、健康信息资源利用的策略

（一）统筹集约，共建共享

坚持统筹布局和深化共建共用，增强全民健康信息化发展的系统性、整体性和协调性。以构建大平台、大系统、大目录为导向，加大信息化建设统筹力度，推进信息化基础设施的集约化建设，巩固政务信息系统整合成果，进一步破除数据共享壁垒，畅通数据共享通道，推进数据全生命周期管理。

（二）服务导向，业务驱动

坚持以人民为中心的发展思想，以信息赋能为关键，以优质服务为导向，形成应用牵引建设、服务促进联通的发展机制。推进信息与业务深度融合，降低服务成本，缩小"数字鸿沟"，发展便民惠民服务，提升卫生健康服务的均等化、普惠化和便捷化水平。

（三）开放融合，创新发展

充分发挥新一代信息技术的优势，构建基于数据驱动的生态系统。推进跨部门、跨地域、跨层级、跨系统、跨业务的技术融合和数据融合，创新数据供给方式，深化数据开发利用，推动健康医疗数据资源和基础设施的开放共享，不断提高卫生健康行业治理水平。

（四）规范有序，安全可控

树立科学的网络安全观，坚持发展与安全并重，把安全治理贯穿于全民健康信息化建设、管理和应用全过程。建立权责可界定、过程可追溯、安全可审计的制度规则，防范和化解风险，建立健全平台经济治理体系，确保数据和网络安全。

三、健康信息资源利用的模式

健康信息资源利用分为传统模式和互联网环境下新型模式。

（一）传统模式

在传统模式下，医院是健康信息资源的中心节点，相关的医药企业、保险服务和其他服务项目都围绕医院开展运营。病人将医院作为医疗咨询与服务的中心，信息交换、资金及物料流动通过公立医院机构进行（如图6-2所示）。

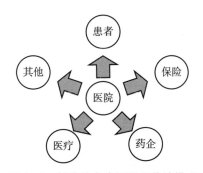

图6-2　健康信息资源利用传统模式

在传统模式下，医院掌握了与病人就诊密切相关的要素和环节，包括医生、检验、药房等。因此，医院成为医疗生态系统的中心节点。人们看病集中在各类医院，通常情况下，医生的诊断及建议决定着患者的需求。为了确诊疾病，患者需要接受检验，检验设备对患者的身体情况进行科学评估后出具检测结果，医院从而掌握了患者的健康信息。

此外，医院药房是处方药的主要来源，而处方药在医药市场上的比重超过70%，因此物料环节也掌握在医院手中。在此基础上，患者按需支付医疗服务费用，而医院是资金流动必经的环节。因此，医院在整个健康信息流转及利用中占据着非常关键的核心地位，主要的信息流、资金流、物流都要经过医院。这也是我国传统医疗生态体系在发展过程中努力扩大医疗覆盖范围的结果。

然而，传统模式存在一个明显的缺陷，即一条通道只允许一个分支点与中央节点同时利用，不同分支点之间的信息交流必须通过中央节点，导致中央节点承担的压力过大，系统运转速度慢。

随着人们健康意识的提高，医疗保健市场的需求不断增加，而传统医疗生态体系不能及时适应这种市场变化，导致医疗行业出现多种问题。例如，病人在就诊过程中需要花费大量时间排队挂号、取药，在有限的咨询时间内无法通过与医生的交流全面、详细地了解自己的病情。此外，医保服务也有待改革与完善。

（二）互联网环境下的新型模式

互联网环境下健康信息资源利用模式与传统模式不同之处在于：打破了传统的体系结构，使患者、医生、医院、医疗服务等不同环节之间的信息沟通更加紧密，提高了通道的利用率，加速了整个系统的运转（如图6-3所示）。

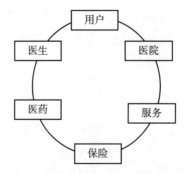

图6-3 健康信息资源利用互联网模式

在传统医疗生态体系中，现场诊疗是医生唯一的服务方式。在互联网医疗模式下，医生能够利用网络平台，提供线上诊疗及信息咨询服务，为更多患者提供医疗指导，扩大医疗资源的覆盖面，提高医疗资源的利用率。另外，随着互联网医疗服务方式的普及，医生可以独立提供服务，不必再将医院作为唯一的工作地点及服务提供渠道。在互联网医疗生态体系下，医院不再是掌控所有环节的中央节点。越来越多的电商企业加入医药领域，它们能够减少医药流通的环节，避免中间商不断抬价，降低药品价格，而网络医疗诊断能够为患者节省时间，性价比更高，也使得医院的地位逐渐下降。

随着互联网的发展，电脑、智能手机及其他移动终端成为用户首选的医疗服务入口。互联网医疗的入口还包括与医疗服务相关的社交网络、服务程序及健康管理App。尽管互联网医疗发展迅速，但仍需与线下医疗服务系统协调发展，以更好地利用健康信息资源。

各环节在互联网生态中占据重要地位，只有协调发展，才能更好地利用健康信息资源，提升卫生健康服务的水平。

第四节　健康信息资源开发应用实例

《"十四五"全民健康信息化规划》指出，到2025年，初步建设形成统一权威、互联互通的全民健康信息平台支撑保障体系，基本实现公立医疗卫生机构与全民健康信息平台联通全覆盖。全国医疗卫生机构互通共享取得标志性进展，二级以上医院基本实现院内医疗服务信息互通共享，三级医院实现核心信息全国互通共享。全员人口信息、居民电子健康档案、电子病历和基础资源等数据库更加完善。数字健康服务成为医疗卫生服务体系的重要组成部分，每个居民拥有一份动态管理的电子健康档案和一个功能完备的电子健康码，推动每个家庭实现家庭医生签约服务，建成若干区域健康医疗大数据中心与"互联网＋医疗健康"示范省，基本形成卫生健康行业机构数字化、资源网络化、服务智能化、监管一体化的全民健康信息服务体系。

总体而言，健康信息资源开发应用可以分为信息平台建设、互联网＋医疗健康、医院信息智慧服务、健康医疗大数据应用、医学人工智能创新应用、健康扶贫信息化支撑、网络信息与网络安全、信息化战"疫"八个类别，包含了区域卫生和医疗机构两个维度，覆盖了大部分的省份和有关的委属管单位。

病案信息管理及管理技术从20世纪80年代我国开展医院等级评审开始，逐年被重视，现已发展为国家对医疗机构的考核中部分指标依赖病案信息与数据。提供准确、完整、全面、高质量的数据显示出了病案管理水平和技术的专业性。在基本医疗保障付费方式改革中，病案信息管理及管理技术发挥了不可替代的作用。病案首页作为多个数据统计的归口，是医院管理的关键，医保支付、公立医院绩效考核以及医院等级评审等，都对病案管理，以及病案首页数据的准确性、完整性、真实性有所要求。

不论是疾病诊断相关分组付费（diagnosis related groups，DRG）还是按病种分值付费（diagnosis-intervention packet，DIP），实际操作中各级政府部门和领导均对病案管理和技术有了重新认知的机会，同时对促进医疗机构病案科室的学术、学科建设以及未来的发展提供了可能。

病案管理向病案信息管理方向发展的具体表现是电子化病案。电子病历系统在国内应用较晚，自2010年卫生部印发《电子病历基本规范（试行）》的通知后，各电子病历厂商逐步完善电子病历系统建设，采用结构化数据录入等方式，实现了快速、准确地收集病历信息。随着中共中央、国务院于2016年10月25日印发并实施的《"健康中国2030"规划纲要》，人们更加关注自身健康，并且对健康的认知不断发生改变，电子病历作为居民健康档案不可或缺的一部分数据，对患者的就医、预防、保健等提供了重要的数据支撑。在"互联网＋"背景下，电子病历数据应用已经成为全民健康的热点话题。

电子病历系统发展初期，为实现病历电子化，早期电子病历系统基本以内嵌word模式为主，仅仅实现了病历由纸质到电子的转变，目的以方便数据保存和不同区域共享为主，并未进行结构化设计。因病历内容与个人书写风格有很大关系，每位医生都有自己的语言表达方式和书写习惯，难以做到对同一病情做相同描述，以致数据统计分析较为困难，在数据应用层面与纸质病历相差不大。随着结构化电子病历的兴起，框架设计解决了许多录入难题，通过点选式录入能更精确地记录相应的患者病情，如体温、脉搏、血压等生命体征类数据，在数据录入层和数据应用分析层均有了大幅提高。但病程记录、主诉、现病史等大篇幅描述类信息，尽管难以进行结构化设计，仍然存在文档化电子病历所面临的难题。

现代医疗对病案管理提出了新要求，不仅是医疗病案的整理归类，更是医院循证医学研究及诊疗数据收集、分析的基础。新医改后各地市医院加强了医疗信息系统建设，但是仍然存在不少问题，对病案管理意义认识不足，且病案信息利用效率难以发挥最大化。一是医院对病案管理建设投入不足，致使病案管理缺乏后备资金；二是对病案管理人员的教育培训不达标；三是对医疗病案的利用度不足，尤其是针对疑难杂症和罕见病例的归档利用方面，对一些重要病案的开发和挖掘不够深刻，无形中浪费了学习资源。

电子病历的概念应当是无论病人在医院的任何专科治疗，都可以获得各部门治疗的医疗信息；电子病历有警示系统，当出现不正常的化验报告时或药物配伍有禁忌时，计算机可以发出警告；电子病历系统还应当有电子资料库的支持，并链接到某些电子图书、杂志资料库。当需要了解某种疾病的最新诊断和治疗方法时，可获得参考资料，并可将循证医学的方法直接引入病例治疗。实施电子病历在技术上没有困难，它的瓶颈问题是标准、观念和录入，当然经费也是一个极为重要的因素。

思政课堂

智慧家庭医生签约健康管理平台

方庄社区卫生服务中心自 2010 年起成为北京市家庭医生签约服务的首批试点单位，在家庭医生与签约居民建立连续固定的服务关系基础上，逐步打造了全科医学规范化诊疗流程。2016 年以来，随着国家"互联网＋"医疗健康政策方面的推进以及技术方面的深度融合，我们通过"互联网＋社区健康服务"领域的探索和实践，逐步构建出"智慧家庭医生优化协同服务模式"，将互联网、物联网、人工智能等手段应用于居民健康服务的过程中，建立了智慧家庭医生签约健康管理平台。

家庭医生通过这个平台不仅可以为社区居民提供规范化的诊疗和便捷的转诊服务，还可以实施危险因素的控制以及健康生活方式干预等精细化、个性化的健康管理。平台建设主要包括五个方面任务：一是基于人工智能技术研发应用临床辅助决策支持系统，嵌入了医生工作站，助力医生疾病早期的识别和鉴别诊断。二是建立智能化的慢性病管理平台，形成了以数据链条为支撑的全程慢性病管理。三是以云技术创新医联体协作，构建了全科医生和专科医生协同为居民服务的连续性健康管理闭环。四是通过移动终端应用与院内的信息系统对接融合，将我们机构内的健康服务信息延伸到了居民家中。五是通过人工智能语音回访平台使医患沟通以及数据的分析利用更加精准和高效，"互联网＋健康服务"在为医务人员赋能的同时，也极大提升了签约居民的获得感，进而对我们的家庭医生签约服务产生了更好的黏性。2019年，我们中心的门诊已经达到了 48.1 万人次，实现了方庄社区签约居民 70%首诊在社区，慢性病控制率也在逐年提高。目前我们规范管理慢性病患者17 482 人，其中高血压患者的控制率达到了 73.2%，糖尿病患者血糖控制率达到了 67.1%，中心也已经顺利实现了从"疾病治疗"为中心，转向"健康维护为中心"的转变。

北京市卫生健康委曾在 2018 年发布文件，把我们中心打造的智慧家庭医生优化协同服务模式在全市的社区卫生服务机构中推广，丰台区更是率先将模式的核心内容进一步凝练，打造出"丰台智慧家医"品牌。目前家庭医生签约管理信息平台已经在丰台区以及北京市的部分社区卫生服务中心得到广泛的应用。

在这些工作的基础上，我们也完成了国家卫健委的委托项目，开展了"互联网+健康管理"的标准化研究，发布了两期《互联网+社区卫生健康管理服务标准化建设指南》，为其他的基层医疗机构开展家庭医生服务以及建设一套既能满足自己的业务需求，又能达到和国家信息化平台互联互通的信息系统发挥了重要作用。

家医相约　健康相伴

2022 年 9 月 8 日，签约患者王女士特意携爱人、女儿、外孙女来到方庄社区卫生服务中心全科门诊葛彩英主任的诊室，亲手送上写着"医术精湛尽心尽责，医德高尚仁心仁术"的一面锦旗和一个精美花篮，感激之情溢于言表。

葛彩英主任是社区居民王女士签约的家庭医生。一年来，王女士由于出现乏力、肩膀肌肉酸痛、手腕部疼痛等症状，一直在某三级医院以颈椎病、腱鞘炎进行门诊和住院治疗，并采取了不同的治疗措施：小针刀、封闭并辅助中药汤剂、中成药胶囊口服治疗，但是疗效不明显，且病情仍然不断进展，疼痛丝毫也没有减轻。

王女士偶然一次来中心复诊慢病时，她向自己的家庭医生葛彩英咨询病情，诉说自己两手僵硬无力，尤其早晨症状较为明显，伴有不能提重物等症状。葛主任听闻后，想起刚好前几天和北京医院风湿免疫科进行了一场学术会议，会议中列举了患者关节出现"晨僵"现象，可能是风湿性关节炎所致。

于是葛彩英医生第一时间通过医联体"绿色通道"将王女士转诊到了北京医院风湿免疫科进行检查和住院治疗，最终确诊为"皮肌炎"。目前，王女士经过医护人员的精心问诊和对症治疗，已经康复出院，并回到家中进行后续调养休息和药物巩固。这也就出现了文中开头的感人一幕。出院后的王女士，与家人一起来到方庄社区卫生服务中心，感谢葛彩英主任以及整个医疗团队对她的关心照顾和"救命之恩"！

如今的社区医院，正是由于"双向联动"的医疗服务模式，为患者带来了诊疗的便利，同时也让患者更加信任社区医院，信任自己的家庭医生。家庭医生签约服务的连续性功能，以及良好的医患关系为真正实现"与家医相约，和健康相伴"的初衷奠定了坚实的基础。

小小的社区医院不仅让王女士解除了病痛，更为他们一家三代人带来了温暖和欢乐。能够治愈患者的疾病，让他们的脸上重新露出笑容，这也是从医者最大的自豪！鲜花和锦旗，不仅代表了患者对医生的褒奖，更让每一名家庭医生感受到了在平凡平淡中的神圣和崇高，这份使命感将永远激励大家不忘初心，砥砺前行！

（资料来源：中华人民共和国中央人民政府网站，国家卫生健康委新闻发布会介绍全民健康信息化应用发展典型案例有关情况，2020 - 09 - 09 发布，网址：https：//www. gov. cn/xinwen/2020 - 09/09/content_5542028. htm。方庄社区卫生服务中心网站，网址：http：//www. fzyy. net. cn/index. aspx。）

本 章 小 结

随着医疗健康信息资源数量和复杂性的增加，健康信息资源的充分开发和利用越来越具有重要的现实意义。信息技术尤其是大数据和 AI 技术的迅猛发展正在改变健康信息资源的开发和利用方式。对于健康信息资源的开发存在着需求驱动型开发模式和价值驱动型开发模式。对于健康信息资源的利用主要集中在个人和群体两个层面。相比较以医院为中心的传统健康信息资源利用模式，在互联网环境下的新型利用模式使得健康信息的流动效率更高。在将来，健康信息的互联互通越来越规范和普遍，电子病历和个人电子健康档案在促进人们健康方面越来越能发挥促进全民健康的支撑作用。

本章参考文献

［1］马费成. 信息资源开发与管理［M］. 北京：电子工业出版社，2009.

［2］何岚. 个人健康信息开发与保护的价值冲突及其治理［J］. 电子政务，2018（1）.

［3］洪亮，周璟，舒婵. 信息资源开发与利用研究进展：社区交互、多维计量与智能系统［J］. 图书情报知识，2017（5）.

［4］侯丽，李姣. 健康信息资源公益性开发中异构数据整合方案的研究与应用［J］. 现代图书情报技术，2013（4）.

［5］赖茂生，麦晓华，曹雨佳. 我国政府信息资源开发利用模式创新研究［J］. 图书情报工作，2014（6）.

［6］杨太康. 西安公共信息资源开发利用研究［J］. 西安财经学院学报，2015（4）.

思 考 题

1. 简述健康信息资源开发与利用的意义。
2. 简述健康信息资源开发的内涵。
3. 请举例说明健康信息资源开发的主要内容。
4. 简述健康信息资源利用的策略。
5. 健康信息资源开发和健康信息资源利用各有哪些模式？
6. 简述健康信息资源开发与利用的发展趋势。

第七章

健康信息政策与法规

内容提要：本章简述健康信息资源政策与法规的概念，并阐述了健康信息资源政策与法规的区别及联系、健康信息资源政策与法规的实施保障；最后分别介绍了国内与国外健康信息资源相关政策与法规。

本章重点：健康信息政策与法规的内涵；健康信息政策与法规的区别及联系；健康信息资源政策与法规的实施保障；国内健康信息政策与法规主要内容；国外发达国家健康信息政策与法规主要内容。

第一节　健康信息政策与法规概述

一、健康信息政策概述

（一）健康信息政策定义

政策是政府或社会集团在一定时期用来调动或约束社会力量以达到制定者预期目标的方针策略和行动规则，对社会或组织的发展起到宏观指导和规范的作用。美国《图书馆与情报学百科全书》将信息政策定义为：用来指导人们对信息生命周期进行监控和管理的一系列相互关联的原则、法律、方针、规章、规定和计划的集合体。美国国家电信与信息管理局（National Telecommunications and Information Administration，NTIA）的定义是：有关信息收集、存储、检索和传播的相关政策，包括在促进信息收集、存储、检索和传播中信息技术的利用和信息服务提供方面的政策。美国信息处理学会联合会（American Federation of Information Processing Societies，AFIPS）国家实施问题专门小组在一份报告中认为，信息政策包含了一个宽泛的相互关联的要素集合，如信息传播、信息技术、信息经济、信息隐私、信息系统、信息保密、信息科学、信息网络和信息管理。信息政策是政策的一个类别或子集，即那些涉及企

163

业或国家的数据、信息和知识的生产、组织、分类、检索与传播中某个环节的政策，包括信息权利、义务问题、言论自由权、新闻自由权、著作权、知情权和知识产权等方面的政策。因而，健康信息政策强调国家引导和宏观调控健康信息工作，综合解决健康信息资源管理问题。

（二）健康信息政策的特点

1. 战略全局性

健康信息政策涉及健康信息事业和产业发展全过程以及不同层次与环节，要加强现有的或计划中的基本设施的协调，充分合理地配置健康信息资源。

2. 指导性

健康信息政策是确定健康信息事业和产业的总体格局与方针，指导整个信息活动的战略和策略原则。健康信息政策把管理者的意志及设想转化成一定的准则来指导实践。

3. 时间性

健康信息政策是一定时期内为达到某一目标而制定的，随着时间的推移以及目标的实现或调整，其政策内容会过时、消亡或更改。

4. 变化性

健康信息政策会随着决策者的更替、决策者意志的变化、管理目标的变迁而变化。这体现了政策的灵活性，但也由于这种灵活性导致政策的稳定性和一致性相对较差。

（三）健康信息政策制定的目标与原则

在信息环境中，信息、信息人、信息技术和信息政策四个要素相互作用，推动着人类社会信息化进程的加快。信息政策作为国家管理和发展信息产业的方针、措施及行为准则，已成为国家对信息活动施以宏观管理的重要手段。出于国家政策调控、信息活动中各利益集团的关系协调等特定目标，信息政策制定一般需遵循特定原则。

1. 信息政策目标

信息政策目标是指通过制定信息政策所要实现的利益协调和分配关系，为社会信息产业的发展指明方向，规定战略重点和方针任务。不同国家在不同的历史时期，甚至不同制度层面的信息政策目标均不同。一个国家信息政策的目标是建立在国家社会经济发展总目标及信息环境现状基础之上的。联合国教科文组织曾主要面向发展中国家，提出国家科技信息政策必须具备以下基本目标：（1）保证在科技、经济和社会各领域积累起来的知识得到最佳利用，以实现本国的社会发展目标；（2）保证为政府和社会各阶层的管理决策提供足够的信息；（3）促使政府和企业高度重视信息的获取和利用；（4）为信息服务的发展提供保障，满足信息生产者、加工者、传播者和使用者的长远需要；（5）促进国家间信息与技术的交换和合作。

国家应根据我国经济形势的发展阶段、信息产业层次水平、技术结构的演进，采取相应的具有引导、扶持性质的信息政策，引导产业体系向民族支柱产业体系演进，以现有经济实力倾斜发展高新技术开发产业、信息服务业、信息应用技术；加大法治力度，维护国家利益，使我国国际竞争力提高到一个新的水平，在全国确立与推行信息活动制度，鼓励创新与公平竞争。我国健康信息资源管理政策的目标可以表述为：健康信息服务社会化和通用化以实现公平；健康信息产业市场化以实现效率；健康信息管理科学化以保证安全。

2. 信息政策制定的基本原则

信息政策的制定离不开国情，不同的国家根据自己的国情，确定了不同的政策制定原则。但从根本上看，信息政策是国家对信息市场干预的基本手段，其制定一般遵循两项基本原则，即效率原则和利益均衡原则。（1）效率原则，是指以经济效率、技术效率作为信息政策干预手段，达到资源更有效地配置，更有效促进信息技术发展或经济发展的目的。而信息政策和信息法规进行信息资源的配置，信息政策和法规是否合理、有效，检验标准就是看其实施后达到的经济效率。如果产品在消费者之间的分配达到最优、生产要素在不同产品部门的投入达到最优、产出的组合达到最优，那么，资源的配置就达到了帕累托最优，信息政策就有效发挥了"看得见的手"的宏观调控作用。（2）利益均衡原则，是指在一定的利益格局和体系下出现的利益体系相对和平共处、相对均衡的状态。利益均衡原则有利于保持社会稳定，是民法和相关经济法立法的主要依据之一。

（四）信息政策的作用

信息政策作为调控国家信息活动并借以指导推动整个信息活动发展的行动指南，其调节对象的类型日益多样化，范围也日渐广泛，基本上涵盖了信息生命周期中涉及的所有领域、问题和社会关系。

信息政策的作用主要表现为：（1）确定社会信息活动的基本方针，明确信息产业的发展方向；（2）组织和整合各方面力量，动员社会全体成员积极参与国家的信息化建设；（3）协调信息环境系统诸要素之间的关系，以信息资源的合理配置和有效利用为最终目标；（4）为社会的信息活动提供导向性和约束性的行动准则；（5）为社会公众公平享有数字化生存和信息化服务提供机会；（6）提高国家信息基础结构的能力，保证发展信息产业所需要的人员、经费和设备。

二、健康信息法规概述

（一）健康信息政策定义

乌家培先生认为信息法规是由信息法律（legislaiom）和信息规章制度（negulation）共同构成，即信息法规是通过法律程序使各项信息政策予以确立，使之规范化，具有约束力，是保障信息政策得以贯彻、实施的主要法律手段。

各国的信息法规是针对信息活动的某个环节、某个问题，用法律来规范和约束人们的信息活动，保护信息活动参与者的权利与义务。因而，健康信息法规通过法律来规范和调整健康信息资源各方的行为和利益，明确各主体的权利、义务和责任，有效地调控健康信息活动中产生的各种社会关系，保护健康信息资源各主体的利益。

（二）健康信息法规的特点

1. 法律的强制性

信息法是国家强制力保证实施的行为规范，具有普遍约束力、明确性、稳定性和执行的强制性。信息法是国家权力机关通过立法程序制定的，它具有严肃性和约束力，更能够有效地调整信息活动中的权利义务关系。

2. 法律的规定性

信息法是信息政策的规范化、条文化。信息法是比信息政策更成熟的形态。一般信息政策要几经推敲、反复修改、不断实践补充，才得以条文化和规范化，故信息法更具权威性和科学性，能更好地调节信息活动的权利义务关系。

3. 可操作性强

法律规范规定信息主体的具体权利义务关系，通过具体法律条款规定经费、结构、人员、设施的比例和条件，使之具有可依据的准则和方法。而信息政策相对来说较笼统抽象，可操作性较差，不宜掌握和实际运用。

4. 稳定性强

信息法对信息政策制定实施有一定的制约性，信息政策不能违背法律。一方面，信息法律条文应当规定信息政策的制定结构与制定过程，使信息政策按法定程序制定；另一方面，信息政策可能造成的负效应应当得到信息法律的控制，并体现在信息法律的有关条文中；此外，信息政策如果不借助于信息法律就难以真正贯彻与实施。

（三）健康信息法规的作用

信息法规的作用主要表现在三个方面：第一，规定信息法律关系主体的各项权利和义务，协调社会与集团、个人之间的利益平衡，为国家的信息化发展提供法律上的依据和支持；第二，创设新的专门的法律规范，废止、修改传统法规中不适应数字化、不适应网络化生存环境、不利于信息化发展的内容，为国家的信息化发展排除障碍；第三，信息法规与信息政策相互配合与协调，新的信息法律与已有的传统法律之间的平衡与协调，建立有利于国家信息化发展的社会秩序。

（四）信息法规的构建原则

信息法规的制定除了应坚持一般政策与法律制定的原则，如实证研究与规范研究相结合、保持法律的连续与稳定、指导性与可操作性的统一、兼顾效率与公平等，还应根据健康信息资源管理法规所指导和调整对象的特殊性，遵循以下具体原则。

1. 时代性原则

必须考虑到健康信息技术和健康信息产业的未来发展，体现与现代信息社会发展相一致的面貌、适度超前的精神和与时俱进的品质。

2. 开放性原则

必须考虑信息活动的跨行业、跨地域的特性，将信息立法置于社会结构、产业结构、技术结构以及国际关系的大背景下，展示与世界先进国家信息法律法规相融的良好姿态，以及与我国认同的国际信息法律法规及相关活动接轨的气度，具有加强国内法律法规与国际法律法规相协调的功能。

3. 可持续发展原则

体现与国家科技发展水平、经济水平、人文环境发展水平相适应的需求原则。

4. 国家控制原则

体现国家意志，把国家利益放在首位，同时要充分考虑其他相关权利主体的利益地位，通过立法规范主体行为，创建一个适宜各行为主体充分发展的法律环境。

三、健康信息政策与法规的区别及联系

由健康信息政策与法规的概述可以看出，两者是既有区别又有联系的两个概念，主要有三个方面的区别。（1）本质不同。信息政策代表政策制定者的利益和意志，不具备强制性；信息法规代表国家的利益和意志，具有强制性。信息政策可以通过特定的程序被国家相应机关制定或认可为法律。（2）性质不同。信息政策作为社会信息活动的宏观性指导原则，在执行过程中允许有灵活性，并且随着信息环境的变化而不断补充、修改和完善；信息法规是在长期实践和经验累积的基础之上确立下来的较固定的行为规范，而且其制定、修改和废除都需要经过严格复杂的法律程序，因而稳定性较强。（3）功能不同。信息政策的基本功能是"导向"，即运用行政手段鼓励和支持社会的信息活动以达到信息政策目标；信息法规的基本功

能是"制约",即运用法律手段限制和约束社会的信息行为以保护信息活动的健康发展。

同时,信息政策与法规又是互相联系的,二者的联系主要体现在信息政策是信息法规的基础,信息政策对信息法规的确定具有指导作用。

四、健康信息政策与法规的实施保障

在健康信息日益影响国家经济和社会发展的背景下,建立一套健康信息政策与法规的实施保障机制是我国健康信息资源管理的当务之急。我国健康信息政策及法规的建设尚处在起步阶段,还存在许多不足,有待改进。各界专家经过多年的实践探索和理论研究,认为保障健康信息政策与法规的实施应从以下几点着手。

(一)建立专门的健康信息政策与法规制定机构

我国现行的大量信息政策与法规出自众多的部门,包括国务院、国务院办公厅及其他有关部委;各地方政府出台的地方性信息法规,也常常出自不同的部门。因此,应尽快在健康信息领域相关的各行政职能部门之上,建立一个权威、稳定的健康信息政策与法规领导机构,负责我国健康信息政策与法规建设的总体规划及整体协调与管理。为了确保该机构的权威性,委员会成员不仅应该有国家高层领导,而且应该符合专业性与协调性相统一的原则,吸纳法律、信息管理、信息技术、卫生等多个领域的专家。这一机构的设立将有助于信息政策与法规的专业性、严谨性、公平性和统一性,有利于信息立法质量的切实提高。

(二)实施科学规划的健康信息政策与法规制定程序

健康信息政策与法规的制定是一个复杂且系统性的过程,此过程强调了各方参与、数据驱动和持续改进,需确保政策制定过程的透明性、科学性和可行性,使政策与法规能够更好地保护健康信息的安全与隐私,同时为健康信息的使用提供规范,推动医疗领域的有效管理和创新。因此我们应从以下几方面着手,完善信息政策与法规的制定程序。首先,做好充分的健康信息政策和法规调研工作,主要包括对健康信息政策和法规的适用环境和运作条件的调研,对健康信息政策法规现状的调研。通过上述分析调研,为健康信息政策和法规的制定奠定良好的理性基础,确立准确的发展方向,形成完备的编制指南,使健康信息政策法规的制定建立在科学的分析和全面的了解之上。其次,建立健全的健康信息政策法规的反馈机制,明确规定各健康信息政策法规执行部门的信息反馈职能,自下而上收集健康信息政策法规运行的有关信息,以保证国家健康信息政策法规的制定实施建立在现实和科学的基础上,使健康信息政策法规在运行中保持动态的平衡状态。最后,重视健康信息政策法规的宣传推广工作，应该充分利用电视、广播、报刊以及互联网络等媒介，向公众系统地说明政策法规的重要性，为政策法规的具体执行争取广泛的认同感和良好的氛围，从而达到"人人知晓、人人应用、人人守护"的宣传效应，促进健康信息法规的执行效果。

（三）制定切实可行的健康信息利用制度

制定切实可行的健康信息利用制度，需要考虑到信息利用的安全性、合法性和实用性，以确保健康数据受到充分保护的同时，有效地支持医疗服务和科研等用途。首先，明确健康信息利用的目标和原则，如促进医疗服务质量、提高决策效率、支持医疗科研等，确保信息的合理应用为公共健康服务。其次，界定健康信息利用的范围和权限，明确哪些健康信息可以被利用，如基本医疗数据、诊疗记录等；哪些健康信息需要额外保护，如敏感信息和隐私信息等；确定不同信息用户的权限等级，按需分配数据访问权限，如医生可以查看患者详细信息，而管理人员仅可查看统计数据。此外，采用多层次的数据安全技术措施，如数据加密、访问控制、防火墙等，确保信息的安全性；建立身份认证和权限管理机制，确保仅授权人员可以访问特定信息；对敏感信息采取匿名化和脱敏处理，防止患者个人隐私泄露。最后，设立数据利用的监督和审查机制，定期进行健康信息利用的内部审查，检查是否有未经授权的信息使用或不合规行为；设立数据利用的追踪记录系统，记录每次信息利用的时间、内容、目的和使用者，便于后续追溯；引入第三方监督机制，增加信息利用的透明度等。通过严格的制度规划和实施，可以实现健康信息的高效利用，最大化其对医疗服务和公共健康的贡献。

（四）注重健康信息政策法规的计划性、超前性和兼容性

信息化建设、信息产业的发展、信息技术的进步及大量的信息化活动本身都具有很强的规律性和计划性，如果健康信息政策法规缺乏科学的计划，就会落后于实践发展的需要。健康信息政策法规的制定要区分轻重缓急，要有计划、按步骤地进行。在健康信息立法中要注重立法的超前性，要在深刻认识信息化、信息产业和信息技术发展规律的基础上，准确把握各种信息化活动和信息化关系的发展趋势，有根据地"超前立法"，保证健康信息法律法规在一定时期内能够适应信息化活动和信息化关系的发展、变化，对不断出现的新情况、新问题予以足够的规范和调整。

同国际接轨是各国制定健康信息政策法规的一个基本原则。欧美发达国家的健康信息政策法规体系日臻完善，涉及的范围不断拓展。而我国现有的健康信息法律体系与发达国家的法律制度、国际惯例、国际公约等不能很好地衔接，缺乏兼容性。

我国的健康信息法律建设必须树立大信息、大网络概念，充分考虑到信息技术的发展和国际信息交流的需要，在制定健康信息法律、法规，确定健康信息管理方式和技术标准方面都必须符合国际惯例。可以从以下两方面着手：（1）向国外法律制度的某些"共性"接近；（2）在某些原则上吸收国外法律中的科学成分。

（五）制定与本国文化相适应的健康信息保护制度，制定有中国特色的信息政策法规体系

在全球多元文化的信息社会中，相关立法应反映并考虑到不同的社会文化特征，不能简单地复制西方国家的隐私保护法来制定本国的个人信息保护的有效法律。健康信息政策法规制定机构对国情、信息化发展情况应有完整的了解和掌握，以具体国情来指导健康信息立法工作。国家信息化领导小组第四次会议上确定了信息化建设的总体框架，我们应以此为出发点，形成一套有中国特色的健康信息政策法规体系。

第二节　国外健康信息相关政策与法规

一、发达国家健康信息资源的应用情况

在国家综合国力竞争中，信息资源已成为基础战略资源，对信息资源的占有、控制和运用将成为不同国家和企业的争夺焦点。美英等发达国家出台了一系列的大数据研究和应用战略计划，联合国也发布题为《大数据促进发展：挑战与机遇》的白皮书，以推动全球大数据研究和应用。从 2012 年起，美国相继提出"大数据研究和发展计划""数据—知识—行动计划""大数据：把握机遇，坚守价值""精准医疗"计划等战略规划，并成立"大数据高级指导小组"，美国国立卫生研究院（National Institutes of Health，NIH）、美国国家科学基金会（National Science Foundation，United States，NSF）等纷纷资助和开展相关研究。欧盟实施了"数据价值链战略计划"，英国政府实施了"英国数据能力发展战略规划"，澳大利亚政府出台了"公共服务大数据战略"，加拿大政府出台了"健康大数据分析白皮书"，日本政府提出了"创建最尖端的 IT 国家宣言"，韩国政府实施了"大数据中心战略"等。

（一）开放信息资源的共享与应用

从全球健康医疗数据资源集成共享、开放应用的成效看，美国和英国处于领先

地位。2009 年，美国首先开展政府数据开放运动，随后英、法、德、墨西哥等国也纷纷响应政府数据开放行动。2011 年 9 月，巴西、印度尼西亚、墨西哥、挪威、菲律宾、南非、英国和美国共八个国家联合签署《开放政府声明》（Open Government Declaration，OGD），成立开放政府联盟。2013 年 6 月，美国、英国、法国、德国、意大利、加拿大、日本和俄罗斯在八国峰会（G8）上联合签署了《开放数据宪章》。美国、英国、法国、澳大利亚、新加坡等国家根据自身情况分别确定了本国的数据开放的重点领域（如表 7 - 1 所示）。可以发现，这些国家都将健康医疗作为优先开放的重点领域。

表 7 - 1　　　　　　　　　　　　发达国家数据重点开放领域情况

序号	开放领域	G8 开放数据宪章	美国	英国	法国	澳大利亚	新加坡
1	财政与合同	√	√	√	—	√	—
2	地理空间	√	—	√	—	√	√
3	地球观测	√	—	—	—	—	—
4	公共安全	√	√	—	—	—	—
5	工商管理	√	√	√	√	√	√
6	健康医疗	√	√	√	√	√	√
7	交通运输与基础设施	√	√	√	√	√	√
8	教育	√	√	√	—	√	√
9	科学与研究	√	√	—	√	√	√
10	能源与环境	√	√	√	√	√	√
11	全球发展	√	√	—	√	—	—
12	社会流动性与福利	√	—	√	√	—	√
13	统计	√	—	—	—	—	—
14	政府问责与民主	√	—	—	—	—	√

资料来源：张锋．中国健康医疗信息资源空间布局研究［D］．长春：吉林大学，2018．

（二）规范健康信息资源开放应用流程

美、英等国在开展健康医疗大数据开放应用过程中普遍重视跨部门决策机制和规范化开放流程的建立。如美国在国家层面由行政管理和预算局牵头成立跨部门协调机构，负责提供有关数据开放的具体策略；在地方层面成立开放指导委员会，对待开放数据进行综合评估，并最终确定是否能够开放。同时，各级政府建立了规范的数据开放管理流程。

组建工作团队。由开放数据集业务管理部门、技术管理部门、数据专家、客户服务专家等人员组建开放数据指导委员会和决策团队，并成立开放数据管理的核心工作组，负责数据的收集、管理、发布、评价等工作。

标识数据集。由核心工作组成员为数据集指定唯一标识符，用于数据全生命周期管理。

分析开放风险。由核心工作组成员对开放数据集进行风险评估，出具评估意见，确定风险等级，交由指导委员会进行初始决策。

确定是否开放。低风险数据可由指导委员会直接发布，中等风险数据需经决策团队主管批准后发布，高风险数据在决策团队主管批准后需参考部门主管意见落实发布要求。

发布数据集。指定部门联系人、分配专属账号，进行数据集提取、测试和发布。

评价利用情况。评价数据利用率，根据公众反馈进行必要调整。

（三）提高信息资源开放共享程度

开放数据研究院（Open Data Institute）和万维网基金会（Web Foundation）自2013年开始持续每年发布全球政府数据开放情况评估报告《开放数据晴雨表》，从准备度、实施度和影响力三大方面共9个细类，对全球100多个国家和地区政府数据开放情况进行评估。根据开放数据研究院和万维网基金会的评估，2023年政府数据开放评分排名前十的国家和地区依次为英国、加拿大、韩国、法国、美国、新西兰、日本、墨西哥、挪威和阿根廷。

（四）信息保护

健康信息应该得到法律保护，这是普遍共识。多个国家或地区针对健康信息保护出台了法律法规（如表7-2所示）。在健康信息的保护中，美国等国家强调以隐私权为核心，而德国等国家则以信息权为基础。相较于德国统一立法的模式，美国则是对不同行业的信息按照不同标准分别立法。这两种模式是健康信息保护的主要模式，它们的宪法权利基础存在着较大差异。受各国（地区）的文化传统、宗教信仰、心理习惯等因素影响，各个国家和地区对个人信息的态度是不同的，正是这种差别造成了信息保护的宪法基础差异。

表 7 - 2　　　　　　　　　　　　各国健康信息法律法规梳理

国家或地区	法律法规	目的和意义
欧盟	《欧洲人权公约》	在欧盟范围内,为保护个人数据设立了最低标准
	《个人数据保护指令》	
	《一般数据保护条例》	
英国	《数据保护法》	响应欧盟指示
德国	《联邦数据保护法》	仅保障具备识别性信息的个人信息
法国	《法国信息自由法案》	符合信息安全法精神原则下的特殊规定
	《数字共和国法》	
日本	《行政机关保护计算机处理个人数据法》	平衡个人利益与政府的有效管理
	《个人信息保护法》及配套行业指针	
美国	《健康保险转移接续和可查性法案》	规范联邦政府及其机构收集公民信息的行为,并赋予公民一定的控制权,可能会限制健康信息的利用
	《卫生信息技术促进经济与临床健康法案》	

资料来源:陈默. 基于文本挖掘的我国健康信息政策文本量化研究 [D]. 武汉:华中科技大学,2023.

二、发达国家和地区健康医疗信息资源开放应用实践

美国和英国于2009年先后启动了统一的政府数据开放门户网站的建设,积极开放政府的公共数据。张锋从数据发布单位、数据集主题、开放数据认证等方面,对美国、英国、德国的政府数据开放门户上发布的健康医疗信息数据进行分析,为我国健康医疗数据开放提供参考。

(一)数据开放基本模式

人口健康信息数据开放是政府数据开放运动在人口健康领域的践行,既具备一般数据开放活动的共性,又具备其领域特性。虽然各国具体操作各有不同,但也可总结出一个共同的基本操作模式,主要包括数据收集、遴选、组织、发布等环节。(1)数据收集环节:整理健康医疗领域数据清单,梳理数据来源与内容等;(2)数据遴选环节:依据应用价值、开放风险、元数据完整性与可用性、认证情况等标准,遴选可公开的数据集;(3)数据组织环节:形成机器可读的开放数据目录,目录项主要包括标识符、标题、内容描述、来源、获取地址等;(4)数据发布环节:借助国家统一数据开放平台与各级各类相关平台向大众开放数据。

(二)开放数据认证

数据的可靠性、合法性、可得性、可用性对数据的再利用具有重要作用。开放

数据研究院（Open Data Institute，ODI）研制了一个标识开放数据透明度、质量和可靠性的四级开放数据认证（Open Data Certificate，ODC）体系，在许多国家和地区得到了广泛应用。该认证体系从法律、技术、实践和社会支持四个方面设置了不同等级的认证要求，可引导发布者标记和改进数据质量，也可帮助使用者评估和了解数据的可靠性，为数据遴选提供依据。英国 data. gov. uk 上的数据集已显示根据该认证体系评定的开放数据认证等级，美国 data. gov 上的健康医疗数据集由数据调查人员根据其数据情况对照该认证体系的评判标准进行了人工标注。

（三）数据开放等级

数据开放等级采用万维网和关联数据的创始人蒂姆·伯纳斯·李（Tim Berners – Lee）提出的五星发展模型，其主要评判依据为数据集的格式。其中，1 星级的格式一般为 PDF、DOC 或 TXT 文档；2 星级格式一般为 Excel 表格；3 星级格式一般为 CSV、HTML、XML 等；4 星级格式为资源描述框架（RDF）；5 星级格式为 RDF，且与其他数据建立了关联。数据开放等级越高，发布成本越高，使用效益也越高，即发布者所需开展的数据组织工作越精细，就越易于被人们再利用和从中发现有价值的知识。

第三节　国内健康信息相关政策与法规

由于健康医疗信息具有极不对称性和外部性，因此需要更好地发挥政府在规范信息采集、确立信息应用标准、解决共性关键技术、保障信息安全等方面不可替代的管理服务作用。特别是党的十八大以来，党中央、国务院站在全局和战略的高度，做出了一系列全面深化医改和调整完善生育政策的重大决策部署，明确做出了"信息化＋医疗"的决策思路，并出台了一系列涉及健康中国建设、信息消费、健康服务业、养老服务业、宽带中国、云计算、人工智能等重大民生政策和创新技术应用政策，极大地推动了健康医疗信息资源的集聚创新发展和高质量深化应用。

从人口健康发展趋势和"三医联动"的实践看，国家卫生计生委在健康医疗服务领域，推动构建全面健康信息平台，通过实施全民健康保障信息化一期工程等，出台了《加快推进人口健康信息化建设的指导意见》《人口健康信息管理办法（暂行）》《省统筹人口健康信息平台功能指引》《医院信息平台功能指引》《远程医疗信息技术指南》《居民健康卡应用功能目录》《"十三五"人口健康信息化规划》《"十三五"人口健康信息安全规划》等一系列政策措施，着力推动全民电子健康档案和电子病历全覆盖，形成全民健康信息化顶层设计，确立了未来健康医疗信息资源应用发展的总体方向、基本标准、整体架构、主要任务和重大项目工程，对推动强化健康医疗信息资源深化应用发展、丰富技术工具、全面系统加速提供了基础支撑。国家食品药品监管总局在药品、医疗器械和保健品领域，大力推行电子监管体系建设，通过建设食品安全监管平台和药品、医疗器械目录库，集聚基础食品药品信息资源，更好更便捷地优化食品药品和医疗器械质量安全监管，高质量推动药品、医疗器械创新研发。人力资源社会保障部、国家卫生计生委在医疗保障服务领域，大力推进"金保"二期项目，搭建全国医保结算信息平台，全面实施全民医保异地结算信息系统，推行智能化医保审核管理信息系统，强化医保费用精细管理，更好保障全面健康。

我国个人健康信息保护体系逐步完善，形成了以刑法、民法、个人信息保护法等法律为基础，行政法规和政策性文件为辅助的庞大法律体系。国家陆续发布了多项政策，鼓励开发个人健康信息，同时注重保护信息安全。《国务院办公厅关于促进和规范健康医疗大数据应用发展的指导意见》要求信息处理者做到安全第一，保护隐私，从而构建相互共享的四级人口健康信息平台。

我国个人健康信息法律保护就规制措施而言，可操作性逐步增强。例如，《信息安全技术个人信息去标识化指南》详细规定了个人信息去标识化的技术和过程。去标识化的目的是在确保去标识化后的信息仍然有用的前提下，避免识别出信息主体。《医疗机构管理条例》（2022 年修订）要求医疗机构对患者的病历资料负有保密义务，除法律规定或者患者同意外，不得泄露患者的病情和治疗信息。同时，相关条例也对病历资料的保存、使用、传输等环节提出了具体要求。《电子病历应用管理规范（试行）》要求医疗机构在电子病历的管理中，必须采取严格的安全管理措施，确保病历的保密性、完整性和可用性。同时，还规定了电子病历的访问权限控制和日志管理等安全措施。

一、1986~2005 年是健康信息政策的起步阶段

这一阶段出台的代表性的健康信息政策主要以保护患者隐私和强化信息管理的权责分配为主，对于健康信息的利用较为零散。随着互联网的普及度提升，在此期间，卫生行政部门也开始规范互联网医疗中的卫生信息，促进互联网医疗服务健康有序发展。可以看出，本阶段政府把保障个人隐私放在了首要位置，在强调为病人保守机密、不泄露病人隐私与秘密的同时，严格进行健康信息管控，防止信息外流。隐私权尤其是患者隐私权与个人健康信息关联密切，故长期以来我国依托隐私权对个人健康信息进行保护。早在 1998 年《关于审理名誉案件若干问题的解释》中将医疗隐私纳入名誉权的保护范围。总而言之，该阶段我国对于个人健康信息保护的

法律有限且散乱分布于各部门法体系中。

二、2006~2014 年是健康信息政策的发展阶段

这一阶段针对特定领域的健康信息政策颁布较多，以医疗机构和人员信息管理类政策为主，同时包括健康信息报告类政策和健康信息公开类政策。这期间健康信息政策出现了以下几个特点：第一，健康信息的界定开始突破传统的狭义范围，涵盖内容逐步丰富，健康信息的价值逐渐清晰；第二，对于健康信息的规范化管理逐步增强，信息的上报和公开都要严格按照相应的程序；第三，越来越注重健康信息的利用。从 2012 年 12 月，全国人民代表大会常务委员会通过了《关于加强网络信息保护的决定》，其中第一条就是："国家保护能够识别公民个人身份和涉及公民个人隐私的电子信息。"2014 年《关于审理利用信息网络侵害人身权益民事纠纷案件适用法律若干问题的规定》第十二条明确规定，自然人病历资料属于个人隐私，以隐私权保护个人健康信息逐渐发展。但这一时期我国完整的隐私权法律保护体系仍未建立。

三、2015~2023 年是健康信息政策的深化阶段

这一阶段的政策呈现出价值多元化倾向，同时是我国大数据迅猛发展的阶段，多项"发展和促进人口健康信息平台建设"的规划出台，代表了政府解决健康信息问题的新思路：健康信息权由个体私有向部门管理权责和社会共享权责转变；提出建成国家医疗卫生信息分级开放应用平台、实现基础数据资源的跨部门、跨区域共享，促进医疗、医药、医保和健康各相关领域数据融合。平衡健康信息的利用和保障是该时期的重点工作。

国家健康战略反映的是一个国家对其国民健康的总体价值观和发展愿景。2016 年 8 月召开的全国卫生与健康大会提出了"全方位、全周期保障人民健康，大幅提高健康水平，显著改善健康公平"的理念。10 月 25 日国务院印发了《"健康中国 2030"规划纲要》中有五个篇章涉及健康信息的发展，第二十四章更是专门提到要建设健康信息化服务体系。纲要中提到要建立健康信息公开制度、医疗机构间的信息共享机制、相关部门的信息化平台、培养卫生信息化人才，这都为健康信息化的发展提出了新的要求，为我国社会经济和健康事业的发展带来了契机，标志着我国开始推动国家健康战略。2018 年，国家卫生健康委员会研究制定了《国家健康医疗大数据标准、安全和服务管理办法（试行）》，规定任何单位不得擅自利用未经授权的健康医疗大数据，严格规范不同级别的健康数据使用权限。《信息安全技术健康医疗数据安全指南》给出了信息处理者在处理健康医疗数据时应当遵从的标准。2020 年 5 月 28 日通过的《中华人民共和国民法典》（以下简称《民法典》），进一

步规范了健康信息的管理。《民法典》基于"保护＋利用"的理念，正式将个人信息纳入人格权范畴予以保护，赋予信息主体查阅、复制个人信息的权利、对个人信息的异议权和删除权，同时规定了信息利用的原则、条件和免责事由。

思政课堂

感知健康——镇江市区域医疗卫生服务

2010年镇江市启动"智慧健康"工程，经过多年的建设，建立了以居民电子健康档案和电子病历两大数据库为核心的区域卫生信息平台，构建了基层卫生、医疗服务、公共卫生及卫生管理等四大类业务应用系统，实现业务系统之间的资源整合和共享协同，针对居民、医务人员和管理者等不同用户提供相应的服务。依托互联互通的两级平台，建立了集团影像、心电、病理、检验等远程会诊系统，促进优质医疗资源通过信息网络向下延伸，将医院的服务送进了社区；建立了全市医疗机构的无纸化双向转诊系统，既能够满足集团内多机构的协同医疗，又优化了医院与基层医疗机构的双向转诊流程；全面推行居民健康卡，真正实现"多卡合一、一卡多用"的整合创新。"互联网＋医疗健康"的特色应用也在不断探索中，部分医院已建立中医"小云健康"健康管理服务平台；开通医院官方微信和支付宝服务，上线使用了扁鹊飞救系统、孕产妇健康助手；120也完成了移动车载院前急救系统。

镇江注重拓展信息化建设的深度和广度，全面普及基层医疗卫生信息系统。基于区域公共卫生信息平台，构建"3＋X"移动随访及网格化管理信息支撑系统，通过集聚激活居民电子健康档案，全面实行线上线下社区零距离服务。在区域平台逐步完善的基础上，率先完成和省平台的技术对接，省、市、县三级平台的架构在镇江率先得以体现。"区域智慧健康服务模式"得以高效正常地运行。通过镇江市区域卫生信息化建设，解决了全市范围内的数据共享，大大提高各种医疗数据的使用效率。

一是集中体现以医疗、预防、保健、康复服务为核心，以广大市民健康以及病人医疗活动需求为基础，完成了对卫生资源纵向和横向的整合。

二是通过区域卫生信息数据共享与交换平台，实现社区卫生信息系统与医院信息系统、公共卫生信息系统之间的互联互通，减少重复检查的医疗支出，优化就诊流程，促进了公共卫生服务的均等化。

三是区域卫生信息平台为基层医疗机构的医护人员提供了良好的学习交流工具。

四是全科医生工作站、电子病历、智能化电子健康档案的实现，提高了社区医疗机构的医疗质量，从而实现了医院与社区卫生服务中心的双向转诊和双向联动，切实解决人民群众"看病难、看病贵"的问题，实现从医疗服务到健康管理的转变，提高居民的整体健康水平及对医疗卫生服务的满意度。

（资料来源：张锋．中国健康医疗信息资源空间布局研究［D］．长春：吉林大学，2018．）

本 章 小 结

本章系统介绍了健康信息政策与法规的内涵、健康信息政策与法规的区别及联系、健康信息政策与法规的实施保障及国内外健康信息政策与法规的主要内容等。健康信息政策与法规的制定和实施是保障医疗信息安全、规范数据使用、保护患者隐私的关键。随着医疗信息化和大数据技术的发展，健康信息的价值不断增加，如何合理利用健康信息资源、保护患者隐私和确保数据安全，已成为医疗行业和社会高度关注的问题。此外，在健康信息的应用实践中，应持续关注技术的发展与政策法规的变化，确保健康信息应用的安全性、合法性和有效性。

本 章 参 考 文 献

［1］安会杰．德国信息安全法律法规建设情况［J］．中国信息安全，2013（2）：60－62．

［2］陈默．基于文本挖掘的我国健康信息政策文本量化研究［D］．武汉：华中科技大学，2023．

［3］方艳平．大数据背景下个人健康信息法律保护研究［D］．长春：吉林大学，2022．

［4］李姣，郭海红，郭珉江，代涛．美英政府开放健康医疗数据的主题分布与开放程度量化研究［J］．图书情报工作，2015（20）．

［5］马费成，赖茂生．信息资源管理（第三版）［M］．北京：高等教育出版社．2018．

［6］马费成，杜佳．我国信息法规建设现状评价与对策研究——基于"中国信息法规数据库"的实证分析（Ⅲ）：我国信息法规建设的对策研究［J］．情报学报，2004（3）．

［7］张锋．中国健康医疗信息资源空间布局研究［D］．长春：吉林大学，2018．

［8］Hodge J G. Health information privacy and public health［J］. Journal of Law,

Medicine & Ethics，2003（4）．

［9］Open Data Institute. Open Data Certificate：Certificate Badge Levels［EB/OL］.
［2023 - 12 - 12］. https：//certificates. theodi. org/en/about/badgelevels.

［10］Orito Y，Murata K. Socio-cultural Analysis of Personal Information Leakage in
Japan［J］. Journal of Information，Communication and Ethics in Society，2008（2）．

［11］Strobl J，Cave E，Walley T. Data Protection Legislation：Interpretation and
Barriers to Research［J］. Bmj，2000（7265）．

思 考 题

1. 健康信息政策的内涵？
2. 健康信息法规的内涵？
3. 试阐述健康信息政策与法规的区别及联系。
4. 试分析健康信息政策与法规的实施保障。
5. 阐述国内健康信息政策与法规实施的大致阶段。
6. 试列举一些发达国家健康信息政策与法规。
7. 试分析我国与发达国家健康信息政策与法规的区别。
8. 试总结我国与发达国家健康信息产业发展差异性原因。

第八章

健康信息资源伦理和安全

内容提要：本章节主要介绍了健康信息资源伦理和安全方面的知识。其中，第一节介绍了健康信息伦理的概述和特征，包括信息化全面发展的时代背景、伦理道德因素在各种活动和行为中的重要性等。第二节介绍了健康信息资源管理相关的职业伦理准则，包括多种资源管理主体在实践中应践行的伦理准则。第三节主要介绍了健康信息安全方面的内容，包括健康信息安全的概念、现状与困境，以及健康信息安全机制与实例介绍。

本章重点：在信息化全面发展的时代，对健康信息伦理以及涉及的伦理道德因素在各种活动和行为中的重要性需要有一定的了解和理解。本章节提到的健康信息安全要求我们对信息安全的定义、威胁和风险、保障措施等做深入了解和掌握。本章节提到较多健康信息伦理的相关法律法规，需要厘清其作用对象和实施范围。

第一节　健康信息伦理

一、健康信息伦理概述和特征

（一）健康信息伦理概述

在信息化时代，人的活动领域越来越多打上信息时代的烙印，人的行为也愈加演化为信息行为，而人的各种活动和行为很大程度上包含着伦理道德因素。伦理价值观的差异势必影响具体社会信息行为的性质和方向。因此，深入研究信息伦理十分必要。研究重点不仅应涉及网络伦理或计算机伦理，更应广泛关注网络和计算机以外各类信息行为的伦理问题。

1988 年罗伯特·豪普特曼（Robert Hauptman）撰写的《图书馆管理员伦理挑战》一书中首次使用了信息伦理这一术语，他认为信息伦理存在于信息的生产、储存、访问和发布中："所有对与信息生产、信息储存、信息访问和信息发布伦理问题相关的研究都统称为信息伦理。"美国管理信息科学专家理查德·梅森（Richard O. Mason）提出了 PAPA 信息伦理理论，即信息隐私（privacy）、信息的准确（accuracy）、信息产权（property）、信息的获得（accessibility）。国内的学术界对信息伦理的概念也存在各种不同的表述。吕耀怀将信息伦理道德看作"涉及信息开发、信息传播、信息的管理和利用等方面的伦理要求、伦理准则、伦理规约，以及在此基础上形成的新型的伦理关系"。沙勇忠认为，"信息伦理又称信息道德，它是调整人们之间以及个人和社会之间信息关系的行为规范的总和"。蔡连玉认为信息伦理是调整信息活动中人与人之间关系的规范和准则，具有非强制性。以上观点虽然从不同角度分析了信息伦理的内涵，但都认为信息伦理是与信息生产、储存、访问和发布等信息加工过程相关的伦理问题。

信息伦理又称信息道德，是指在信息开发、信息传播、信息加工分析、信息管理和利用等方面的伦理要求、伦理准则、伦理规范，以及在此基础上形成的一种新型的伦理关系，是用以调整和规范人们信息行为系列化的价值观和准则。信息伦理不是由国家强行制定和强制执行的，而是依靠社会舆论的力量，依靠人们的信念、习惯、传统和教育的力量来维持的。

按信息伦理的主体，可以分为个人信息道德和社会信息道德两个部分。个人信息道德从个人主观出发，指人类个体在信息活动中以心理活动形式表现出来的道德观念、情感、行为和品质。社会信息道德源于客观现象，指社会信息活动中人与人之间的关系以及反映这种关系的行为准则与规范。

健康信息伦理广义上来说，是对健康信息使用、传播的规范和约束，通过法律和道德方面的知识教育，使使用者规范、合法使用健康信息，具备道德意识自觉性，在共享信息过程中，清楚信息来源，准确把握信息的真实性。狭义上来讲是指管理敏感个人健康信息的收集、使用、存储和传播的原则和指南。它涉及平衡个人健康信息的隐私性和机密性与出于治疗、研究和公共卫生目的共享信息的需要。

（二）健康信息伦理特征

1. 隐私性

健康信息伦理涉及个人健康信息的收集、使用和披露的伦理原则和指南，具有隐私性。

2. 多元性

信息伦理具有多元性、多层次的特点。信息技术的飞快发展、信息的无国界传播、网络信息交流的迅猛发展以及跨国数据流的增长，极大地丰富了健康信息的主题、种类和内容。

3. 普遍性

健康信息伦理具有普遍性的特点，主要表现为以下三个方面：一是在信息交流中，人们需要遵守共同的技术要求和协议；二是信息的发出者与接收者的角色模糊，每个人既是信息的发出者也是信息的接收者，信息伦理规范对于信息的发出者和接收者都有一致的要求；三是信息交流中存在的信息伦理对每个社会成员的道德规范要求都是普遍适用的。在享受信息交流自由的同时，每个人都必须承担相等的道德责任，共同维护信息伦理秩序。

4. 技术相关性

信息伦理具有技术相关性的特点。因为信息并非孤立存在，其生产、传播和利用都需要技术的参与。

5. 发展性

信息伦理的发展性与技术的进步息息相关。自第三次科技革命以来，信息技术迅猛发展，而信息伦理作为技术相关的领域也必须具备相应的发展性。信息伦理的发展性，并非指信息伦理的基本准则发生了变化，而是其具体含义随着时代要求的变化而变化。时代在不断发展变化，信息伦理所解决的问题也随之变化。只有信息伦理具有发展性，才能真正解决时代的实际问题。

二、健康信息伦理困境

健康信息伦理面临着新的时代背景和困境。数据管理成为健康信息伦理问题的内容构成。数据管理包括两个方面的内容：其一是数据的获取与存储，其二是数据的利用。

（一）数据的获取与存储

从数据的获取来看，伦理的常规问题包括：平台获取用户的哪些信息？获取的手段是怎样的？可以肯定的是平台和用户间存在着数据获取的不正当性。

一方面，用户和平台之间，存在着一定的信息不对称。许多用户将平台作为公共产品来使用。而每一个网络平台利用其内在技术逻辑，获取不同类型的用户信息。另一方面，平台获取的用户的数据并非完全经过用户同意或知情。技术的发展使智能化获取用户的信息更为便捷，用户在不知情的情况下，信息已被提取或收集。其中更有可能存在隐瞒甚或欺骗。这种形式使平台获取数据的正当性备受质疑。

从数据的存储角度来看，在资本的推动下，平台不仅仅是简单地作为数据的存储仓库，而更希望通过这些仓库中的内容为资本带来市场价值。数据的价值体现在两个方面，一是直接提取用户的个人信息，二是从中深入了解用户的生活习惯、消费方式等。

（二）数据的利用

1. 数据的分享

随着现代信息技术的更新和全球一体化的推进，医疗卫生事业领域的信息交流愈发密切，各种临床、科研、政府决策、分子生物学等医学信息的交流与共享，催化了医疗信息商品化的进程。

与此同时，资源共享模式成为医疗大数据时代工作的重要特征。医疗机构以及健康信息管理部门，需将部分信息对外公布（如财务信息、管理信息等），各类信息进入互联网后，可能被窃取，也可能在合法的途径下提供给研究人员，导致隐私信息泄露等问题。

2. 数据的挖掘

数据挖掘、数据处理和人工智能等大数据处理技术，已成为医疗决策者关注的新方向。

在数据的利用过程中，原本看似不相关的数据，通过挖掘，可能从中发现个人隐私的数据，如通过表层数据追溯到具体信息主体，或是通过非敏感信息结合大数据下的背景信息识别出个人的敏感信息。这种二次利用涉及的隐私问题是对医疗隐私保护的更大威胁。尽管数据收集时可以通过主体的知情同意来实现个人隐私的保护，但数据挖掘时这种知情同意很难实现。即使是在主体授权下使用个人数据，也并不能完全保证应用中语境的完整性。正如信息技术专家亨特（Hunter）所说："我们的革新将不会是在收集数据方面——不指望在你的卧室里安装电视摄像机，而是在分析已被同意共享的信息方面。"

3. 数据的预测

在大数据时代，人们所面临的隐私威胁不只是个人隐私的泄露，还包括基于大数据对人们状态和行为的预测，例如，通过分析用户的 Twitter 信息，可以发现用户的政治倾向、消费习惯以及偏好的球队等。用户的社交关系、用户的购买经历等，都已成为大数据研究的重要对象。利用数据分析挖掘技术，可以探索相关模式，预测人或物的行为，并为其提供符合个人偏好的产品或服务，深入了解个人的习惯、偏好和价值观，可以达到运用信息来促进、说服、影响和限制人们认同的目的。

在大数据环境下，利用数据挖掘和共享实现高效社会效益和保护人类医疗隐私之间存在一种伦理上的悖论。以医学领域为例，基因研究的迅猛发展使世界上有数百万人在不知情的情况下向研究人员公开了他们的 DNA 数据，这些研究虽然能够解决心脏病和糖尿病等问题，但也不可避免地牵涉到个人隐私问题。

这种悖论主要体现在以下两个方面：一是由于医学研究领域数据碎片化、利用效率低下以及缺乏条理性和连贯性等问题，需要整合和共享医学相关领域的各大数据库，从而利用大数据挖掘技术将医疗大数据转化为满足临床决策需求的信息。二是随着数据库（Database，DB）向大数据（Big Data，BD）的转变，每个人在大数据时代都将成为透明的存在者，大数据的聚合和相互关联也使人类医疗隐私的保护面临着更加复杂的挑战。当医疗领域中看似毫不相关的数据被挖掘出来，以揭示个人隐私并预测其行为时，人类医疗隐私将面临更为两难的困境，隐私问题已经日益成为制约大数据发展的重要因素之一。由此可以看出，数据共享和隐私风险就像是一枚硬币的正反两面，它们相互依存、相互影响，却又相互依存，难以避免。

三、健康信息伦理困境的治理策略

（一）制定政策和程序

信息伦理和道德一样，属于软性的社会控制手段，实施依赖于人们的自主性和自觉性。因此，单靠信息伦理难以限制或是管制各类性质严重的信息犯罪。只有将成熟的、共性的伦理规范适时地转化为硬性管制的法律手段，才能借助强制性国家机关的威慑力，有效打击严重恶性信息犯罪事件，为信息伦理的实施创造一个良好的外部环境。

一是确立医疗健康数据的所有权，明确公民的个人健康信息处置权，加强政府对健康医疗数据的监管，并建立相应的制度，保障其正常运转。确保健康医疗大数据建设的公益性，规定利益相关方的权利和义务，避免健康医疗大数据领域的公地悲剧。在国家层面上建立以法律为基础、行政监管为辅助、社会监督为主的多层次医疗保障体系，保障人民群众获得安全有效合理利用的健康医疗数据。

二是明确个人医疗隐私保护、知情同意以及其他个人数据权利的范围，规定基于角色的健康医疗数据库分级访问权限。通过立法形式保障患者个人信息的安全与完整。确保对违规行为的处理具有法律效力。

三是建立问责机制。加大对侵权行为的惩戒，实行数据使用者的准入和退出机制。在医疗领域中，对数据使用者的资质进行审查是一项至关重要的任务，它直接关系到患者的生命安全和健康状况。

健康医疗大数据的立法应当明确规定各个数据主体在数据开放、数据保护、数据留存以及数据跨境流动等环节中的权利和义务，以确保数据的完整性和准确性。政府卫生行政部门扮演着政策制定者和监管者的重要角色，医疗和科研机构则负责收集和储存这些数据并承担着健康医疗大数据应用研究和开发的责任。专业信息技术公司提供数据分析技术，学术共同体则致力于普及健康医疗大数据，为政府决策提供智力支持。

（二）进行培训和教育

1. 加强个人的医疗数据隐私性管理意识

在医学领域的专业数据网站和医疗信息平台上，人们积极地在网络上分享自己的思想、经验和经历，这无疑削弱了对个人隐私保护的重视。由于缺乏充分的个人隐私保护意识，大量的个人信息碎片被累积并相互关联，终将导致个人隐私的曝光。因此，在日常的网络使用行为中，个体应该从源头上加强对个人数据隐私性的管理意识，这是一种低成本、易操作的可行方法。

2. 提高公民的信息伦理意识

信息伦理取决于个人内心信念的约束。首先从提高公民伦理意识入手，确立正确的信息伦理观。一方面要通过各种媒介的宣传强化普通公民信息伦理观念的引导；另一方面注重青少年正确信息伦理价值观的培育。我国应该尽快把信息伦理教育列入德育课程中，美国杜克大学就开设了"伦理学和国际互联网络"课程。良好信息伦理意识一旦建立起来，就会变成行为主体内在自觉——自己给自己立定法律，并在今后遇到新伦理问题时会自动制定行为准则。

3. 培养医务工作者的信息伦理学素养

提高临床研究人员的伦理学常识和思辨能力对顺利进行临床科学研究至关重要，是必不可少的基础和保障。一方面，在医学信息技术运用中，医护人员必须具备深入了解各个环节的能力，能够识别、获取和使用媒介信息，以避免因误差和信息分辨不清、技术使用不当而产生相关伦理问题。另一方面，在医务工作者行为规范方面，伦理规范起着重要的作用，要以伦理规范来规范医务工作者行为。明确参与试验研究的受试对象以及试验动物的权利，并建立健全相关法律和规章制度，确保出现伦理问题时有法可依、有章可循，进而不断规范医护人员对医学信息技术的应用。

（三）增强技术保护

隐私保护技术是大数据时代健康信息隐私管理的关键，包括数据脱敏、区块链技术等。首先，数据脱敏是指对某些敏感信息通过脱敏规则进行数据的变形，实现敏感隐私数据的保护。数据脱敏可以分为静态数据脱敏和动态数据脱敏。静态数据脱敏是保护静态数据中特定数据元素的主要方法。这些"元素"通常包括敏感的数据库列或字段。动态数据脱敏是对数据进行动态的、实时的脱敏，它在用户查询到敏感数据时，在不对原始数据做任何改变的前提下，实时地对敏感数据进行脱敏，并将脱敏后的数据返回给用户。其次，区块链技术为医疗行业提供一个可行的"数据隐私"解决方案，一个能做到完全透明却又能保护用户隐私的方案。区块链技术具有无法篡改、无法撤销、可追溯的特性，将会避免医疗数据造假，医疗记录篡改，健康数据泄漏的发生。同时，区块链数据的完整性也可以确保用户信息的完整性和准确性。在隐私保护方面，每个数据拥有者有私人账号可以随时查阅链上的个人信息，并自主支配自己的相关信息，真正做到将信息数据的所有权和支配权交还给数据拥有者，确保个人敏感资料数据在全网络使用中的规范化和合法化，从而打破医疗健康机构对个人健康数据的壁垒和孤岛状态。

第二节　健康信息资源管理职业伦理准则

2013 年 11 月 20 日，《关于加快推进人口健康信息化建设的指导意见》中明确了健康信息化的总体目标：以业务和管理需求为导向，全面建成实用、共享、安全的人口健康信息网络体系。此后，基于"互联网＋医药卫生"的多种新模式、新业态和新技术纷纷出现，如区域卫生信息平台、移动医疗、互联网医院、医疗网站、远程医疗、医联体和医共体及专科联盟等，大大提升了医疗机构的工作效率，也极大地方便了患者。

在此过程中，患者将面临多样的就诊模式，医院医护人员、病案室工作人员和科研人员将面对更多、更复杂的工作场景，承担的角色也呈现多元化的特征。

患者进入医院就诊，医生进行全面问诊，了解患者的基本信息，包括现病史、家族史、既往史等；在对患者详细问诊之后，医生对患者所患疾病有了初步的判断，制定相应的检查手段或治疗方案，并向患者提供真实、全面的信息；在患方明确承诺后，最终确定和实施拟定的治疗方案。治疗结束之后，医护管理人员完成病案的质控工作，并交由病案室工作人员对病案进行系统的审核、检查、整理、装订、登记以及归档工作，使其成为方便医护人员使用的信息。此外，临床科研人员利用病案进行科学研究，需经过患者就诊的医疗机构有关部门同意。在病案使用的过程中，科研人员必须在遵守医学伦理相关法律、保守医疗秘密、保护患者的隐私权的前提下，最终发表科研成果。

由此可见，健康信息资源的生产者是患者，传播者是病案室工作人员，使用者是临床科研人员，而医务人员同时扮演了这三个角色。本节将着重讨论这几类主体需要遵守的伦理准则。

一、患者的伦理准则

知情同意与自主权。知情同意是指在知悉自己的个人信息为何种目的、以何种方式、在何种程度上被使用后，个人自主做出同意与否的决定。在健康医疗大数据场景中，医学研究或临床诊疗过程的知情同意面临一些困境。一是授权同意获取难度高。健康医疗大数据的种类繁杂、数量庞大，获得每位数据对象的完整授权同意难以实现。二是知情同意不充分。数据被自动收集和利用，且没有经过个人充分的知情同意，这种情况下存在对个人自主性的潜在影响。

二、医务人员的伦理准则

作为医疗信息的生产者和使用者，医护人员在医疗信息安全工作中扮演着极为重要的角色，他们的行为将直接影响医疗信息的安全程度。

（一）医院信息资源

医院信息资源是指人类社会在医院信息活动中积累起来的以信息为核心的各类信息活动要素（信息技术、设备、设施、信息生产者等）的集合。医院中的信息大致可以分为四类：一是病人信息，即医疗信息；二是医疗费用信息；三是用于成本核算的物资信息；四是其他管理信息。

（二）医务人员的伦理原则

医务工作人员从业的伦理原则包括以下十一项：（1）自治原则：个人拥有自我决定的基本权利；（2）平等和公正原则：每个人都有被平等对待的权利；（3）行善原则：每个人都有义务促进他人的利益；（4）可能性原则：须考虑到面对信息主体的任何情况都有可能遇到；（5）信息优先和支配原则：每个人都有优先的基本权利，关于他们的数据收集、利用和支配要有所控制；（6）公开原则：个体信息的收集、利用和支配情况必须在适宜的时间、以适当的方式向信息主体公开；（7）存取原则：电子病案的主体有权利获取并修改病案，使其更加准确、完整、恰当；（8）合法侵犯的原则：只有自由、可靠、民主的团体及平等、正义的人员才有管理个人数据的收集、利用和支配的基本权利；（9）最小介入修改的原则：任何对个体保密权利以及在前面原则条件下个体信息的管理权利的侵犯，只能以最低程度介入、最少干涉的形式发生；（10）有责任的原则：任何对个体权利的侵犯必须在病人最适宜的时间并以最适宜的形式发生；（11）安全原则：正当收集的个人信息必须以合理恰当的方式安全保护。

1. 信息管理利用中的伦理原则

在医疗工作中，涉及信息管理的伦理原则包括保护隐私、保密、保证信息透明、告知真相等。在相关的医疗研究中，当收集或利用的信息可能影响到研究对象时，研究者必须事先告知研究对象。研究者在未获得其本人知情同意的情况下，不能擅自泄漏相关信息。信息的真实性和透明性在信息管理和利用中同样重要。例如公众对传染病疫情的信息有知情权。公布传染病相关信息是为了动员全社会更积极地抗击疾病，稳定社会人心，维护社会的正常秩序。

在医学科研成果信息资源管理利用中，要遵循以下伦理原则：个人利益与集体利益的一致性、为医学事业长久发展的责任性、专利与非专利技术利用的合理性、遵纪守法的自觉性、严格的道德自律、推动医学科研事业发展的责任与使命感。

2. 信息存储和传播中的伦理原则

卫生信息储存的伦理原则：知情同意、安全性、公正、逐步发展。有关部门需加强以下方面的管理：审查、信息储存与信息安全、医患关系、信息传播与隐私保护、效用评估、卫生资源分配、监督、培训与教育、法律法规。

卫生信息传播的伦理学原则：公众的启蒙，健康的维护；确保受众参与、受益与负担公平分配；建立和维持诚信。

三、病案室工作人员的伦理原则

（一）病案管理

病案是医务工作者在医疗活动中形成的文字、符号、影像、切片报告等资料的总和。病案是在病人身上所实施的所有治疗过程的原始记录，是病人所有医疗信息的载体，必须充分满足病人知情权的需求。

病案信息是医院档案信息的重要组成部分，是医院正常运转的工作基础。作为医疗科技档案的一种形式，病案是医护人员的书写、诊断、检查、治疗、护理的主客观真实信息的文字记录，因此对病案进行有序和科学的管理至关重要。病案管理已经向学术型、经营型、社会型服务转变，主要以多媒体和数字化为主要特征。而电子病案的产生，打破了计算机输入病案信息的限制，使档案的资源能够实现数字化、有序化、标准化、网络化，以满足社会各个方面对病案信息利用的迫切需求。

（二）医学伦理原则在病案管理中的具体体现

1. 程序规范

在实际工作中，病案管理人员应该严格遵循病案管理制度。当患者本人前来查阅病案时，需要仔细审查患者的身份，确保只有合法的患者可以查阅相关病案信息。更要保护患者的隐私权，尊重患者的知情权。如果患者的近亲属、患者代理人或者保险公司等非患者本人查阅病案，病案管理人员应遵守相应的程序。根据《医疗机构病历管理规定》的规定，申请复制病历资料可以为患者代理人、死亡患者近亲属或其代理人或者保险机构，但必须提供相关的患者、其近亲属及其代理人的有效身份证明，以及申请人与患者关系的法定证明材料；患者死亡的，应当提供保险合同复印件，承办人员的有效身份证明，死亡患者近亲属或者其代理人同意的法定证明材料。合同或者法律另有规定的除外。公安、司法机关因办理案件，需要查阅或者复制病历资料的，应出具采集证据的法定证明及执行公务人员的有效身份证明。

2. 服务适度

病案管理人员有责任严格管理病案。除了涉及对患者实施医疗活动的医务人员及医疗服务质量监控人员外，其他机构和个人不得擅自查阅患者的病历。如果因科研或教学需要查阅病历的，必须经过医务管理部门的同意，并且阅后应立即归还，不得泄露患者隐私。医疗机构可以为申请人复印或者复制的病历资料包括：门（急）诊病历和住院病历中的住院志（即入院记录）、体温单、医嘱单、化验单（检验报告）、医学影像检查资料、特殊检查（治疗）同意书、手术同意书、手术及麻醉记录单、病理报告、护理记录、出院记录。

3. 病案完整

《医疗机构病历管理规定》规定，医疗机构应当严格加强病历管理，保证病历资料客观、真实、完整，严禁任何人涂改、伪造、隐匿、销毁、抢夺、窃取病历。应如实反映病人的病史，描述要准确无误，分析要科学有序，记录要及时清楚。《中华人民共和国执业医师法》中规定：医师在执业活动中，未经亲自诊查、调查，签署诊断、治疗、流行病学等证明文件或者有关出生、死亡等证明文件及隐匿、伪造或者擅自销毁医学文书及有关资料的要进行处罚，构成犯罪的应依法追究刑事责任。

因此，病案管理人员应本着维护患者权益的原则，督促医务人员做好病案的书写和管理工作。

（三）病案管理职业道德观念

病案管理职业道德的重要性在于确保病案信息的准确性、完整性和保密性，是病案管理人员必须遵循的基本准则。作为病案管理人员，必须严格遵守职业道德准则，始终以患者利益为中心，履行自己的职责。

第一，病案管理人员需要热爱自己的工作岗位，并忠于病案管理事业。应积极投入工作，提高自己的专业水平，为医院的病案管理工作作出贡献。

第二，病案管理人员应该具备严谨的工作作风，认真负责。需要确保病案的原始性、真实性和完整性，不得篡改、伪造或删除病案信息。

第三，病案管理人员必须保护患者的隐私权，不得外泄患者的个人信息。需要严格审查身份，仅在合法授权的情况下提供病案信息，确保患者的隐私得到有效保护。

第四，病案管理人员应该展现端庄的医疗作风，提高自己的医德境界，以患者为中心，为患者提供优质的服务。病案管理人员应该积极履行自己的职责，为医院的病案管理工作作出贡献。

四、科研人员的伦理准则

（一）科研人员对病案资料的获取

科研人员在调取患者的病案资料时必须遵循相关规定，保护患者的隐私权不受侵犯。

《医疗机构病历管理规定》规定，如果因为科研、教学需要查阅病历的，必须经过患者就诊的医疗机构有关部门同意，并且在查阅后立即归还，不得泄露患者隐私。在临床科研中，有时需要复制或复印病案资料，以形成科研成果并进行论文公开发表，然而，这个过程需要保护患者的隐私权不受侵犯。如果确实难以匿名处理，则需要征得患者本人或家属的知情同意，并签订知情同意书，确保患者的知情权不受侵犯。

电子病历具有信息量丰富、完整、客观、直观等特点，这为临床医师和科研人员调取和使用节约了大量的时间和精力，但是也埋下了患者隐私泄露的隐患。因此，医务人员在使用电子病历时必须恪守医学伦理，切实保护患者的隐私权。

（二）临床试验——科研实施中的伦理学规范

临床试验是临床科研活动的重要组成部分，也是产生科研资料数据的主要来源之一。对临床试验资料的产生和收集有明确的指导性文件，其中，最为重要的指导性文件之一就是于 1964 年发布的《赫尔辛基宣言》，该宣言是临床研究伦理方面的权威指南。该宣言强调了符合伦理的临床研究的重要性，要求以人为对象的临床研究必须符合被普遍接受的科学原则，并且其实施过程必须遵守相关伦理原则和《药物临床试验质量管理规范》。该宣言明确指出了尊重自主原则、不伤害原则、行善原则和公正原则这四大原则。此外，在针对人类成体干细胞的临床试验开展过程中需要强调无伤害/受益、知情同意、公正与公益、非商业化等原则；而在加强医疗器械、药品等产品临床试验中也有严格的伦理学核查。

临床试验管理首要遵循"患者利益第一"原则，要求医务人员在选择治疗方案时要权衡利弊，以免有意或无意地伤害患者。知情同意是所有涉及人体研究活动和行为的伦理学基础，目的是确保受试者在没有任何外界压力的情况下全面了解主要过程，并自愿投入相关的试验研究中。除了回顾性研究外，任何前瞻性研究和横断面调查都需要受试者的知情同意。由于亚洲的发展中国家人口基数大、病例样本丰富、试验成本较低，许多国外大型的医药企业将药物临床试验重点放在了包括我国在内的亚洲发展中国家。然而，在某些临床试验中，由于研究人员对伦理学不够重视，忽视相关信息伦理学的要求，误导或隐瞒试验的潜在风险，并未采用随机隐匿原则进行研究分组，从而产生多种伦理问题。

（三）加强临床科研对病人隐私权的保护

1. 医疗人员自身素质的提高

为了加强临床科研对病人隐私权的保护，需要提高医疗人员的自身素质。具体措施包括：增强医疗人员对信息质量的认识，理解医院信息对于医院管理的重要性，有效管理医院信息与数据质量，进行医院信息质量管理与控制教育，宣传贯彻医院信息质量管理办法及评价办法，明确质量管理的内容、指标及评价办法。

在实施过程中，可通过专题讲座来提高医疗人员对信息管理的理解，而针对特殊科室的信息，可开展专门的培训。此外，提高医疗人员的自身素质还需扩展知识面，加强对信息的敏感性。同时，要掌握计算机操作技术，灵活运用网络，对网络信息进行统计处理和分析，以超前的信息意识为医院的科学管理提供主动服务。

2. 强化保护病历资料、病人隐私权的意识，提高职业自律性

医院应树立尊重病人隐私权的伦理意识，并将其纳入医院管理和医学科研实践中，以促进医务人员保护病人隐私权的公德意识，提高职业自律性。医护人员必须恪守道德职责和法律义务。

3. 加强保护病人隐私的相关法律法规建设

我国的相关法律法规建设在保护病人隐私权方面仍存在一定缺口。法学界和卫生行政部门应制定临床医学科研病案资料使用的规定，保护病人隐私权的规定，以保障病人和医疗机构、医务人员的合法权益。此外，还需要明确监管部门保护病人隐私的责任和权利，卫生行政部门、医疗机构、医务人员和医学期刊编辑都应明确各自对保护病人隐私权的责任、权利和义务，严防个人隐私泄密的现象发生。

医学期刊应制定规定，将患者的知情同意作为稿约的一部分。杂志社在编辑稿件时应删除所有病人识别信息，确保所刊载的论文中不包含病人的姓名、病案号、CT 号、病理号等识别信息，并保证这种改变不会歪曲科研的价值。

第三节　健康信息安全

一、健康信息安全概述

（一）健康信息安全概念

何为信息安全？我国信息安全专家戴宗坤院士将其定义为：确保以电磁信号为

主要形式，在计算机网络系统、各个物理位置、逻辑区域中，处于动态和静态过程中的机密性、完整性、可用性、可审查性和不可抵赖性。沈昌祥院士则就此概念做出如下陈述：保护信息和信息系统不被未经授权的访问、使用、泄露、修改和破坏，为信息和信息系统提供保密性、完整性、可用性、可控性和不可否认性。信息安全主要包括信息设备安全、数据安全、内容安全和行为安全四个侧面。信息系统的硬件结构和操作系统的安全是信息系统安全的基础，而密码技术和网络安全是关键技术。采取全面的安全措施，确保信息系统的安全性。

（二）健康信息安全现状

1. 国外发展现状

美国针对互联网安全问题进行了多方面的立法。《健康保险可移植性和问责法》（HIPAA）于 1996 年颁布，是一套美国医疗保健法律，旨在保障网络交换中健康信息的安全性和标准性，规定了对个人可识别健康信息的使用。为了更好地管理公众健康医疗信息并确保其安全性，2009 年颁布的《经济和临床健康信息技术法案》（HITECH）扩大了 HIPAA 的范围，增加了对侵权行为的强制措施和赔偿金额。这一举措旨在加强对医疗信息安全的保护并提高违规行为的惩罚力度。

作为隐私权的起源地之一，美国在隐私保护方面取得了重要的里程碑。1787年，隐私权被纳入美国宪法，奠定了其法律地位。1890 年"隐私权"成为明确化的法律概念。根据 HIPAA 的规定，医疗服务提供者有责任制定每年至少一次的健康医疗信息安全培训计划，其内容应根据医院员工对患者隐私知识、安全策略和程序的理解程度来确定。

近几十年来，美国政府在推动互联网核心技术发展方面，致力于促进科研机构与互联网安全企业的合作，通过采用云存储、云共享等多元手段实现了互联网健康医疗信息安全技术的创新。为了提高互联网健康医疗信息安全，美国标准技术研究院推出了《国家网络安全教育计划》和《网络空间安全人才队伍框架（草案）》，此外，各医院开始加强人力资源配置，引进专业人才来管理健康医疗信息。这些举措加强了人才培养和信息安全管理，为保护公众健康信息打下坚实基础。

2. 国内发展现状

2015 年，国务院发布了《促进大数据发展行动纲要的通知》，明确提出了"发展健康医疗大数据"的重要性，并将其纳入国家大数据战略布局。2016 年，国家互联网信息办公室发布《国家网络空间安全战略》，强调完善网络安全法律法规体系的必要性。工信部在 2017 年印发《信息通信网络与信息安全规划（2016—2020）》，进一步加强了网络数据保护工作。2018 年，国家卫生健康委员会发布《关于印发国家健康医疗大数据标准、安全和服务管理办法（试行）的通知》，明确了数据标准和安全方面的要求。此外，地方政府积极贯彻落实国家发展战略，并相继出台了相关的指导性文件，如《浙江省促进大数据发展实施计划》和《广东省促进大数据发展行动计划（2016—2020）》等。到 2020 年 12 月，全国共有 14 个省份出台了健康医疗大数据相关的政策性文件（如表 8-1 所示）。

表 8-1　　　　　　　　　　全国各省份健康医疗大数据政策性文件

序号	文件名称	省份	发布时间
1	《关于促进和规范健康医疗大数据应用发展的实施方案》	天津	2016 年 10 月
2	《关于促进和规范健康医疗大数据应用发展的实施意见》	湖北	2016 年 10 月
3	《云南省人民政府办公厅关于促进和规范健康医疗大数据应用发展的实施意见》	云南	2016 年 10 月
4	《河北省人民政府办公厅关于促进和规范健康医疗大数据应用发展的实施意见》	河北	2016 年 11 月
5	《广西壮族自治区人民政府办公厅关于印发广西促进和规范健康医疗大数据应用发展工作实施方案》	广西	2016 年 11 月
6	《关于促进和规范健康医疗大数据应用发展的实施意见》	安徽	2016 年 12 月
7	《四川省人民政府办公厅关于促进和规范健康医疗大数据应用发展的实施意见》	四川	2016 年 12 月
8	《重庆市人民政府办公厅关于印发重庆市健康医疗大数据应用发展行动方案（2016—2020）》	重庆	2016 年 12 月
9	《广东省人民政府办公厅关于促进和规范健康医疗大数据应用发展的实施意见》	广东	2017 年 2 月
10	《青海省人民政府办公厅关于促进和规范健康医疗大数据应用发展的实施意见》	青海	2017 年 5 月
11	《关于促进和规范健康医疗大数据应用发展的实施意见》	贵州	2017 年 7 月
12	《山东省人民政府办公厅关于贯彻国办发〔2016〕47 号文件促进和规范健康医疗大数据应用》	山东	2017 年 7 月
13	《陕西省人民政府办公厅关于印发促进和规范健康医疗大数据应用发展实施方案的通知》	陕西	2017 年 12 月
14	《山东省健康医疗大数据管理办法》	山东	2020 年 8 月

资料来源：孙政春，刘小平，田宗梅. 健康医疗大数据信息安全保护刍议［J］. 中国卫生事业管理，2021（7）：518-520，525.

我国法律对个人信息保护做出了相关规定。首先，根据《中华人民共和国宪法》的规定，要保障人格尊严。在当今大数据时代，保护个人数据安全已成为维护人格尊严的重要内容。其次，在刑法领域，我国于《中华人民共和国刑法修正案（九）》中明确规定了"侵犯公民个人信息罪"。该修正案阐明了非法获取个人信息并将其用于违法活动的行为的定义，规定了相应的法律惩处。此外，为了进一步保护公民在信息网络中的人身权益，最高人民法院在 2014 年发布了《关于审理信息网络侵害人身权益民事纠纷案件适用法律若干问题的规定》。

（三）健康信息安全困境

1. 政策法规监管困境

我国健康医疗信息隐私保护政策法规还不健全，违法行为的判定界限与惩罚机制尚不清晰，违法成本较低但收益较高。与此同时，健康信息的价值与保护不平衡，患者在维护个人信息方面面临较大困难，医疗信息的安全性也缺乏充分的保障。

2. 医疗健康相关组织面临困境

从医院角度来看，医疗健康信息可能在多个方面遭到泄露。

在问诊过程中，存在患者的问诊内容可能被泄露的风险。在现代大数据医疗环境下，患者可以通过具有挂号功能的网页进行预约挂号和医疗保健咨询。然而，这种方式潜在地引发了患者相关隐私数据安全性和保密性等问题。部分互联网医疗平台允许广告商或第三方公司在平台上推送相关医疗防治信息或广告。具有诱导性的广告内容，一方面会诱导患者进行错误的点击行为，使个人信息不经意间被泄露。另一方面，年长的患者可能轻信广告内容，导致自身利益受损，也会损害医院的公信力。

医疗设备的制度化管理和技术管理规范的欠缺，也可能导致设备系统存在漏洞，从而被不法分子非法入侵，窃取患者的个人信息。

在远程诊疗过程中，患者的病理学诊断、影像学诊断等数据或图片都需要通过互联网传送，与医生的沟通也是采用视频通话方式。这就可能导致数据被拦截、篡改，甚至视频被窃听。

此外，医疗机构在防范互联网接入风险方面存在薄弱环节，医疗领域的数据库建设相对滞后，"互联网＋"医疗服务系统缺乏统一的安全标准，大多数健康医疗信息数据库未对存储数据进行加密等，也为黑客提供了可乘之机。

3. 个人健康保护意识薄弱

（1）公民个人信息保护意识的缺失以及信息收集监管的缺位。首先，公众在个人信息保护方面的意识较为薄弱，缺乏对信息安全的重视和保护意识。其次，移动互联网应用程序存在过度收集和使用用户个人信息的问题，这些应用程序往往在隐私条款中设置各种法律漏洞，使用户的个人信息难以得到有效保护。

（2）医护人员信息安全意识不足，导致易出现信息泄露行为。

（3）从业人员管理风险。在大数据大健康的时代背景下，众多互联网健康管理平台、互联网健康咨询平台以及互联网医疗平台纷纷涌现。但是部分相关工作人员素质良莠不齐，医疗行业内部结构相对繁杂。若工作人员缺乏信息安全意识，则可能导致大量医疗信息的泄露和丢失。再者，部分互联网医生受到利益驱使，可能会复制或出售患者的健康信息，进而威胁患者的隐私安全。

二、健康信息安全机制

（一）政府

1. 健全健康医疗信息安全保障的法律法规

在我国的法律法规中，已经有相关规定针对非法获取和出售公民个人信息的行为进行了规范。然而，针对国家机关以及金融、电信、交通、教育、医疗等领域的工作人员收集和泄露个人健康医疗信息的问题，相关法律法规存在一定的缺失。我国亟待制定针对健康医疗信息安全的专门性、常态化立法。该立法不仅应规范实体医疗机构和医护人员的行为，还需涵盖互联网健康平台上个人医疗健康信息的收集、使用、存储、共享以及信息泄露通知等方面的规定，明确信息泄露的处罚措施。

2. 健全健康医疗信息安全监管政策

相较于美国的行业监管政策，我国的行业监管政策指南虽然没有法律上的强制力，但其在公众健康医疗信息安全管理方面提供了精准的指导。中国国家市场监督管理总局和国家标准化管理委员会于2020年3月6日发布了新版《信息安全技术个人信息安全规范》国家标准，明确规定了个人信息的收集、储存和使用。作为行业监管的指导性依据，该技术规范需要进一步完善专门的指导性实施细则，并制定相关的风险评估工具。

为了建立覆盖全流程的数据泄露通知制度，我国应进行立法，确保多方参与、及时处置的保障机制。可以参照美国HIPAA法案的安全规则指南，在健康医疗信息的收集、保存、使用、公开和再循环等各个阶段实施管控。尤其需要对健康医疗信息的收集进行严格限制，并制定统一标准。

（二）组织

1. 医院需建立信息安全体系

医院信息安全体系应涵盖硬件、软件和管理等多个方面的防护体系（见图8-1）。在互联网医疗平台中，硬件方面包括机房环境、设备安全、防盗安全和入侵防护等。

在网络安全方面，可根据医院发展情况建立安全管理信息系统模型，包括安全防护（加密）、安全预警（防火墙）、安全检测（病毒检测）和安全备份等措施。同时，应充分利用各项网络安全技术，进一步完善安全体系。在共享数据时，应确保数据完整性，逐步完善数据备份和管理措施。因此，医院应综合运用多种技术手段，从不同角度加强防护能力，进一步提升互联网医疗信息系统的安全防护和管理水平。

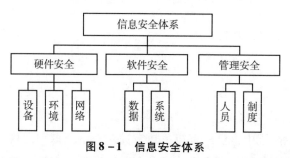

图 8 – 1　信息安全体系

资料来源：赵炳会. "互联网＋医疗健康"的信息安全［J］. 电子技术与软件工程，2020（21）：259 – 260.

2. 医院需落实信息安全等级保护制度

加强医院网络与信息安全管理工作对于推动医疗卫生事业有序发展具有重要作用。医院应贯彻落实公安部、国家安全局等有关部门关于信息安全等级保护的要求，并构建完善的医院信息安全防护管理体系。具体而言，医院需要进行有效的信息安全等级保护评估，并完善信息安全等级保护备案工作。同时，从物理门禁、防盗防损、防雷、防火、供电和环境监测等方面进行全方位的检查与完善，以满足分级防护的需求，从而保障患者个人信息的安全性。

3. 互联网医疗应用程序需完善信息安全技术

为了满足日常工作需求，可以通过建立虚拟网络服务器来提供网络服务。同时，采用防火墙技术，对经过防火墙过滤的网络数据进行更加安全可靠的传输。防火墙可以控制进出网络的访问，阻断潜在的网络攻击，并实时记录各种信息内容，以对网络攻击进行监测与告警。

相关工作人员应该加强服务器的安全性维护，重新定义操作系统各个模块的功能，构建独立的身份认证系统。当防病毒软件和防火墙不起作用时，还能够确保核心数据安全。

（三）个人

要培养医务人员及公众个人健康医疗信息安全保护意识。医护人员应尊重患者健康医疗信息隐私，医疗机构内部应定期举办信息系统应用安全理论和健康医疗信息安全常态化应急技能培训，并将此纳入医护人员继续教育课程。

　　医院领导应加强对信息安全的认识，确保医院网络和信息的安全性。领导应高度重视医院网络和信息安全的建设，并明确制定相关制度规定。定期开展医院网络和信息安全培训教育，提升工作人员的专业水平和综合素养。同时，对相关人员的信息安全行为进行规范管理。定期进行医院网络和信息安全计划的演练，以保障医院的正常稳定运行。

孕妇信息泄露事件

　　2016 年上半年，至少有上千名曾在深圳市妇幼保健院做过产检或分娩的女性，接到过母婴护理（俗称月嫂）或婴儿纪念品等公司的骚扰电话或是短信。这些骚扰电话和短信的背后，暴露出孕妇隐私信息难以得到有效保护的问题。每一条泄露的孕妇信息都被明码标价，多数是一元。信息越精确，价格则更高，高达百元一条的信息，可以精确到一名孕妇的具体分娩日期。围绕着孕检及分娩量在全国都排在前列的深圳市妇幼保健院，已然形成一条隐秘而数量庞大的孕妇信息买卖链条。

　　2015 年 11 月 6 日，生下双胞胎还未满月，陆琼（化名）接到一个陌生的手机来电，电话那头的人先是询问了双胞胎的近况，接着又询问陆琼的奶水是否充足，表示公司有催乳师，可以上门催奶。陆琼觉得诧异。

　　可以确认的是，如同陆琼一样，预产期在 2014 年 11 月、12 月的上千名在深圳市妇幼保健院做过产检的女性接到过类似的陌生来电，其中有相当一部分，接到过不止一家公司的电话或短信。

　　深圳母婴护理 A 公司向南都记者提供了这份预产期在 2014 年 11 月及 12 月的泄露名单，共有近 20 页，总人数超过千人。名单以表格形式呈现。A 公司负责人承认，拿到这份信息后，出于对信息真实性及效果的考虑，曾逐一致电名单上的孕妇电话，成交了一单。排除婴儿纪念品等公司，仅以母婴护理行业而言，至少有两家公司拿到这份名单。另一家母婴护理 B 公司负责人表示，成交了十多单。

　　孕妇孕检信息到底通过何种途径被泄露？被泄露信息到底数量多少？A、B 两家母婴护理公司均指向一名叫杨景（化名）的人士。根据线索，南都记者获取了其手机号码，以南山区一家母婴护理公司的名义和其联系，发现信息泄露的程度超乎想象。

　　2 月 22 日晚，在电话联络中，杨景透露，孕妇电话信息绝对真实，并表示可以先发来部分信息让南都记者核实。当晚，其发来的一页用手机拍摄的、预产期在 2015 年 4 月 13~19 日的孕妇产检信息图片，横列为姓名、年龄、电话、预产期等项目，与 A 母婴护理公司提供的 2014 年孕妇产检信息排列项一致，纵列则是 24 名登记的孕妇编号，她们的共同点是，预约产检的日期均为 2015 年 10 月 8 日。

这张图片底部是电脑桌面的"任务栏"，而任务栏"超声分诊排队系统"的任务项则暴露出图片来源。南都记者随机抽取六名孕妇的电话进行回访核实，发现无论是预约产检日期、预产期还是末次月经日期，信息都准确无误。这些孕妇也均表示，确曾在深圳市妇幼保健院做过产检。

为进一步核实信息泄露涉及的孕妇数量及准确性，南都记者以尽快开展业务为由，提出要购买一百条预产期在 3 月份的孕妇产检信息。2 月 23 日，杨景再次向南都记者发来预产期在 3 月 13 日至 3 月底的部分孕妇电话等产检信息，一共 5 页，总共 103 条。这些信息排列格式与前述相同，南都记者随机致电信息中十名孕妇电话，各项信息仍准确无误。

不过，更令人惊诧的是，并非只有孕妇的产检信息被暗中买卖。深圳母婴护理 B 公司负责人曾告诉南都记者，除了预产期信息外，更加精准的如已经住院或是确定了分娩日期的孕妇信息，只要给高价钱，都可以买到。

（资料来源：徐全盛. 深圳上千名孕妇信息遭泄露　一条叫价高达 300 元 [EB/OL]. https：//t. m. youth. cn/transfer/index/url/news. youth. cn/sh/201603/t20160315_7746318. htm, 2016 - 03 - 15/2023 - 04 - 14. ）

澳大利亚信息泄露事件

2022 年 9 月 22 日，澳大利亚第二大电信公司——新电信澳都斯股份有限公司（SingTel Optus Pty Limited）称遭到网络攻击并发生数据泄露事件，涉及 980 万名 Optus 客户，接近澳大利亚人口的 40%，是澳大利亚历史上最大的数据泄露事件之一。

据官方披露，本次泄露的数据涉及用户的姓名、出生日期、地址、联系方式、驾驶执照、护照、身份证号码等等，除 Optus 本公司的数据外，其曾经的子公司维珍移动和 Gomo 的用户数据也遭到泄露。9 月 28

日晚，Optus 确认 1.49 万张尚未过期和 2.2 万张已经过期的澳大利亚公费医疗系统 Medicare（国民健保）卡信息也被黑客盗取。

澳大利亚最大的医疗保险公司 Medibank 当日发表声明。声明称，公布的信息包括客户的姓名、住址、电话号码、电子邮箱地址、护照号码和健康信息，其中还包括国际学生的个人信息。Medibank 在 10 月 13 日对外披露，其系统中约 970 万条过往和现有客户的个人信息被泄露，其中包括 48 万名客户的健康信息。Medibank 称，目前没有发现客户的信用卡信息或银行账户被泄露。

（资料来源：乔文姝. 约 980 万人！澳第二大电信运营商数据泄露，人们排队换证件［EB/OL］. https：//m. huanqiu. com/article/49qQtDZtvqu. htm，2022 - 09 - 29/2023 - 04 - 14.）

思政课堂

科技向善　造福人类——解读《关于加强科技伦理治理的意见》

科技伦理是开展科技活动需要遵循的价值理念和行为规范，是促进科技事业健康发展的重要保障。近日，中办国办印发《关于加强科技伦理治理的意见》，对加强科技伦理治理作出系统部署。这是我国首个国家层面的科技伦理治理指导性文件。意见的出台有何考虑？将推出哪些具体举措？就这些热点问题，记者进行了相关采访。

我国首个国家层面的科技伦理治理指导性文件

新一轮科技革命和产业变革正深刻改变世界发展的面貌和格局，科学新发现、技术新突破在造福人类的同时，伦理风险和挑战也相伴而生。科技部部长王志刚表示，科技部坚决贯彻落实习近平总书记的重要指示精神，把科技伦理治理工作放在事关科技创新工作全局的重要位置，在国家科技伦理委员会的指导下，牵头会同有关部门研究起草了意见。

"此次印发的意见是我国首个国家层面的科技伦理治理指导性文件，着力解决我国科技伦理治理体制不健全、制度不完善、发展不平衡等突出问题，对科技伦理治理作出顶层设计和系统部署。"王志刚说。

意见要求强化底线思维和风险意识，把科技伦理要求贯穿于科学研究、技术开发等科技活动全过程，推动科技向善，确保科技活动风险可控，科技成果造福于民。

王志刚表示，意见的出台对加强科技伦理治理工作具有重大意义，将极大促进我国科技伦理治理能力的系统提升，为实现高水平科技自立自强、推动构建人类命运共同体提供有力支撑。

坚持以人民为中心，推动科技向善

科技伦理原则是科研人员需要遵守的总体性、根本性的伦理要求。很多国家、地区和国际组织以及学术机构等均制定了相应的科技伦理原则。

科技部副部长相里斌表示，意见提出的五项科技伦理原则，充分吸收借鉴了国际科技伦理相关规则和共识，同时结合我国科技发展的历史阶段及社会文化特点，由我国科技界、伦理学界、法学界的专家学者集体研究、充分论证形成，并听取了广大科研人员的意见建议。科技伦理原则反映了各科技领域伦理的共性要求，具有普遍适用性。开展科技活动，要坚持将科技伦理原则贯穿始终。

"科技伦理原则的提出，一方面明确了我国对科技活动的基本伦理要求，以有效防范科技发展可能带来的不确定风险，促进科技向善；另一方面也阐明了我国政府及科技界对科技伦理治理的立场和态度，对加强国际科技交流、推进全球科技伦理治理具有重要意义。"相里斌说。

多方参与、协同共治，不断提升科技伦理治理能力和成效

此次印发的意见提出了加强科技伦理治理的五项基本要求。即：伦理先行，推动科技伦理要求贯穿科技活动全过程；依法依规，加快推进科技伦理治理法律制度建设；敏捷治理，快速、灵活应对科技创新带来的伦理挑战；立足国情，建立符合我国国情的科技伦理体系；开放合作，积极推进全球科技伦理治理。

同时，意见明确了政府部门、创新主体、科技社团及科研人员的职责和任务，致力于形成多方参与、协同共治的科技伦理治理格局。

"加强科技伦理治理，制度是基础。"科技部科技监督与诚信建设司司长戴国庆介绍，意见从制定完善科技伦理规范和标准、建立科技伦理审查和监管制度、提高科技伦理治理法治化水平、加强科技伦理理论研究等方面对制度建设作出具体部署。

"审查和监管是保障科技活动符合伦理要求的重要方式和手段。意见明确了科技伦理审查范围和要求，提出了科技伦理监管机制和措施，并对违法违规行为处理作出明确要求。"戴国庆说。

下一步，科技部将在国家科技伦理委员会的指导下，会同各有关部门和地方，切实抓好意见的贯彻落实。确立伦理先行的理念，强调源头治理、注重预防，建立科技伦理监管体制机制，对科技伦理高风险科技活动实行更严格的监管措施，对科技伦理（审查）委员会和科技伦理高风险科技活动依规

进行登记，加强科技计划项目的科技伦理监管，加强对国际合作研究活动的
科技伦理监管。

（资料来源：胡喆，田晓航，张泉．科技向善　造福人类——解读《关于加强科技伦
理治理的意见》［EB/OL］．http：//www. xinhuanet. com/tech/2022 - 03/31/c_1128521515.
htm，2022 - 03 - 31/2023 - 04 - 14.）

本 章 小 结

　　本章对健康信息的伦理与安全进行了概括性介绍，包括健康信息伦理的概念与
特征、健康信息伦理的困境与治理策略；详细阐述了在大数据大健康的背景下，健
康信息资源生产者、传播者和使用者的伦理准则；最后对健康信息安全进行了讨论，
包括健康信息安全的概念、现状与困境，以及健康信息安全机制与实例介绍。

本 章 参 考 文 献

　　［1］蔡连玉．信息伦理：概念内涵与特征［J］．情报杂志，2007（7）.

　　［2］蔡轶．大数据时代侵害个人信息行为认定［N］．中国市场监管报，2020 -
07 - 01（003）.

　　［3］陈晗，刘琼．"互联网 + 医疗健康"的信息安全［J］．软件，2021（9）.

　　［4］郭琴，谢宁．医护人员信息安全意识调查及影响因素分析［J］．卫生职业
教育，2016（17）.

　　［5］贺延辉．论信息伦理与我国信息法制建设的关系［J］．图书情报工作，
2003（4）.

　　［6］侯跃芳，李范．卫生信息伦理初探［J］．医学信息学杂志，2009，30（4）.

　　［7］候雄，方钱，蒋晓庆，等．健康医疗大数据建设中的伦理问题［J］．解放
军医院管理杂志，2020（6）.

　　［8］胡笑梅．虚假医疗信息的道德缺失与伦理重建［J］．医学与哲学（人文社
会医学版），2008（5）.

　　［9］李春兰．病案质量管理与医疗纠纷的关系［J］．中国病案，2006（8）.

　　［10］李湘君．浅谈信息化环境下的医院信息资源管理［J］．安徽医药，2005
（12）.

　　［11］李中琳．我国公共卫生中的伦理学问题［J］．医学与哲学（人文社会医
学版），2007（11）.

　　［12］刘海琴，罗靖，杨敏娟，等．健康大数据背景下患者隐私暴露的伦理思
考［J］．中国医学伦理学，2019（10）.

[13] 刘晓青，刘宏顺，刘晓雷．做好病案管理工作的医学伦理原则与对策 [J]．中国医学伦理学，2015（2）．

[14] 卢蓓蓉，赵琳，任友群．高中信息伦理教育现状探析——国际视野下我国《信息技术基础》课程教材的比较研究 [J]．中国电化教育，2016（2）．

[15] 鲁立，闻浩，陈琳，等．临床科研行为的信息伦理学思考 [J]．中国医学伦理学，2015（6）．

[16] 吕耀怀．信息伦理学 [M]．长沙：中南大学出版社，2002．

[17] 栾冠楠，赵嘉玮，刘懿，等．国内外健康医疗数据隐私保护安全策略分析 [J]．中华医学图书情报杂志，2022（12）．

[18] 罗冰眉．网络环境下的信息伦理及其构建 [J]．现代情报，2005（7）．

[19] 毛新志，刘小宁，朱晓芸．我国发展电子健康的伦理原则和管理建议 [J]．中国医学伦理学，2008（1）．

[20] 任广青，牛文燕，王焕杰．病案管理中的伦理问题 [J]．中国病案，2007（6）．

[21] 沙勇忠．信息伦理学 [M]．北京：北京图书馆出版社，2004．

[22] 沈风雷，吴菁．关于网络医学的伦理思考 [J]．中国医学伦理学，2002（4）．

[23] 沈玉强．网络整合开放医学科技资源的伦理研究 [J]．中国医学伦理学，2005（5）．

[24] 孙政春，刘小平，田宗梅．健康医疗大数据信息安全保护刍议 [J]．中国卫生事业管理，2021（7）．

[25] 谭钧元，李庆虹，山丽梅，等．病案管理中的医学伦理 [J]．中国病案，2014，15（9）．

[26] 王强芬．大数据时代背景下医疗隐私保护的伦理困境及实现途径 [J]．中国医学伦理学，2016（4）．

[27] 闻毅声．网络环境下信息伦理问题的思考 [J]．津图学刊，2003（6）．

[28] 徐王权，姚乐融，李锐，等．健康信息化背景下医护人员医疗信息安全风险识别与应对策略 [J]．医学信息，2021（6）．

[29] 徐文轩，刘博言，张雪．"互联网＋"视域下美国健康医疗信息安全管理对我国的启示 [J]．中国医学伦理学，2021（3）．

[30] 徐向东，周光华，张宇希，等．"互联网＋"对医疗服务模式的改进和影响 [J]．中国卫生信息管理杂志，2020（4）．

[31] 许剑颖．论网络环境中的信息伦理问题及其对策 [J]．情报杂志，2004（1）．

［32］严丽. 信息伦理析义［J］. 情报科学，2006（6）.

［33］颜世健. 数据伦理视角下的数据隐私与数据管理［J］. 新闻爱好者，2019（8）.

［34］杨建南，雷跃昌，李世云，等. 临床医学科研病案资料的使用与病人的隐私权［J］. 中国病案，2007（12）.

［35］杨利军，万小渝. 近10年我国信息伦理学研究的实证分析［J］. 新世纪图书馆，2012（4）.

［36］赵炳会. "互联网＋医疗健康"的信息安全［J］. 电子技术与软件工程，2020（21）.

［37］赵汉青，罗杰，王志国. 互联网医疗健康服务模式中的信息安全挑战［J］. 中国数字医学，2019（8）.

［38］朱琴芬. 区域健康数据中心的信息安全探讨［J］. 中国管理信息化，2018，21（23）.

［39］Harvey J M, Harvey G M. Privacy and Security Issues for Mobile Health Platforms［J］. Journal of the Association for Information Science and Technology, 2014（7）.

［40］Larry Hunter. Public Image［J］. Whole Earth Review, 1985（1）.

［41］Molenaar J D. The HIPAA Privacy Rule: It Helps Direct Marketers Who Help Themselves to Your Personal Health Information［J］. Law Review of Michigan State University Detroit College of Law, 2002（4）.

思　考　题

1. 结合本章内容，分析将个人医疗信息通过社交平台分享的过程中，涉及何种健康信息资源伦理问题？

2. 结合本章内容，思考身边有何种常见的健康信息伦理现象，并讨论该现象可能导致的隐私泄露问题？

3. 结合生活实践与专业知识，讨论如何在日常生活学习中保护自身的健康信息？

第九章

健康信息资源质量评估

内容提要：本章分为三节。第一节讨论了健康信息资源质量评估的内涵、意义和原则相关的内容，第二节主要讨论了健康信息资源质量评估的指标体系和方法，第三节主要讨论了健康大数据质量评估相关的内容。

本章重点：了解健康信息资源质量评估的内涵，熟悉健康信息资源质量评估的意义和原则；熟悉健康信息资源质量评估的指标体系，掌握健康信息资源质量评估的方法；了解健康大数据质量评估的维度和工具。

第一节 健康信息资源质量评估概述

一、健康信息资源质量评估的内涵和必要性

信息资源在社会、经济、生活等方面发挥着日益重要的作用。随着信息技术的发展和社会信息化进程的加快，信息资源总量呈"爆炸式"增长。与此同时，"信息冗余""信息污染""信息侵权""信息失真"等问题越来越普遍，用户难以从庞杂的信息资源中获取有用信息，信息资源总体利用率较低，因此信息资源质量评估和控制成为信息资源管理中重要的研究话题。

（一）信息资源质量评估的内涵

质量问题是一个综合性问题，信息资源概念又比较宽泛，首先需要了解信息资源质量的内涵。国内外学者对信息资源质量的认识逐渐由判断信息资源好坏的客观标准发展成为包含用户主观价值取向因素在内的多个属性的总和。最初，信息资源质量的概念主要集中于信息的精确性维度，仅指正确或错误。1971 年，雅各布·马尔沙克（Jacob Marschak）提出信息资源质量表征的是信息描述客观事物或事件的准确程度。而后马丁·爱普（Martin J. Eppler）等学者指出信息资源质

量是一个多维概念，是由信息资源质量的多种属性构成的集合，由多个质量维度取值情况来表现和决定，高质量的信息资源既要满足用户需要，又要符合客观实际。随后全面质量管理（total quality management，TQM）的思想被引入图书情报管理与服务工作中，开始强调信息资源全面质量概念，以全员参与、全过程、持续改进等管理思想为指导，不断改善信息产品和服务质量。信息质量包括信息的"质"与"量"。信息质由第一质（即信息内容的真实性、准确性、正确性和深刻性）和第二质（即信息内容及形式、物质载体的确定性、恒定性和可靠性）两个层面构成；信息量分为信息总量和信息分量，信息总量由各信息分量构成，信息分量由异指量、同指量、相对重复量和绝对重复量四个层面构成。信息质与信息量相互影响，共同构成信息质量。信息资源质量是信息资源价值的重要表现，是信息资源的结构、品种、效用等属性在质和量两个方面优劣程度的总和。其质的规定性是内在的、隐蔽的，具有模糊性的特征；而量的规定性是外在的、显现的，具有确定性的特征。

评估就是按照一定的标准，采用科学的方法，对评估对象的价值进行测度、评判和估计的过程。信息资源质量评估是以用户的需求和满意度为导向，从多角度、多层次对信息资源的质量进行评估，其目的是为人们提供高质量的信息资源，以更好地满足信息用户需求。健康信息质量评估就是专门以健康信息为对象，采用科学方法进行评价和估计的过程。

（二）健康信息资源质量评估的必要性

1. 信息资源量的爆炸式增长

过去 20 年来，全球范围内的健康信息量呈爆炸式增长。不断推进的医疗信息化、数字化、智慧化以及在线健康社区的快速发展、可穿戴设备的广泛使用，使医院、社区卫生服务中心、体检机构、医疗 IT 企业等组织积累了大量的健康信息。健康信息资源需要在有效评估的基础上才能发挥更大的使用价值。

2. 便捷信息检索的需要

从海量信息中发现和获取有用信息，是信息资源管理要解决的重要课题。面对海量繁杂的健康信息资源，用户难以快速检索出自己需要的信息。开展信息资源评估，既有利于发现和整合健康信息，又能指导信息用户方便、快捷、充分有效地获得所需信息，从而为信息用户节省宝贵的时间，间接产生无法估量的社会和经济效益。

3. 信息质量良莠不齐、真伪混杂

健康领域相比于其他领域信息类型更加多样、信息量更大、信息的质量问题也更为突出。传统数据库中采集的健康信息质量问题包括数据逻辑错误、信息缺失、数据不符合事实、数据录入错误、表述标准不统一、记录冲突和信息冗余等。随着

社交媒体和在线健康社区的兴起，用户能够随时随地生成和传播健康信息，导致健康谣言和失真信息的传播更为广泛，迫切需要健康信息质量评估来帮助用户对信息做出评估和选择。

4. 健康信息影响广泛、后果严重

健康与每个人息息相关，健康信息也是能够对所有人产生价值的信息资源类型。WHO 预言，信息是通往健康的必经之路，人类三分之一的疾病通过预防保健可以避免，三分之一的疾病通过早期发现可以得到有效控制，三分之一的疾病通过信息的有效沟通可以提高治疗效果。健康信息和知识是改善患者护理和促进公众健康的有力工具，是改善人们生活方式的关键因素。另外，由于健康信息的重要性和严肃性，健康信息往往能够对人们的健康态度、健康行为和健康决策产生影响，错误或失真的健康信息也会给人们带来严重的健康后果。因此，健康信息资源质量评估是具有迫切性和必要性的工作。

二、健康信息资源评估的意义

（一）信息资源质量评估的理论意义

一方面，信息资源大多以信息产品和信息服务的形式呈现，他们具有价值和使用价值的双重属性，其中价值主要表现为价格，使用价值则表现为信息资源的效用。根据信息资源价值论，信息资源的价值具有普遍性，但并不是所有的信息资源对所有人都具有价值，可见，评估信息资源的价值是十分必要的。由于价值相比于质量更加抽象和主观，因此，信息质量价值评估往往会转化为信息质量、性质、功能等较为具体指标的评估，信息资源质量评估则为确定信息资源使用价值的大小提供了一种理论依据。实际上，信息资源质量评估是对信息资源使用价值的哲学思辨过程，作为信息资源评估的主要手段和表现形式，质量评估能够识别出信息资源对信息用户具有价值或效用的基本条件，评估出信息技术的先进与否，以及信息服务机构工作效率的高低。通过质量评估，最终能将信息资源内在价值统一衡量，并落实在具体的评估指标中，所得到的评估结果能很好地指导信息资源管理实践。

另一方面，信息资源质量评估是信息资源质量管理的有机组成部分，是信息资源管理不可或缺的关键环节。信息资源质量问题贯穿于信息资源管理整个价值链的始终，如果不对信息资源的质量进行评估，整个信息资源管理活动是不完整的。开展信息资源质量评估可以不断完善信息资源质量管理体系和流程，规范信息资源管理，将信息资源管理水平提升到新的高度。

（二）信息资源质量评估的实践意义

高质量的信息资源能够给信息资源管理工作带来很多便利，不仅能够节约成本，还能提高信息资源管理的效率。因此，在实践活动中，信息资源质量评估十分必要，它对信息资源的开发、传递、利用以及管理的全过程都很有价值。具体表现在以下4个方面。

1. 信息资源质量评估能够提高信息资源的质量

用评估标准判断信息资源质量达到预期目标的程度，能够区分出信息资源的优劣程度，找出提高质量的有效途径。评估能够改善信息资源质量参差不齐、信息污染严重的局面，最终能够更好地满足用户的信息需求。

2. 信息资源质量评估能够提高信息资源管理的效率

评估能够提高信息资源的质量，高质量的信息资源也使得信息资源组织、规划、协调、配置以及控制等各项管理活动变得更加简单易行，能够以较小的成本获得较大的收益。

3. 信息资源质量评估有利于提高整个社会的信息福利

能够衡量信息资源的效用指标对于信息用户来说是一种信息福利，信息福利的大小主要取决于用户所消费的高质量信息产品和信息服务的多少。因此，信息资源质量评估有助于用户的信息产品和服务选择，也有助于整个社会高质量信息资源的有效规划和充分利用。

4. 信息资源质量评估能够促进整个信息产业的发展

通过评估，可以使信息资源本身潜在的使用价值在一定程度上得到揭示，从而能够更好地发挥信息资源的经济功能、管理与协调功能以及选择决策功能。这不仅刺激了社会对信息资源的需求，正确引导了社会的信息需求和舆论，而且充分肯定了信息资源管理机构和信息工作人员的辛勤劳动，客观上促进了信息机构和信息人员的发展和壮大，最终促进了整个信息产业的繁荣。

三、健康信息资源评估的原则

信息资源质量评估是一项系统工程。针对不同的评估目的、评估主体和评估对象，设计的评估指标、权重和指标体系，应用的评估方法和模型，适合的评估规模和层次，投入的评估成本，都会有不同的要求。总体而言，开展信息资源的评估有三方面的原则。

1. 注重不同类型和不同载体的健康信息资源评估研究

健康信息的类型多样，包括文本类、数据类、图形类、视频类等健康信息资源，按照存储载体也可分为本地数据库健康信息资源和网络健康信息资源。统一的信息资源评估标准体系不能满足用户越来越高层次的信息需求，应根据不同健康信息类型和不同载体类型，由宏观信息资源评估转向着重进行特定健康信息资源评估的研究，需要在深入分析评估对象特征的基础上，制定能够科学揭示和体现信息资源的内外部属性及特有属性，具有较强指向性、适用性的评估指标体系，以切实提高健康信息资源评估工作的实用性和价值效用。

2. 坚持以用户为导向开展评估工作

应避免"为评估而评估"的误区，要坚持以用户需求为中心。在设计健康信息资源评估指标时除了考虑信息资源本身特征以外，还要充分考虑各类用户的差异性信息需求，力求开展个性化、针对性的健康信息资源评估服务。同时，评估工作应以用户满意度为出发点，向面向用户的信息服务质量、服务绩效评估转变。

3. 培育权威评估机构

信息资源评估是一项复杂的系统工程，专家学者个人进行的信息资源评估研究连续性、系统性不强，也难以开展大规模的评估工作，且社会认同度、权威性较低。虽有众多机构参与到健康信息资源评估工作中，但大多缺乏沟通协作。为避免健康信息资源评估各自为战的局面，应本着"多方参与、联合协作"的原则，吸收不同学科背景的人员和机构，组织跨学科、跨领域的研究，并逐渐培育健康信息资源的评估领导机构和权威评估机构。

第二节 健康信息资源质量评估方法

一、健康信息资源评估指标体系

（一）通用信息资源评估指标体系

信息资源质量受到各种主客观因素的影响，同时又依赖于不同信息用户的评估标准，因此，仅从单一指标出发评估信息资源质量是不客观的，需要对信息资源的使用目的、环境、信息用户等进行综合考虑。不同学者通过研究形成了一些学术成果，但尚未形成被广泛认同的评估体系。本部分对两个影响较大的信息资源评估指标体系进行介绍。

信息质量是一个多维的、层次结构的概念，有研究从用户使用信息的过程将信息质量维度划分为：可存取性（accessible，适于用户的途径和适当的访问权）、可理解性（interpretable，包括语法和语义两个层次）、有用性（useful，可用于支持用户决策）和可信性（believable，用户愿意使用来支持决策）。在这四个维度下，首先根据用户使用信息的纵向过程，从用户获取信息、理解信息、识别信息价值，最后根据信息可靠性来决定是否采纳信息以支持其决策，得出了信息质量的第一个层次维度，随后又将各个维度细化，构建了两层的质量维度层次结构。将纵向与横向相结合，较为全面地描述了信息质量，并将信息的客观质量维度与用户的信息使用过程相结合，更好地表达了用户对信息质量的主观要求（见图9-1）。

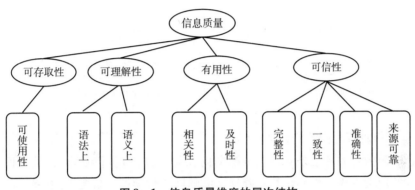

图9-1 信息质量维度的层次结构

资料来源：Wang R Y，Reddy M P，Kon H B. Toward Quality Data：An Attribute-Based Approach ［J］. Decision Support Systems，1995，13（3-4）：349-372.

国内学者基于对信息资源质量的多维理解，提出了从多个层面全面分析信息资源质量的评估指标体系，主要包括信息资源内容、信息资源表达形式、信息资源系统和信息资源效用四个方面（如表9-1所示）。该评估指标体系较为全面且系统，能够为一般的信息资源质量评估提供参考。

表9-1   信息资源质量评估指标体系

目标	一级指标	二级指标	指标解释
信息资源质量	信息资源内容	正确性	反映事物或系统属性的客观程度
		完整性	信息资源内容广度和深度
		相关性	信息资源与用户需求间的匹配程度
		新颖性	是否具有独创性，更新是否及时
	信息资源表达形式	准确性	信息符号值与真实信息值相符合的程度
		易用性	信息符号是否简单、使用方便
		精简性	信息符号是否简单明了
		标准化程度	信息表达技术、表达符号的形式和意义的统一程度

续表

目标	一级指标	二级指标	指标解释
信息资源质量	信息资源系统	完备性	信息资源的系统性和结构体系的完备程度
		可获取性	易得性、易操作性和共享性
		快速响应性	系统是否反应敏捷，能否迅速实现信息资源价值增值
		可靠性	包括系统的稳定性和安全性
	信息资源效用	可用性	能否具有信息资源的使用权
		适量性	信息资源数量是否适当
		利用率	统计分析信息资源利用的数量指标
		价值增值性	经济效益和社会效益的总量

资料来源：查先进，陈明红. 信息资源质量评估研究［J］. 中国图书馆学报，2010（2）：46－55.

1. 基于信息资源内容的评估指标

信息资源内容的评估是对信息资源的内在质量进行判断和估算，是最根本、适用性最广的评估方式，主要包括正确性、完整性、相关性、新颖性四个指标。

（1）正确性：指的是信息资源内容本身反映某事物或系统属性的客观程度。人们需要的是无差错的信息，这意味着不仅信息资源内容要遵守专业规定、行业标准，符合伦理道德，而且信息资源主体不能带着个人偏好来提供、传递和采集信息资源。

（2）完整性：包括信息资源内容广度和深度两个层面。从广度上看，信息的非同一性决定了既定信息资源是由内容互不相同的信息单元组成的集合，要准确地表达一种思想或描述一个事物，不能缺少任何一个信息内容单元，否则意思将会不完整或者造成歧义；从深度上看，有价值的信息，无论其粒度粗细，都是对海量数据进行深度分析的结果，其隐含知识越多，价值越大，完整性越好。

（3）相关性：反映了信息资源与用户需求的匹配程度。强相关性意味着人们在需要时能够及时获得信息资源，且信息资源与用户当前的工作任务或决策需求紧密相关。

（4）新颖性：包括两层含义：一是新颖，二是及时。既要从信息资源的发布时间、更新频率来初步判断信息资源时效性的好坏，又要判断信息资源内容是否具有独创性，是否涉及新情况、新问题、新观点以及新方法。

2. 基于信息资源表达形式的评估指标

信息资源的内容需要符号来表达和传递，用户只能借助信息符号来理解和利用信息。因此，信息资源表达形式的优劣在一定程度上代表了信息资源质量的高低，包括表达的准确性、易用性、精简性和标准化程度四个评估指标。

（1）准确性：要求信息符号能够清楚地表达信息内容，涉及表达准确性和传递准确性。准确性用信息符号值与真实信息值相一致或相接近的程度来度量，比如计算机内存储的 0、1 代码必须能准确地表示所对应的字母和数字。

（2）易用性：包括两层含义：一方面，信息符号简单、一致，表达方法客观、易于理解；另一方面，使用方便，操作程序和使用设备都比较简单。

（3）精简性：要求信息资源的表达符号要尽可能简单明了，既方便存储和传输，又增强信息资源的易用性。

（4）标准化程度：指各种信息表达技术、表达符号的形式和意义的统一程度。主要包括信息表达标准化、信息技术术语标准化、汉字信息处理技术标准化、媒体标准化、软件工程标准化、数据库标准化、网络通信标准化、电子数据交换标准化等。

3. 基于信息资源系统的评估指标

各类信息活动要素组成了一个复杂的信息资源系统，该系统性能的好坏是衡量信息资源质量高低的一个重要标准，主要有完备性、可获取性、快速响应性和可靠性四个指标。

（1）完备性：主要是指信息资源结构体系的完备程度。不仅要考察信息资源的学科结构、载体结构、等级结构、文种结构和时间结构的合理程度，还要考察信息资源采集和积累的系统。

（2）可获取性：包括易得性、易操作性和共享性。易得性是指信息用户能够简单、快捷地检索并迅速获得所需信息，反映了信息系统以用户为中心、界面友好、交互性强，能最大程度地满足用户要求的优点；易操作性是指从检索信息、传递信息到利用信息各环节操作简单，不需要烦琐而复杂的操作步骤；共享性是指不同系统间互操作性强，兼容性好，能够共享有用信息。

（3）快速响应性：是信息资源时效性的体现，是指系统反应敏捷，能够及时处理用户要求，以最快的速度提供信息产品和服务，更多的信息能够在有效时间内得到传递和利用，实现价值增值。

（4）可靠性：反映的是整个信息资源系统的稳定性和安全性。稳定性是指信息资源系统在用户要求的时间内处于有效状态；安全性是指信息资源系统有防御风险的能力，能预防系统被中断、截获、篡改和伪造。

4. 基于信息资源效用的评估指标

用户在知识结构、信息需求等方面存在差异，从用户角度出发评估信息资源的质量即评估信息资源效用，不仅可识别出目标用户，还能找出信息资源内容与用户期望之间的直接差距。信息效用评估指标包括可用性、适量性、利用率和价值增值性四个指标。

（1）可用性：是用户使用信息资源的先决条件，指用户有权使用所需信息资源，而不会侵犯知识产权或现行法律及规章制度。如果没有取得相关信息资源的使用权，信息资源的质量也就无从谈起。

（2）适量性：指信息资源的数量应该适当。信息资源是信息世界中与人类需求相关的那部分信息。数量过多，将会增加管理成本，加大搜索有用信息的难度；数量不足，用户无法获得所需信息。因此，需要合理配置信息资源数量，避免信息冗余和信息资源重复建设。

（3）利用率：是考察信息资源效用的直接指标。对于传统信息资源而言，利用率包括图书、期刊的出借率、阅览人次等统计数量；对于数字信息资源，主要涉及网站流量、信息机构主页的点击率、网络数据库的登录次数和下载数量、网页间链接等统计指标。

（4）价值增值性：主要是考察信息资源给用户带来的经济效益和社会效益的总量。其中，经济效益往往是用投入/产出值来衡量；社会效益则需要从全社会的角度综合考虑其短期效益和长期效益。

（二）健康信息资源评估指标体系

国外关于网络健康信息评估的研究起步较早，早在 20 世纪 90 年代健康信息通过网络进入大众视野，国外学者就开展了对网络健康信息质量评估研究工作。吉万（Civan）通过综合网络健康信息质量评价工具，提出一种新模型多维质量框架，即从网站内容、使用、作者和出版特点 4 个维度揭示网络健康信息质量特性，同时可以满足用户多种需求目标和特性的评价框架。通过 2002～2013 年间 13 个常用数据库中有关网络健康信息的实证研究，有学者构建了包含网站内容、网站形式和网站技术平台设计三方面的网络健康信息质量标准，主要包含可信性、准确性、完整性、及时性等 13 个标准，并囊括了 50 个具体指标。

国内关于健康信息质量评估的研究起步较晚。桑运鑫等构建了基于用户体验的网络健康社区信息质量评价模型，包括网络健康社区、健康信息作者、健康信息内容、健康信息表达和健康信息效用 5 个维度以及 18 个具体指标（如图 9 - 2 所示）。

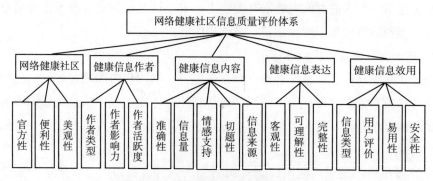

图 9 - 2　网络健康信息质量评价体系

资料来源：桑运鑫，方俊伟，滕文鑫. 基于用户体验的网络健康社区信息质量评价模型研究［J］. 情报探索，2017，240（10）：19 - 25.

邓胜利等基于 2013~2016 年有关网络健康信息的研究文献，提取了网络健康信息评估的 10 个一级指标和 61 个二级指标，进一步将指标分为两大类：基于网站内容和基于网站设计的评价指标。（1）网站的内容质量通过相关性、及时性、可信度和易读性 4 个一级指标进行评价。相关性指网站内容与主题的相关程度；及时性用来衡量网站内容是否最近发布或更新；可信度指网站内容的可靠程度，包括信息公开、网站属性、第三方认证和内容展示等；易读性指网站内容是否易于阅读和理解。（2）网站的设计质量通过易用性、可访问性、美观性、导航性、交互性和隐私保护 6 个一级指标进行评价。易用性指网站是否易于学习使用；可访问性指用户进入网站的途径是否多样、是否支持多语言访问以及访问速度是否令人满意；美观性指网站的整体风格是否令人愉悦；导航性指网站的导航菜单是否符合逻辑，以及用户是否能够轻松地前进和返回；交互性指网站是否支持交流互动；隐私保护指网站对用户及其操作数据的收集及保护。

二、定性评估方法

定性评估是评估主体按照一定的评估标准，借助专业知识和个人经验进行估计和推断的一种评估方法。信息资源质量的定性评估则是在信息价值哲学的指导下，从质量评估的基本标准（实用价值、科学价值、社会价值、人文价值）出发对某种信息资源质量进行分析和评定，以定性说明其质量状况。整个过程专家主要利用比较、评价、判断、推理、分析和综合等各种哲学思辨方法，所评估出的结果也是一般意义上的质量标准。

信息资源质量评估的定性方法包括问卷法、访谈法、观察法、对比法、模拟法、同行评议等多种方法。其中，对比法是指比较同类信息资源得出大概结果的方法；模拟法是指采用人工或计算机做定性的模拟计算而估计出实际效果的方法；同行评议是一种典型的定性评估方法，是当今国际上惯用的科研技术成果质量评估方法。

定性评估有利于从整体上把握信息资源质量的概念，能对难以量化的指标进行评估。它不仅适用于对具体信息产品或信息服务的简单评价，还能很好地应用于复杂信息资源系统、信息行为的全面评估。但是，定性方法强调的是基于理解的"直接认识"，通过信息资源研究领域专家的感性认识，对信息资源质量做出定性的评价或分级，一般没有具体的数量指标，往往有很大的主观性，不完全适合于信息资源质量这一具有多维性、复杂性的评估对象。

三、半定量评估方法

半定量评估方法是一种定性和定量相结合的方法。其主要做法是在定性评估方法中引入数学手段，将定性问题（如专家评估意见和分析结论）按人为标准打分并做出定量化处理，具有数理统计的特征。常用的半定量评估方法主要有德尔菲法、模糊综合评估法、层次分析法、关联矩阵法等。以下对前三种方法进行介绍。

（一）德尔菲法

20世纪50年代初，美国空军资助兰德公司"德尔菲项目"——站在苏军战略决策者的角度最优地选择在未来大战中将被轰炸的美国目标，在完成该项目的过程中，兰德公司的赫尔默（Helmer）等创造了德尔菲法（Delphi Method）。德尔菲法最初是用来技术预测的方法，后来被广泛应用于各种类型的评估活动中。

德尔菲法是一种多轮专家咨询法，是在专家个人判断法和专家会议法的基础上发展起来的，它是按规定程序向专家进行调查的方法，能够比较精确地反映出专家的主观判断能力。具体来说，就是由调查组织者拟定调查表，按照规定程序，通过函件分别向专家们征询调查，专家之间通过组织者的反馈材料匿名地交流意见，经过几轮征询和反馈，专家们的意见逐渐收敛，接近于正态分布，最后获得有统计意义的调查结论，从而能够比较精确地反映出专家的主观判断能力。

德尔菲法的工作流程大致可以分为四个步骤，在每一步中，组织者与专家都有各自不同的任务。

第一，开放式的首轮调研。由组织者发给专家的第一轮调查表是开放式的，不带任何框框，只提出要评估的问题，专家可以各种形式回答有关提问并提出应该评估的事件。组织者汇总整理专家调查表，归并同类事件，排除次要和分散的事件，并用准确术语制定事件一览表，并作为第二步的调查表反馈给专家。

第二，评价式的第二轮调研。专家对第一轮总结出的各种事件进行评估，并说明理由。组织者统计处理第二轮专家意见，整理出专家总体意见的概率分布。

第三，重审式的第三轮调研。发放第二轮统计结果调查表，请专家重审评估，并充分陈述理由。组织者对本轮调查表进行汇总整理、统计分析，用作第四轮的反馈材料。

第四，复核式的第四轮调研。将前三轮统计结果连同修改后的调查表再次发给专家，请专家复核和评估，并在必要时作出详细和充分的论证。第四轮调查结束后，组织者要将收回的调查表进行汇总整理和统计分析，并寻找出收敛程度较高的专家意见。

以上四轮调研不是简单的重复，而是递进和螺旋上升的过程。每一次循环和反馈，专家都吸收了新的信息，并对评估对象有了更加深刻和全面的认识，评估结果的准确性也逐轮提高。德尔菲法的评估流程如图9-3所示。

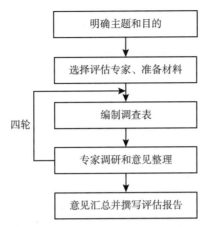

图9-3 德尔菲法评估流程

德尔菲法最大的优点是：该方法是一种基于专家经验的综合评估方法，因此原理上易于理解，操作上简便易行，在缺乏足够的客观数据或者方案价值在很大程度上取决于主观因素的情况下，可以收到良好的效果。但它也有一些缺点，如系统性不强，受主观因素的影响大，难以保证评价结果的客观性和准确性，以及该方法对时间、人力、物力的耗费较多。

（二）模糊综合评估法

信息资源质量评估指标，例如信息资源的可靠性高低、相关性大小以及可获取的难易等都属于模糊问题，大都呈现出"亦此亦彼"性，即模糊性：概念边界不清楚，在质上没有确切的界定、在量上没有明确的规定。具体评价时，需要借助以模糊数学中模糊变换和综合评判方法为基础的模糊综合评估法。该方法以模糊数学为基础，应用模糊关系合成原理，通过构造等级模糊子集，量化评估对象的模糊指标，将一些边界不清、不易定量的因素定量化而进行综合评估。该方法突破了精确数学的逻辑和语言限制，强调了各种信息资源质量要素的模糊性和真实性，能客观地考察信息资源质量的真实值。

模糊综合评估法评估信息资源质量，就是对信息资源质量的多个模糊参数进行评估。该方法通过建立因素（指标）集、评语集、权重集和评估矩阵进行单因素评价，在此基础上，从低层次到高层次（自下而上）把每层的评估结果作为上一层的输入，逐层计算，直到最终得到总的模糊评估结果。

模糊综合评估法的基本步骤如图9-4所示。

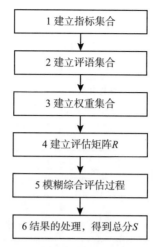

图 9 - 4　模糊综合评估法基本步骤

（三）层次分析法

层次分析法（Analytic Hierarchy Process，AHP）是美国运筹学家托马斯·萨蒂（Thomas L. Saaty）在 1977 年提出的一种定性与定量相结合的决策分析方法。这种方法能够将复杂的系统分解，把多目标、多准则而又难以量化处理的决策问题化为多层次单目标问题，适用于多层次、多目标规划决策问题。在综合评估信息资源质量时，主要运用层次分析法确定各指标的权重。

层次分析法是将人们对信息资源质量的主观判断用数量形式表达出来并进行科学计算，其核心问题是：定性问题—定量化—相对重要性排序。通俗地讲，层次分析法的基本原理就是将信息资源质量视为一个复杂的大系统，通过对系统的多个质量因素进行分析，划分出各质量因素间相互联系的有序层次；再请相关专家对每一层次的质量因素进行客观判断，并定量地表示出各质量因素的相对重要性程度；利用构建的数学模型，计算出每一层次全部质量因素的相对重要性权重，加以排序；最后根据排序结果推断出各因素对信息资源质量的影响程度。该方法体现了评估过程中的分析、综合与判断等思维，能够快速识别出影响信息资源质量的主要因素，可操作性强。

利用层次分析法进行信息资源质量评估，主要包括四个步骤。

第一，建立评估系统的递阶层次结构。应用层次分析法的首要任务是把问题条理化、层次化，根据人类的辩证思维过程，将复杂问题分解为一个递阶层次结构，同一层的各元素有大致相等的地位，不同层次元素之间具有某种联系：上一层次的元素支配着下一层次的元素。递阶层次结构一般分为三层：最高层为目标层，只有一个元素，一般是分析问题的预定目标或结果；中间层为准则层，包括了实现目标所涉及的中间环节，可以由若干个层次组成，包括需要考虑的准则和子准则；最底层为方案层，包括为了实现目标可供选择的各种措施和决策方案等。

第二，构建判断矩阵。判断矩阵主要用于确定权重，记准则层 C 所支配的下一层次的元素为 u_1，u_2，…，u_n，决策者比较两元素 $u_i(i=1，2，…，m)$ 和 $u_j(i=1，2，…，n)$ 哪一个更为重要，重要程度如何，按照既定的比例标度对重要性程度赋值，形成判断矩阵 A。

第三，相对权重的计算和检验。主要通过计算判断矩阵的最大特征值及其相应的特征向量来确定判断矩阵中各因素的权重，并进行一致性检验。判断矩阵常用的计算方法有和积法、方根法、最小平方和法等。

第四，层次总排序和检验。如果考虑到上一层次某个因素在其层次中的相对重要性，然后和下一层次的因素加权，就可以得到下一层次因素相对于上一层次整个层次的组合权值，这就是层次总排序。为了求出最低层次所有因素对于最高层的相对重要性的权重向量，可采用逐层叠加的方法，从最高层次开始，由高向低逐层进行计算。

四、定量评估方法

定量评估主要是通过数字或其他科学手段对对象的量做出判定和分析评估，保证评估结果在一定的置信范围内，具有相当的可靠性，使评估结果更加科学、客观、公正。

（一）信息计量学评估法

用信息计量学的相关指标量化考核信息资源的质量，实际上是一种间接的质量评估方法。信息计量评估主要以布拉德福定律、洛特卡定律、齐普夫定律为理论基础，应用信息计量学方法和相关指标，对信息资源尤其是科技信息资源的质量进行评估。信息计量法的评估指标很多，分为论文计数、引文分析、网站分析等几类，主要对文献信息源、学术成果传播与反响程度、学术论著被引用或被综述文献以及权威评论刊物评论情况、网络信息资源等进行分析，评估这些信息资源的内容质量。

其中，引文分析法是最常用的评估方法，它是利用各种数学和统计学方法以及比较、归纳、抽象、概括等逻辑方法，对科技论文、著作、期刊等评估对象的引用与被引用情况进行研究，以揭示其数量特征和内在规律的一种文献计量分析方法。对应的量化评估指标有影响因子、被引频次、自引率、他引率等。引文分析法按论文被引用频次来评估科研成果质量，是从文献信息资源的利用率和相对影响的角度来进行评估。引文分析通常会借助专门的引文数据库和检索工具如 SCI、SSCI、CSSCI 等，并且为了能全面而系统地评估，文献的编排、出版、发行等外部特征也应纳入评估范围。

此外，文摘法是由著名、权威的转录刊物以及文摘、题录刊物对一次文献内容做简要准确的摘录报道并提供用户检索的方法。专利引证分析是通过计算专利引证指数（CI）、技术周期（TCT）、当前影响指数（CII）、总技术实力（TTS）、相对技术实力（RTS）、科学关联性（SL）等指标数据量化考核专利的质量。

信息计量评估方法的优点是具有较强的科学性和客观性，不受个人主观因素的干扰和其他非科学因素的影响，有助于规范评估行为。不足之处在于：（1）评估具有滞后性，往往是论文发表或著作出版若干年后才能验证其真实价值，不能及时做出评估；（2）仅适用于公开发表的学术科研成果的质量评估，对那些已被采用并取得明显经济社会效益的成果显得无能为力；（3）不同学科或专业期刊评估标准不同，学术界的不规范导致引文信息失真，影响评估结果的科学性。

（二）信息资源价值评估方法

信息资源价值的评估方法多种多样：有时它是人们获得信息前后最大效用之差，有时表现为依据概率对预期收益进行计算的预期价值，有时还等于机会成本差异期望值的减少额。尽管人们考察信息资源价值的方法不尽相同，但信息能够消除不确定性和减少信息不对称是毋庸置疑的，这也是通过计算信息资源价值进而评估其质量的出发点。

从价值的构成来看，信息资源的价值主要由两部分确定：载体的价值和信息内容的价值。计量模型可表示为：

$$W = C + V \times I$$

其中，W 为信息总价值量，C 表示信息载体的价值（类似于物质产品中的转移价），V 是单位信息的价值量，I 是信息载体中所容纳的信息量即一个可计量单位的信息量（如一篇文章、一本书、一张光盘等），单位信息价值与信息量的乘积数值上等于信息内容的价值。

应用该模型时，应考虑如下问题：（1）如何确定单位信息的价值，其价值由信息的内容、效用决定，并受信息用户的认识水平和理解能力的影响；（2）在信息生产过程中如何体现劳动的消耗，由于消耗的脑力劳动无法直接计量其价值，通常只能用最终产品来间接反映；（3）该模型表明信息的价值不包括剩余价值，因为信息产品是非重复人类劳动的结果，不存在必要劳动时间和剩余劳动时间的区别，很难区分出剩余价值，因此信息产品复制、再版不属于信息产品的生产范畴。理论上，该模型适用于所有类型信息价值的测度，只是针对每种具体信息，式中各参数值不同而已。

一般地，人们是否进行信息活动主要取决于对信息的期望价值与总耗费的差值，若期望价值大于总耗费则进行信息活动，即机会成本差异期望值的减少被视为信息资源的价值。初始状态 S_0 条件下采取行动 X_0 所发生的机会成本差异的期望值 E_{g0}，实际是用货币金额表示状态 S_0 条件下的不确定性程度。在已知概率分布的条件下，既定信息对应的任何状态的机会成本差异的期望值 E_{g1} 可以根据其概率分布函数和概率密度函数计算得到。当状态由 S_0 限定为 S_1 时，机会成本差异发生的可能性减小了，此信息带来的机会成本差异期望值的减少量就等于信息价值 V，即：

$$V = (S_0 \rightarrow S_1) = E_{g0} - E_{g1}$$

显然，信息价值取决于信息利用的状态，这种用金额定义出的信息价值具备可加性。只要能计算出最初状态 S_0 与最终状态 S_1 之间的机会成本差异的期望值 E_g，就可以直观地求出最终信息价值。

当然，信息资源的价值还可以通过评价信息经济效益来实现，主要采用差额评价法，以投入与产出的差额、年度节约额、资金流量之差等为考察指标。

（三）人工神经网络法

人工神经网络评估法主要借助误差反向传播（Back Pagation，BP）网络模型进行评估。BP 网络模型是一个含有输入层、隐含层、输出层的多层网络模型结构，它是美国加州大学的鲁梅尔哈特（D. E. Rumelhart）和麦克莱兰（Meclelland）于 1986 年在研究并行分布式信息处理方法、探索人类认知微结构的过程中提出来的。人工神经网络评估的对象也是单一对象，主要步骤如下。

（1）确定评估指标集。指标个数为 BP 网络中输入节点的个数。

（2）确定 BP 神经网络的层数。一般采用有一个输入层、一个隐含层和一个输出层的三层网络模型结构。

（3）对指标值进行标准化处理。

（4）用随机数（一般为 0～1 之间的数）初始化网络节点的权重 W_{ij} 与网络阈值 θ_j。其中 W_{ij} 为网络节点 i 到网络节点 j 的连接权重值，θ_j 为网络节点 j 的阈值。

（5）将标准化后的指标样本值 x_i 输入网格，并给出相应的期望输出 y_i。

（6）正向传播，计算各层节点的输出 O。

（7）计算各层节点的误差。

（8）反向传播，修正权重。

（9）计算误差，当误差小于给定的拟合误差，网络训练结束，可以进行正式评估，否则返回步骤 6，继续训练。

人工神经网络是一种交互式的评估方法，它可以根据用户期望的输出不断修改指标的权值，直到用户满意为止。人工神经网络评估法克服了模糊综合评估中指标权重依据主观方法取得的缺点，其得到的结果更符合实际情况。但人工神经网络评估的缺点是需要的训练样本数据较多，在实际评估中不易得到。另外，网络收敛速度慢也极大地影响着评估工作的效率。

综上所述，定性评估方法、半定量评估方法和定量评估方法都适用于健康信息资源质量评估，不同方法各有优势，都有其使用范围，也都有其应用的局限性。信息资源质量评估的理论和实践表明，要使评估结果更加科学、公正和合理，有必要采用多种方法，对信息资源质量所涉及的各个方面进行全面客观的评估。

第三节　健康大数据质量评估

随着卫生健康服务体系信息化建设的不断完善，电子病历、医保记录、疾病监测等基于日常业务产生的数据，不断累积，形成健康医疗大数据，成为健康医疗行业治理、卫生医疗服务提升、真实世界研究等应用的重要资源。相较于传统的统计数据，健康医疗大数据具有获取效率高、数据量大、覆盖范围广、外推性好等特点。但由于在数据采集、处理等过程前尚无明确的应用目的指引，过程中缺乏相关标准约束，导致健康医疗大数据大多存在质量差、价值低的问题，进而限制了医疗机构监管、公共卫生监测、远程医疗服务、临床医学研究等二次利用的开展实施。

一、健康大数据质量的内涵

根据国务院办公厅印发的《关于促进和规范健康医疗大数据应用发展的指导意见》，健康医疗大数据是指基于传统的公共卫生、医疗服务、医疗保障、药品管理、计划生育、综合管理等业务，延伸至互联网、物联网、人工智能等领域，运用信息网络技术产生的与健康医疗相关的数据。

与广义大数据相同，健康大数据也同样具备 5V 的共性，即 Volume（大量）、Velocity（高速）、Variety（多样）、Value（低价值密度）、Veracity（真实性）。此外，从评估数据质量的角度来看，健康医疗大数据还存在其他特性，这对评价体系的建立提出了挑战，需要在评价体系中予以强调，具体包括对于安全、伦理和时效性要求高、复杂性强、封闭性等。

大数据的"大"不仅是指大数据量大、结构复杂、粒度细，更是指数据质量和使用价值。虽然学者至今尚未在大数据质量定义上达成共识，但随着对大数据特性及本质认识的逐步深入，大数据质量内涵阐释也随之深入，经历了从数据客观属性、应用情境、主体感知的发展变化历程。

（一）客观属性视角

一些学者站在大数据特征和客观属性的角度，认为大数据质量的本质是真实性和正确性。例如：苏库玛（Sukumar R）等将大数据质量界定为准确性，指出大数据准确性与数据价值间的内在联系是直接而明确的，并与大数据其他特征相互关联。高质量的数据是分析和使用大数据以及保证数据价值的前提，他们在大数据特征与数据质量间映射关系基础上，从满足数据特征角度系统阐释大数据质量内涵。

（二）应用领域视角

大数据质量与特定环境、特定目标和特定的初始条件密切相关，具有可变性。大数据的多源、多种类型、多种结构等特点决定其质量的动态性和情境化。大数据质量是与具体环境、给定语境相结合的关于数据特征的质量，应与其具体应用目标、应用语境有机结合。

（三）主体感知视角

在主体感受和价值感知角度，大数据质量取决于数据使用业务环境，只有符合相关用途和满足用户要求的数据才是高质量数据，即数据质量为"适合使用"，且是持续满足知识工作者和最终用户期望、满足业务需求的数据的适合性或适用性，并会呈现不同内涵特征。

可见，大数据质量与传统信息资源质量相似，也是一个多维尺度概念。大数据质量具有典型环境坐标的可变性和异质性，具有动态、情境性，与任务类型、数据类型密切相关性。

二、健康大数据质量评估的维度与模型

健康大数据质量评估内容主要涵盖两方面，一是是否符合规范，二是是否满足使用者的期望。

（一）大数据质量评估维度

为了更好地评估数据质量，研究者进一步将评估内容细化为不同数据质量维度，即一组表达数据质量构成或某一方面数据质量特征的属性。美国国立卫生研究院卫生保健系统研究实验室（Health Care Systems Research Collaboratory of National Institutes of Health）提出，对应用于临床研究的 EHR 进行质量评估时，需包含 3 个维度。（1）完整性（Completeness），即数据是否满足要求，具体包括记录的完整性、变量的完整性、缺失值等内容；（2）准确性（Accuracy），即数据与真实值间的近似程度，具体包括个体值间的比较和总体分布的比较等内容；（3）一致性（Consistency），即多源数据间的相关性，具体包括多源数据间值和格式间的一致程

度等内容。

质量元数据也是大数据质量评价的重要构成部分，在使用质量属性和质量政策的数据质量评估研究中，需要准确把握质量元数据。质量元数据的质量属性由类型、准则、价值范围、可接受值及对应规则等度量标准构成，具体包括准确性、完备性、一致性、关联性、有效性、及时性、可信性等维度。

（二）大数据质量评估模型

考虑到各数据质量维度间的相关性，以及数据生命周期等理论，有研究者将数据质量维度划分为不同层次结构或归纳为不同阶段，构建了数据质量评估体系。卡恩（Kahn）等人对既往 EHR 数据质量评估术语进行了整合，并构建了概念性的评估框架。随后，进一步就健康医疗领域中的分布式数据网络建立了数据质量评估模型。他们将模型划分为 4 个环节：数据采集（data capture）、数据处理（data processing/data provenance）、数据元素表征（data elements characterization）、分析（analysis）。每个环节分别对应 6、5、4、5 项条目，共计 20 项，并对每项条目的评估及报告内容，提出了相关参考意见和建议。

随着健康医疗数据质量评估研究的不断积累，有学者将 EHR 数据质量评估模型归纳出 5 个数据质量维度和 7 种衡量方法。5 个数据质量维度分别是完整性、正确性、一致性、合理性、时效性；7 种衡量方法分别是金标准比较法、分布比较法、同源数据间一致性比较法、多源数据间一致性比较法、数据期望度核查、数据有效性核查、日志核查。

尽管既往研究对健康医疗大数据质量评估维度和体系进行了深入探讨，但这种传统的数据质量评估模型仍存在多重困境。首先，虽然在现有评估模型中存在一定具有可操作性的评估指标，但这些指标仍旧缺乏共识、明确的衡量标准或评判准则，难以对数据质量进行客观的、量化的评估，最终导致评估模型多停留于理论层面，可行性较差。其次，在面对海量、时效性强的健康医疗大数据时，传统评估模型已无法高质、高效地完成评估工作，需要结合信息网络技术，开发自动化、系统化的评估工具，提升实操能力。为此，有研究者基于上述理论基础，利用大型数据库、通用数据模型（Common Data Model，CDM）等内容，开发了信息化评估工具，以真正落实健康医疗大数据质量评估工作。

三、医院电子病历质量评估

以电子病历为核心的医院信息化建设是医改重要内容之一，为保证我国以电子病历为核心的医院信息化建设工作顺利开展，逐步建立适合我国国情的电子病历系统应用水平评估和持续改进体系，国家卫生健康委办公厅于 2018 年 12 月印发了

《电子病历系统应用水平分级评价管理办法（试行)》及评价标准（试行)。

（一）电子病历系统应用水平评价的目的和对象

评价目的：全面评估各医疗机构现阶段电子病历系统应用所达到的水平，建立适合我国国情的电子病历系统应用水平评估和持续改进体系；使医疗机构明确电子病历系统各发展阶段应当实现的功能，为各医疗机构提供电子病历系统建设的发展指南，指导医疗机构科学、合理、有序地发展电子病历系统；引导电子病历系统开发厂商的系统开发朝着功能实用、信息共享、更趋智能化方向发展，使之成为医院提升医疗质量与安全的有力工具。

评价对象：已实施以电子病历为核心医院信息化建设的各级各类医疗机构。

（二）电子病历系统应用水平分级

电子病历系统应用水平划分为9个等级（如表9-2所示）。每一等级的标准包括电子病历各个局部系统的要求和对医疗机构整体电子病历系统的要求。

表9-2　　　　　　　　　　电子病历系统应用水平等级及要求

等级	局部要求	整体要求
0级：未形成电子病历系统	无。医疗过程中的信息由手工处理，未使用计算机系统	全院范围内使用计算机系统进行信息处理的业务少于3个
1级：独立医疗信息系统建立	使用计算机系统处理医疗业务数据，所使用的软件系统可以是通用或专用软件，可以是单机版独立运行的系统	住院医嘱、检查、住院药品的信息处理使用计算机系统，并能够通过移动存储设备、复制文件等方式将数据导出供后续应用处理
2级：医疗信息部门内部交换	在医疗业务部门建立了内部共享的信息处理系统，业务信息可以通过网络在部门内部共享并进行处理	（1）住院、检查、检验、住院药品等至少3个以上部门的医疗信息能够通过联网的计算机完成本级局部要求的信息处理功能，但各部门之间未形成数据交换系统，或者部门间数据交换需要手工操作 （2）部门内有统一的医疗数据字典
3级：部门间数据交换	医疗业务部门间可通过网络传送数据，并采用任何方式（如界面集成、调用信息系统数据等）获得部门外数字化数据信息 本部门系统的数据可供其他部门共享 信息系统具有依据基础字典内容进行核对检查功能	（1）实现医嘱、检查、检验、住院药品、门诊药品、护理至少两类医疗信息跨部门的数据共享 （2）有跨部门统一的医疗数据字典

续表

等级	局部要求	整体要求
4级：全院信息共享，初级医疗决策支持	通过数据接口方式实现所有系统（如HIS、LIS等系统）的数据交换 住院系统具备提供至少1项基于基础字典与系统数据关联的检查功能	（1）实现病人就医流程信息（包括用药、检查、检验、护理、治疗、手术等处理）的信息在全院范围内安全共享 （2）实现药品配伍、相互作用自动审核，合理用药监测等功能
5级：统一数据管理，中级医疗决策支持	各部门能够利用全院统一的集成信息和知识库，提供临床诊疗规范、合理用药、临床路径等统一的知识库，为本部门提供集成展示、决策支持的功能	（1）全院各系统数据能够按统一的医疗数据管理机制进行信息集成，并提供跨部门集成展示工具 （2）具有完备的数据采集智能化工具，支持病历、报告等的结构化、智能化书写 （3）基于集成的病人信息，利用知识库实现决策支持服务，并能够为医疗管理和临床科研工作提供数据挖掘功能
6级：全流程医疗数据闭环管理，高级医疗决策支持	各个医疗业务项目均具备过程数据采集、记录与共享功能。能够展现全流程状态。能够依据知识库对本环节提供实时数据核查、提示与管控功能	（1）检查、检验、治疗、手术、输血、护理等实现全流程数据跟踪与闭环管理，并依据知识库实现全流程实时数据核查与管控 （2）形成全院级多维度医疗知识库体系（包括症状、体征、检查、检验、诊断、治疗、药物合理使用等相关联的医疗各阶段知识内容），能够提供高级别医疗决策支持
7级：医疗安全质量管控，区域医疗信息共享	全面利用医疗信息进行本部门医疗安全与质量管控。能够共享本医疗机构外的病人医疗信息，进行诊疗联动	（1）医疗质量与效率监控数据来自日常医疗信息系统，重点包括：院感、不良事件、手术等方面安全质量指标，医疗日常运行效率指标，并具有及时的报警、通知、通报体系，能够提供智能化感知与分析工具 （2）能够将病人病情、检查检验、治疗等信息与外部医疗机构进行双向交换；病人识别、信息安全等问题在信息交换中已解决；能够利用院内外医疗信息进行联动诊疗活动 （3）病人可通过互联网查询自己的检查、检验结果，获得用药说明等信息
8级：健康信息整合，医疗安全质量持续提升	整合跨机构的医疗、健康记录、体征检测、随访信息用于本部门医疗活动 掌握区域内与本部门相关的医疗质量信息，并用于本部门医疗安全与质量的持续改进	（1）全面整合医疗、公共卫生、健康监测等信息，完成整合型医疗服务 （2）对比应用区域医疗质量指标，持续监测与管理本医疗机构的医疗安全与质量水平，不断进行改进

资料来源：根据《电子病历系统应用水平分级评价管理办法（试行）》整理。

（三）电子病历系统应用水平评价方法

采用定量评分、整体分级的方法，综合评价医疗机构电子病历系统局部功能情况与整体应用水平。

对电子病历系统应用水平分级主要评价以下四个方面：（1）电子病历系统所具备的功能；（2）系统有效应用的范围；（3）电子病历应用的技术基础环境；（4）电

子病历系统的数据质量。

1. 局部应用情况评价

局部功能评价是针对医疗机构中各个环节的医疗业务信息系统情况进行的评估。

评价项目：根据《电子病历系统功能规范（试行）》《电子病历应用管理规范（试行）》等规范性文件，确定了医疗工作流程中的 10 个角色，39 个评价项目。

局部应用情况评价方法：就 39 个评价项目分别对电子病历系统功能、有效应用、数据质量三个方面进行评分，将三个得分相乘，得到此评价项目的综合评分。即：

单个项目综合评分 = 功能评分 × 有效应用评分 × 数据质量评分

各项目实际评分相加，即为该医疗机构电子病历系统评价总分。

（1）电子病历系统功能评分。对 39 个评价项目均按照电子病历应用水平 0 ~ 8 等级对应的系统局部要求，确定每一个评价项目对应等级的功能要求与评价内容（评为某一级别必须达到前几级别相应的要求）。根据各医疗机构电子病历系统相应评价项目达到的功能状态，确定该评价项目的得分。

（2）电子病历系统有效应用评分。按照每个评价项目的具体评价内容，分别计算该项目在医疗机构内的实际应用比例，所得比值即为得分，精确到小数点后两位。

（3）电子病历系统数据质量评分。按照每个评分项目中列出的数据质量评价内容，分别评价该项目相关评价数据的质量指数，所得指数为 0 ~ 1 之间的数值，精确到小数点后两位。

在考察某个级别的数据质量时，以本级别的数据质量指数为计算综合评分的依据。但在评价本级数据前应先评估该项目前级别的数据质量是否均符合要求，即前级别的数据质量指数均不得低于 0.5。

数据质量评分主要考查数据质量的四个方面。

第一，数据标准化与一致性：考察对应评价项目中关键数据项内容与字典数据内容的一致性。以数据字典项目为基准内容值，考察实际数据记录中与基准一致内容所占的比例。

$$一致性系数 = 数据记录对应的项目中与字典内容一致的记录数 \div 数据记录项的总记录数$$

第二，数据完整性：考察对应项目中必填项数据的完整情况、常用项数据的完整情况。必填项是记录电子病历数据时必须有的内容。常用项是电子病历记录用于临床决策支持、质量管理应用时所需要的内容。以评价项目列出的具体项目清单为基准，考察项目清单所列实际数据记录中项目内容完整（或内容超过合理字符）所占的比例。

$$完整性系数 = 项目内容完整(或内容效果合理字符)记录数 \div 项目总记录数$$

对于结构化数据，直接用数据项目的内容进行判断；对于文件数据，可使用文件内容字符数、特定的结构化标记要求内容进行判断。

第三，数据整合性能：考查对应项目中的关键项数据与相关项目（或系统）对应项目可否对照或关联。按照列出的两个对应考察项目相关的数据记录中匹配对照项的一致性或可对照性，需要从两个层次评估：是否有对照项；对照项目数据的一致性。

$$数据整合性系数 = 对照项可匹配数 \div 项目总记录数$$

空值（或空格值）作为不可匹配项处理。

第四，数据及时性：考察对应项目中时间相关项完整性、逻辑合理性。根据列出时间项目清单内容进行判断，主要看时间项是否有数值，其内容是否符合时间顺序关系。

$$数据及时性系数 = \frac{数据记录内容符合逻辑关系时间项数量}{考察记录时间项目总数量}$$

针对每个项目，列出进行考察的时间项目清单以及这些项目之间的时间顺序、时间间隔等逻辑关系说明。

2. 整体应用水平评价

整体应用水平评价是针对医疗机构电子病历整体应用情况的评估。整体应用水平主要根据局部功能评价的 39 个项目评价结果汇总产生医院的整体电子病历应用水平评价，具体方法是按照总分、基本项目完成情况、选择项目完成情况获得对医疗机构整体的电子病历应用水平评价结果（如表 9 – 3 所示）。

表 9 – 3　　　　　　　电子病历系统应用水平分级评价项目

项目序号	工作角色	评价项目	有效应用评价指标	数据质量评价指标
1	一、病房医师	病房医嘱处理	按出院病人人次比例计算	按医嘱记录数据中符合一致性、完整性、整合性、及时性要求数据的比例系数计算
2		病房检验申请	按住院检验项目人次比例计算	按病房检验申请数据中符合一致性、完整性、整合性、及时性要求数据的比例系数计算
3		病房检验报告	按住院检验项目人次比例计算	按病房检验报告数据中符合一致性、完整性、整合性、及时性要求数据的比例系数计算
4		病房检查申请	按住院检查项目人次比例计算	按病房检查申请数据中符合一致性、完整性、整合性、及时性的比例系数计算
5		病房检查报告	按住院检查项目人次比例计算	按病房检查报告数据中符合一致性、完整性、整合性、及时性要求数据的比例系数计算
6		病房病历记录	按出院病人人次比例计算	按病房病历记录数据中符合一致性、完整性、整合性、及时性要求数据的比例系数计算

项目序号	工作角色	评价项目	有效应用评价指标	数据质量评价指标
7	二、病房护士	病人管理与评估	按出院病人人次比例计算	按护理评估记录、病人流转管理数据一致性、完整性、整合性、及时性的比例系数计算
8		医嘱执行	按医嘱比例计算（包括药品和检验医嘱）	按医嘱执行记录数据中符合一致性、完整性、整合性、及时性要求数据的比例系数计算
9		护理记录	按出院病人人次比例计算	按危重病人护理记录、医嘱执行记录数据中符合一致性、完整性、整合性、及时性要求数据的比例系数计算
10	三、门诊医师	处方书写	按门诊处方数计算	按处方记录数据中符合一致性、完整性、整合性、及时性要求数据的比例系数计算
11		门诊检验申请	按门诊检验项目人次比例计算	按门诊检验申请数据中符合一致性、完整性、整合性、及时性要求数据的比例系数计算
12		门诊检验报告	按门诊检验项目人次比例计算	按门诊检验报告数据中符合一致性、完整性、整合性、及时性要求数据的比例系数计算
13		门诊检查申请	按门诊检查项目人次比例计算	按门诊检查申请数据中符合一致性、完整性、整合性、及时性要求数据的比例系数计算
14		门诊检查报告	按门诊检查项目人次比例计算	按门诊检查报告数据中符合一致性、完整性、整合性、及时性要求数据的比例系数计算
15		门诊病历记录	按门诊人次数计算	按门诊病历记录数据中符合一致性、完整性、整合性、及时性要求数据的比例系数计算
16	四、检查科室	申请与预约	按总检查项目人次比例计算	按检查申请数据中符合一致性、完整性、整合性、及时性要求数据的比例系数计算
17		检查记录	按总检查项目人次比例计算	按检查记录数据中符合一致性、完整性、整合性、及时性要求数据的比例系数计算
18		检查报告	按总检查项目人次比例计算	按检查报告数据中符合一致性、完整性、整合性、及时性要求数据的比例系数计算
19		检查图像	按有图像结果检查项目比例计算	按检查图像数据中符合一致性、完整性、整合性、及时性要求数据的比例系数计算
20	五、检验处理	标本处理	按总检验项目人次比例计算	按标本记录数据中符合一致性、完整性、整合性、及时性要求数据的比例系数计算
21		检验结果记录	按总检验项目人次比例计算	按检验结果记录数据中符合一致性、完整性、整合性、及时性要求数据的比例系数计算
22		报告生成	按总检验项目人次比例计算	按检验报告数据中符合一致性、完整性、整合性、及时性要求数据的比例系数计算

续表

项目序号	工作角色	评价项目	有效应用评价指标	数据质量评价指标
23	六、治疗信息处理	一般治疗记录	按治疗项目人次比例计算	按一般治疗记录数据中符合一致性、完整性、整合性、及时性要求数据的比例系数计算
24		手术预约与登记	按手术台次比例计算	按手术记录数据中符合一致性、完整性、整合性、及时性要求数据的比例系数计算
25		麻醉信息	按手术台次比例计算	按麻醉记录数据中符合一致性、完整性、整合性、及时性要求数据的比例系数计算
26		监护数据	按监护人次比例计算	按监护记录数据中符合一致性、完整性、整合性、及时性要求数据的比例系数计算
27	七、医疗保障	血液准备	按输血人次比例计算	按血液记录数据中符合一致性、完整性、整合性、及时性要求数据的比例系数计算
28		配血与用血	按输血人次比例计算	按配血与用血记录数据中符合一致性、完整性、整合性、及时性要求数据的比例系数计算
29		门诊药品调剂	按处方数人次比例计算	按门诊药品调剂记录数据中符合一致性、完整性、整合性、及时性要求数据的比例系数计算
30		病房药品配置	按出院病人人次比例计算	按病房药品配置记录数据中符合一致性、完整性、整合性、及时性要求数据的比例系数计算
31	八、病历管理	病历质量控制	按出院病人人次比例计算	按病历质控记录数据中符合一致性、完整性、整合性、及时性要求数据的比例系数计算
32		电子病历文档应用	实现要求的功能	无
33	九、电子病历基础	病历数据存储	实现要求的功能	无
34		电子认证与签名	实现要求的功能	无
35		基础设施与安全管控	实现要求的功能	无
36		系统灾难恢复体系	实现要求的功能	无
37	十、信息利用	临床数据整合	实现要求的功能	按整合的临床医疗数据中符合一致性、完整性、整合性、及时性要求数据的比例系数计算
38		医疗质量控制	按电子病历系统中产生卫统报表、三级医院等级评审质量指标、专科质控指标等指定项目的比例情况计算	无
39		知识获取及管理	实现要求的功能	无

资料来源：根据《电子病历系统应用水平分级评价标准（试行）》整理。

电子病历系统的整体应用水平按照9个等级（0~8级）进行评价，各个等级与"三、评价分级"中的要求相对应。当医疗机构的局部评价结果同时满足"电子病历系统整体应用水平分级评价基本要求"所列表中对应某个级别的总分、基本项目、选择项目的要求时，才可以评价医疗机构电子病历应用水平整体达到这个等级，具体定义如下。

（1）电子病历系统评价总分。评价总分即局部评价时各个项目评分的总和，是反映医疗机构电子病历整体应用情况的量化指标。评价总分不应低于该级别要求的最低总分标准。例如，医疗机构电子病历系统要评价为第3级水平，则医疗机构电子病历系统评价总分不得少于85分。

（2）基本项目完成情况。基本项目是电子病历系统中的关键功能，"电子病历系统应用水平分级评分标准"中列出的各个级别的基本项是医疗机构整体达到该级别所必须实现的功能，且每个基本项目的有效应用范围必须达到80%以上，数据质量指数在0.5以上。例如，医疗机构电子病历系统达到第3级，则电子病历系统中列为第3等级的14个基本项目必须达到或超过第3级的功能，且每个基本项目的评分均必须超过 $3 \times 0.8 \times 0.5 = 1.2$ 分。

（3）选择项目完成情况。考察选择项的目的是保证医疗机构中局部达标的项目数（基本项+选择项）整体上不低于全部项目的2/3。选择项目的有效应用范围不应低于50%，数据质量指数在0.5以上。例如，医疗机构电子病历系统达到第3级，则电子病历系统必须在第3等级25个选择项目中，至少有12个选择项目达到或超过3级，且这12个选择项目评分均必须超过 $3 \times 0.5 \times 0.5 = 0.75$ 分。

思政课堂

北京大学健康医疗大数据数据质量与价值评估项目

随着卫生健康服务体系信息化建设的不断完善，电子病历、医保记录、疾病监测等基于日常业务产生的数据不断累积，形成健康医疗大数据，成为健康医疗行业治理、公共卫生服务和科学研究的重要资源。相较于传统的数据，健康医疗大数据的获取更加高效、省时、省力，数据量大，覆盖范围广，外推性较好。同时，由于真实世界的业务场景通常缺乏标准和质量控制约束数据采集和预处理等过程，导致健康医疗大数据存在"量大而质乏"的问题，大大限制了开展与疾病预测、辅助诊疗等应用相关研究的可行性和科学性，导致数据的价值大打折扣。因此，对健康医疗大数据的质量和价值进行全面、深入的评估，是保障后期数据研究和应用科学性和可行性、提升数据挖掘结果可靠性、加强健康医疗服务管理的必要前提。

在《国务院促进大数据发展行动纲要》《国务院办公厅关于促进和规范健康医疗大数据应用发展的指导意见》等文件精神指引下，在《国家健康医疗大数据标准、安全和服务管理办法（试行）》的指导下，在国家卫生健康委员会规划发展与信息化司大数据办公室的支持下，北京大学健康医疗大数据国家研究院开展了《健康医疗大数据质量与价值评估研究》，研究将构建符合我国国情的健康医疗大数据质量与价值评估体系（以下简称"评估体系"）；调研我国不同类型健康医疗数据资源的质量和价值现状；明确评估体系的应用与推广模式，探索实现我国健康医疗数据资源质量与价值第三方评估的可行性。通过以上研究，助力提升国家卫生健康委员会对于健康医疗数据资源的管控能力，规范我国健康医疗大数据应用及发展，推动我国健康医疗数据资源的优化，促进健康医疗大数据产业发展。

（资料来源：北京大学健康医疗大数据国家研究院，健康医疗大数据数据质量与价值评估项目介绍，发布时间 2019 - 05 - 27，网址：http：//www.nihds.pku.edu.cn/info/12 16/1849.htm。）

本 章 小 结

本章第一节在介绍信息资源质量内涵的基础上界定了信息资源质量评估和健康信息资源质量评估，分析了健康信息资源质量评估的必要性、理论和实践意义，以及评估的原则；第二节主要介绍了信息资源质量评估的通用指标体系和健康信息资源质量评估的指标体系，然后介绍了定性、半定量和定量信息资源质量评估方法；第三节主要介绍了健康大数据质量的内涵，健康大数据质量评估的维度、模型和工具等内容。

本章参考文献

［1］邓胜利，赵海平．国外网络健康信息质量评价：指标、工具及结果研究综述［J］．情报资料工作，2017（1）．

［2］莫祖英．国内外信息质量研究述评［J］．情报资料工作，2015（2）．

［3］桑运鑫，方俊伟，滕文鑫．基于用户体验的网络健康社区信息质量评价模型研究［J］．情报探索，2017（10）．

［4］杨善林，丁帅，顾东晓，等．医疗健康大数据驱动的知识发现与知识服务

方法 [J]. 管理世界, 2022 (1).

[5] 查先进, 陈明红. 信息资源质量评估研究 [J]. 中国图书馆学报, 2010 (2).

[6] Cai L, Zhu Y. The Challenges of Data Quality and Data Quality Assessment in the Big Data Era [J]. Data Science Journal, 2015 (14).

[7] Civan A, Pratt W. Supporting Consumers By Characterizing the Quality of Online Health Information: A Multidimensional Framework [C]//Proceedings of the 39th Annual Hawaii International Conference on System Sciences (HICSS). IEEE, 2006 (5).

[8] Eppler M J, Wittig D. Conceptualizing Information Quality: A Review of Information Quality Frameworks from the Last Ten Years [C]. Proceedings of 5th International Conference on Information Quality, Massachusetts: Cambridge, 2000.

[9] Estiri H, Stephens K A, Klann J G, et al. Exploring Completeness in Clinical Data Research Networks With DQe-c [J]. Journal of the American Medical Informatics Association, 2018 (1).

[10] Immonen A, Pääkkönen P, Ovaska E. Evaluating the Quality of Social Media Data in Big Data Architecture [J]. Ieee Access, 2015 (3).

[11] Kahn M G, Callahan T J, Barnard J, et al. A Harmonized Data Quality Assessment Terminology and Framework for the Secondary Use of Electronic Health Record Data [J]. Egems, 2016 (1).

[12] Marschak, J. Economics of Information Systems [J]. Journal of the American Statistical Association, 1971 (333).

[13] Moghaddam G G, Moballeghi M. Total Quality Management in Library and Information Sectors [J]. The Electronic Library, 2008 (6).

[14] Sukumar R, Ramachandran N, Ferrell R K. "Big Data" in Health Care: How Good Is It? [J]. International Journal of Health Care Quality Assurance, 2015 (6).

[15] Wang R Y, Reddy M P, Kon H B. Toward Quality Data: An Attribute-Based Approach [J]. Decision Support Systems, 1995 (3-4).

[16] Zhang Y, Sun Y, Xie B. Quality of Health Information for Consumers on the Web: A Systematic Review of Indicators, Criteria, Tools, and Evaluation Results [J]. Journal of the Association for Information Science and Technology, 2015 (10).

思 考 题

1. 阐述健康信息资源质量评估的必要性和意义。

2. 通用的信息资源质量评估系统主要包括哪些一级指标？

3. 信息资源质量评估的方法有哪几类？

4. 德尔菲法的评估流程包括哪些步骤？

5. 信息资源质量评估的定量方法主要有哪些？

6. 健康大数据的特点有哪些？